DAS BUCH DER BEWEGUNG

Martin Schmid

Veröffentlicht 2019, 2020
Auflage III 2024

Cover Design: fragment eight media
Herstellung BoD – Books on Demand, Norderstedt
Printed in Germany

ISBN 978-3-906318-35-6

www.integralmovement.info

Inhaltsverzeichnis

Zum Cover der ersten Ausgabe

Auf dem Cover der ersten Ausgabe war ein Diskuswerfer zu sehen. Das hatte seine Gründe, die im Folgenden erläutert werden. Warum er jetzt woanders seinen Diskus wirft, ist ganz einfach: In diesem Buch geht es um jede und alle Bewegung, und das Bild suggerierte potenziell ein Sport-Buch, oder anders gesagt, es suggerierte ein Buch über essenzielle *Bewegung statt* existenzielle *Bewegung (siehe dazu z.B. S. 471). Folgend der Text zu jenem Cover. Der Text hat Bestand.*

Unsere evolutionär gewachsenen Spezialitäten sind Aktivitäten auf zwei Beinen: gehen, stehen, rennen und Gewichte auf dem Kopf tragen. Ansonsten sind wir Menschen nicht zu Spezialisten gemacht, wir sind eher Bewegungs-Allrounder. Doch obwohl wir so vielseitig begabt sind wie keine andere Spezies auf unserem Planeten, sind wir auch von Natur aus Spezialisten in einer bestimmten Bewegungsform: im Werfen. Das Werfen entstand durch Limitierungen. Wir können nicht so schnell rennen wie die Panther, wir sind nicht so wendig wie kleine Tiere. Der Mensch entwickelte Werkzeuge und den Körper, um zu werfen. Er wirft wie kein Anderer.

Darum widmen wir uns in der Vielfalt der Bewegungen, welche RIVERS eröffnet, als Verneigung vor der Evolution in verschiedensten Formen dem Werfen. Wir wollen damit das Bewusstsein fördern, dass wir Evolution verkörpern. Dass unser Körper das Produkt von Evolution ist. Und: dass Evolution nie abgeschlossen ist.

Der Diskuswurf ist schon 708.v.Chr. bei den Olympischen Spielen nachweisbar. Doch seine Wurzeln reichen in die Mythologie bis zu Perseus. Der Diskus wird auch in der Rigveda erwähnt, dem ältesten Teil der indischen vedischen Schriften, und reicht somit viele tausend Jahre zurück.

Werfen ist eine Hommage an das Wunder der Evolution und ein Ausdruck unserer tiefen körperlichen Verwurzelung in Natur und Kultur.

Die menschliche kulturelle Kreativität, einmal entfesselt, war ein unaufhaltsamer Motor, um den evolutionären Wandel zu beschleunigen.
— Daniel Lieberman

Wenn wir Experten eines Gebietes werden, werden wir Gefangene unseres Prototyps.
— Adam Grant

Ich würde gerne leben
wie ein Fluss fließt
getragen von der Überraschung
seines eigenen Werdens
— John O'Donohue

Verkörpert sein ist ein radikaler Akt.
— Michelle Boulé

Zum Buch

Ja, alles ist im Fluss. Auch Bücher können im Fluss sein. Deshalb hältst du hier die 3. Ausgabe des Buchs der Bewegung in deinen Händen.

Das Buch der Bewegung soll dich bewegen und dich in deiner Bewegung fördern. Es ist geschrieben, um dir ein Gefühl und einen Horizont dafür zu geben, was deine Bewegung sein kann und wohin sie dich führen kann. Es ist aus Material zusammengestellt, das aus 35 Jahren Praxis und mehr als 25 Jahren Unterrichtserfahrung entstanden ist.

Dieses Buch hat kein Ende. Es enthält keinen linearen Text, der von vorne bis zur letzten Seite gelesen wird. Der Text ist ein Kaleidoskop. Deine persönliche, einzigartige Linse auf die Realität. Deine persönliche Begleitung auf deinem Weg, einzigartig für dich und deinen Weg. Dein persönlicher und einzigartiger Werkzeugkasten, um mit deinen persönlichen und einzigartigen Bausteinen, Stolpersteinen und Potenzialen zu arbeiten. Die Art und Weise, wie du ihn liest, offenbart eine einzigartige Version der Verbundenheit von allem mit allem anderen.

Nur schon das Spektrum körperlicher menschlicher Bewegung ist unermesslich. Es entfaltet sich in hunderten von Sportarten, hunderten von Tanzstilen, bewegten Spielen, die nicht kategorisiert werden, intimer Bewegung, therapeutischer Bewegung, handwerklicher Bewegung und ganz alltäglicher Bewegung. Das Buch der Bewegung widmet sich nicht der Auffächerung, sondern der Bewegung an sich und damit der Bewegung in der Bewegung – und damit einer gesteigerten Realität. Es beschränkt sich auch nicht auf die körperliche Bewegung oder behandelt anatomische und physiologische

Details, die für Spezialisten relevant sind, sondern widmet sich dem bewegten Menschen. Die große Bewegung, die du hier findest, ist viel mehr als körperliche Bewegung.

Bewegung ist Leben und Leben ist Bewegung. Bewegung ist Natur und Natur ist Bewegung. Bewegung ist für alle Menschen. Aber nicht jede Bewegung ist für jeden Menschen. Integrale Bewegung ist so grenzenlos, dass sie Zeit braucht, um sich zu entfalten. Sie entfaltet sich nach Gesetzmäßigkeiten und zugleich höchst individuell. Deshalb ist dieses Buch nicht linear aufgebaut. Wahrscheinlich interessiert dich nicht alles, was du in diesem Buch findest. Zur groben Orientierung ist es nach Kapiteln geordnet.

CULTIVATE gibt Hinweise und Tipps für die eigene Praxis und das Unterrichten.

PRIMAL geht den ursprünglichen Bewegungen und dem Körper-Sein auf den Grund.

MOVEMENT erforscht die körperliche Bewegung an sich.

PLAY beschäftigt sich mit der unverzichtbaren Bedeutung des Spiels und seinen vielen Dimensionen.

RHYTHM öffnet uns für die innewohnende Dynamik der Bewegung und unserer Praxis.

RIVERS führt zu einer (optionalen) Bewegungspraxis auf der Höhe unserer Zeit.

TRADITION zeigt den Kontext.

Lies die Dinge, die dich interessieren. Lass die anderen links liegen.

Bis sie dich vielleicht eines Tages ansprechen.

In der vorliegenden dritten Auflage wurden die Texte in allen Kapiteln ergänzt. Du findest neue Schwerpunkte zum Unendlichen Spiel, zum Mythos, zur Imagination und zu einem großen Thema, das immer mehr in unser Leben tritt: die Frage nach der Wirklichkeit. Diese drei Bereiche sind eng miteinander verknüpft.

Dieses Buch ruft nach einer irgendwie gearteten Bewegungspraxis, um sich – dich – verkörpern zu können. Denn wer keine Praxis hat, macht sich das Leben schwer. Und es ist schön, wenn diese Bewegungspraxis auch ein gemeinsamer Weg ist.

Neu ist daher auch, dass mit dieser Ausgabe die Workshop-Reihe *By the Book* startet. *By the Book* ist dabei ein Wortspiel. Es bedeutet in diesem Zusammenhang nicht *nach Vorschrift*. Die einzelnen Texte in diesem Buch, die Vor-Schriften, dienen uns als Grundlage für ein gemeinsames Erarbeiten und Erforschen.

Als TeilnehmerIn kommst du mit zwei oder drei Textstellen aus dem Buch, mit denen du arbeiten möchtest. Daraus entsteht ein einzigartiges Programm. Aus Worten werden konkrete Übungen, Bewegungen, praktische Impulse, Entdeckungsreisen, Spielfelder. So ist jeder Workshop einzigartig und entsteht aus dem Moment heraus. Alle Infos findest du auf der Website: integralmovement.info. Oder schreite einfach durch dieses magische Portal:

Wir sehen uns also hoffentlich bald!

Martin Schmid, 2024

1

CULTIVATE

/ˈkəltəˌvāt/
kultivieren

1. urbar machen
2. anpflanzen, anbauen
3. sorgsam, in besonderem Maße pflegen, fördern
4. verfeinern, auf eine höhere Ebene bringen

CULTIVATE
befasst sich damit, was es heißt, auf dem Weg zu sein, zu lernen und zu lehren

—

Die Frage, was real ist, entfaltet in unserer Zeit neue Dimensionen und Dringlichkeiten.

Der Versuch, diese Frage mit dem Denken zu beantworten, wird nur wenig Früchte tragen, denn das Denken ist nur ein kleiner Teil der Wirklichkeit.

Der Weg, Antworten auf diese Frage zu finden, besteht also darin, sich auf eine breite und tiefe Weise auf die Wirklichkeit einzulassen.

Es ist offensichtlich, dass dies ein unendliches Spiel ist.

Die hilfreichere Frage als «Was ist Realität?» könnte daher lauten: Wie kann ich mich auf eine reichere, umfassendere und tiefere Weise auf die Realität einlassen?

Die Beantwortung dieser Frage führt dazu, dass wir die Wirklichkeit sowohl im Sinne des Verstehens als auch im Sinne des Verwirklichens, des Verkörperns und des Umsetzens realisieren.

Es wird ersichtlich werden, dass eine geeignete Methode oder ein geeigneter Weg, dies zu erreichen, die integrale Bewegung ist.

Wie wir an Realität herangehen, gestaltet Realität.
Von der Selbstverwirklichung zur Weltverwirklichung.

Leichtigkeit und Tiefe. Mythos und Spontaneität.
Alles in einer Bewegung.

Man könnte meinen, ein Mythos sei eine alte Geschichte, die immer wieder erzählt wird. Das ist ein Missverständnis. Ein Mythos ist eine tiefe, unendliche Erzählung, die sich nie wiederholt. Ein Mythos entfaltet sich immer in der konkreten Gegenwart in seiner Totalität. Die Form einer Erzählung ist nur eine mögliche Ausdrucksform des Mythos. Bewegung, Verkörperung und gestaltendes Handeln sind andere Formen. Durch seine Verkörperung in der Gegenwart gestaltet der Mythos die Zukunft – die einzige Zukunft, die Zukunft hat. Denn eine Gegenwart ohne Mythos hat keine gestaltende Kraft. So wie einer Bewegung ohne Mythos die wesentlichste Kraft fehlt: die Kraft des Menschseins. Durch den Mythos wird die Bewegung nicht schwer, bedeutungsschwer. Nein, sie wird leicht. Trotz der unermesslichen Tiefe. Wir selbst werden nicht groß, sondern eingebettet und vernetzt. Mit und in unserem ganzen Menschsein.

—

Wenn wir erfahren, dass wir in ein Ganzes hineinlassen und loslassen können, kann Gelassenheit in uns einziehen.

In dieser Gelassenheit gedeiht Hoffnung. Aus dieser Gelassenheit entfaltet sich Hoffnung ins Leben.

—

Ein Mythos ist eine Geschichte, die sich in jedem Augenblick entfaltet. Ein Mythos ist deshalb mehr als eine Geschichte. Ein Mythos drängt zum Handeln. Er muss in die Tat umgesetzt, verkörpert werden. Er ist buchstäblich eine Entfaltung von Handlungen.

—

Der Mythos, den wir uns nach einigen Jahrhunderten des Verlustes wieder aneignen, uns einverleiben, ist sehr einfach: Nichts ist getrennt. Nichts existiert isoliert.

Daraus folgt:

Meditiere, als ob alles verbunden wäre.

Handle, als ob alles verbunden wäre.

Bewege dich, als ob alles in deinem Körper verbunden wäre. Bewege dich, als ob Körper und Wahrnehmung verbunden wären. Bewege dich, als ob dein Körper und dein tiefstes Selbst verbunden wären. Bewege dich, als ob du und deine Umgebung verbunden wären.

—

Sinn zeigt sich durch die Sinne. Es ist jedoch ein anderer Sinn – ein fließenderer Sinn – als ein Begreifen, denn wir ergreifen nichts. Es ist nicht ein konsolidierter, verfestigter Sinn und damit eine Erinnerung, sondern ein kontinuierlicher Sinn und damit eine Aktualität. Wir können sagen, dass etwas Sinn macht, wenn es sich im wahrsten Sinne des Wortes eingliedert. (Das Eingegliederte muss nicht konform sein. Denn ich spreche hier tatsächlich von einem Ein-gliedern. Das auf dem Hintergrund, dass nichts nur physisch ist.) Es ist eingegliedert, wenn es im Gesamten mitfließt – eventuell auch als Gegenströmung, Gegenkraft, Strudel im Fluss. Diesen stimmigen Gesamtprozess können wir Kohärenz nennen. Daraufhin steuert etwa die Kultivation der verschiedenen Rhythmen hin.

—

Eine kohärente Bewegung ist eine kraftvolle Bewegung. Eine kohärente Bewegung beschränkt sich nicht nur auf den physischen Bereich. Je mehr alle Aspekte des Menschen kohärent sind, desto kraftvoller und effektiver wird die Bewegung und Handlung.

Man muss viel lassen, um in der Kraft des Augenblicks anzukommen. So viele Konzepte und Diskussionen über starre Dinge, Ideen und scheinbar sichere Werte müssen losgelassen werden, um im Entfalten anzukommen.

Wichtig sind nicht definitive Antworten, sondern intelligente Fragen.

Wo holst du dir Wissen?
Wo findest du Weisheit?
Integrale Bewegung integriert Wissen und führt zur Weisheit.
Weisheit ist nicht etwas. Sie ist die Art, wie du dich bewegst.

Fünf Grundsätze

Bewegung braucht inneren und äußeren Raum
Die erste Priorität ist daher, Raum zu schaffen. Freiraum. Dies gilt sowohl für den Innenraum als auch für den Außenraum. Raum und Bewegung können in eine Wechselwirkung treten.

Beibringen verhindert Selbstlernen

Wir haben Potenziale und Kräfte in uns, die uns formen und bewegen. Die Praxis ist das Gefäß für diese Kräfte. Kultivationsräume sind das Gefäß für das Üben. Wer sich in Kultivationsräumen frei bewegt, entwickelt sich auf natürliche Weise.

Bewegung ist Dialog

Dialog mit Raum und Landschaft. Dialog zwischen innerer und äußerer Natur. Zwischen innerer und äußerer Dynamik. Die richtige Umgebung und die richtigen Menschen wecken Potenziale. Potenziale entwickeln sich in individuellen und kollektiven Freiräumen.

Lernen ist Spielen, Spielen ist Lernen

Zentrales Element des Spiels ist die Offenheit. Im Spiel ohne Wettbewerb, also ohne Stress, entsteht eine sich selbst verstärkende Dynamik von Input und Output. Informationen werden aufgenommen, verarbeitet und in Handlungen umgesetzt. Wahrnehmung, Verarbeitung und Umsetzung werden kultiviert.

Gemeinsamkeiten und Unterschiede zählen

Jeder Mensch lernt anders, bewegt sich anders, hat andere Potenziale. Es gibt aber auch Gesetzmäßigkeiten, die uns allen gemeinsam sind. Beides zu kennen und zu fördern ist existenziell. Erwache in die Freiheit deiner eigenen Bewegung.

—

Vertrau der Praxis.
Das Vertrauen wächst mit der Praxis.

—

Das zentralste Element: der Kultivationsprozess. Wir lernen, wie wir lernen. Beobachten und empfinden, subtilisieren und verwesentlichen, differenzieren und integrieren. Das macht eine Studentin aus. Sie ist sich selbst das Studium-Objekt, und sie erforscht dieses Selbst-Objekt, indem sie es sowohl von innen (empfindend, subtilisierend, integrierend) als auch von außen (beobachtend, differenzierend, verwesentlichend) erforscht. Sie setzt dieses Selbst-Objekt verschiedenen Lern-Feldern aus, um einerseits Forscher-Futter zu generieren, und andererseits, um durch Adaption – als treibende Kraft der Evolution, nicht einfach als bequeme Anpassung – sich zu entwickeln. Sie bewegt sich alleine, in verschiedenen Tempi und Intensitäten, als auch in Verbindung mit anderen Menschen, als auch in Verbindung mit der Natur.

—

Kenne, trainiere, kultiviere und harmonisiere deinen Körper.

Kenne, trainiere, kultiviere und harmonisiere deine Wahrnehmung.

Kenne, trainiere, kultiviere und harmonisiere deinen Intellekt.

Kenne, trainiere, kultiviere und harmonisiere deine Intuition, dein intimes Wissen.

Kenne, trainiere, kultiviere und harmonisiere deine Art, dich zu kennen, zu trainieren, zu kultivieren und zu harmonisieren.

—

Praktiziere konzentriert, aber entspannt.
Konzentriere entspannt.
Praktiziere fokussiert, aber offen.
Fokussiere offen.

Das sind wesentlichste Faktoren der Praxis. Praktiziere hingebungsvoll, voll, leidenschaftlich, ausdauernd, radikal, hart – aber nie verbissen. Sich verbeißen ist nicht eine Bewegung, die wir praktizieren. Entspannt konzentriert, offen fokussiert. Das ist die Praxis-Haltung.

—

Spielen heißt kultivieren. Kultur ist verarbeitete Natur. Kultur ist der differenzierte Mensch und damit – da dies alles ein natürlicher Vorgang ist und auch der Mensch Natur ist – Natur, die sich selbst differenziert hat.

Kultivieren ist spielen, spielen ist kultivieren. Kultivieren ist lernen, lernen ist kultivieren. Lernen ist spielen, spielen ist lernen.

—

Stereotypen nehmen dem Menschen das Einzigartige. Als Phase ist das in Ordnung. Als Dauerzustand ist es fatal.

Etwas Authentisches, welches verallgemeinert wird, wird zum Stereotypen. Stereotypen nehmen dem Individuum das Einzigartige, fördern damit Klischees und bestätigen Vorurteile. Jeder Stil, jede Methode, jede Tradition, jede Lehrerin und jeder Lehrer kann zum Stereotyp werden, der die individuelle Entwicklung und Gestalt verhindern kann.

—

Veränderung kommt nicht von Konformisten.

Neue Formen werden nicht mit Schablonen gezeichnet.

Stagnation ist Stillstand. Veränderung ist Bewegung.

Nachhaltige Veränderung braucht eine stabile und agile Struktur.

Wir können unsere Bewegungsfreiheit nicht entfalten, indem wir uns auf eine Form der Bewegung beschränken.

Wir können nicht Bewegungsfreude entwickeln, indem wir etwas leisten oder meistern müssen.

Wir entfalten unser Bewegungspotenzial nicht in einer Methode, die uns einschränkt.

Du möchtest eine Veränderung?

Starte mit einer anderen Bewegung. Starte, ein Fluss zu sein.

—

Wir leben in Zeiten radikaler Veränderungen, die dazu aufrufen, uns radikal zu ändern.

Also praktizieren wir radikal. Das heißt, nach der ursprünglichen Wortbedeutung, mit Wurzeln, verwurzelt, Wurzeln schaffend. Von Grund auf. Ganz und gar. Vollständig. Mach keine halben Sachen. Geh den Dingen auf den Grund. Sei gründlich in deiner Praxis, und grundlegend.

—

Wir kultivieren das Natürliche. Wir kreieren nichts Neues. Wir legen unsere ureigene Gestalt frei und kultivieren sie. Dazu brauchen wir nichts. Nichts anderes, keinen anderen Ort, keine Methode. Kein Wissen, das von irgendwo her hierher verfrachtet werden muss. Wir brauchen ein paar Kompetenzen. Die müssen wir uns nicht eigentlich erarbeiten, wir müssen sie verarbeiten. Denn sie sind schon da, sie sind in uns angelegt. Sie haben sich nur noch nicht voll entfaltet, sie sind hier als Potenzial, als Möglichkeit. Wir machen aus der Möglichkeit Wirklichkeit. Dies geschieht, indem wir mit dem arbeiten, was ist: mit uns. Mit dem Körper. Mit unserer Wahrnehmung. Mit unserem gegenwärtigen Zustand. Mit unseren eingeübten und eingefleischten Mustern. Mit dem Atem. Mit dem Ureigenen. Wir müssen nicht zuerst einen perfekten Körper erschaffen, wir müssen nicht zuerst atmen, nicht zuerst einen anderen Zustand erreichen, wir müssen keine Reaktionsmuster einkaufen gehen, so, jetzt sind wir bereit, jetzt haben wir alles, los geht's. Wir sind bereits bereit. Es ist alles da.

—

Wir brauchen aus Bewegung keinen Kult zu machen, keine Religion, keine zu erreichende Leistung, keine Kunst, kein Konzept. Es reicht, wenn wir uns daran erinnern, dass Bewegung unsere Natur ist. Dass unsere Körper dafür konzipiert sind, sich viel und vielseitig zu bewegen. Dass ein großes Bewegungs-Spektrum und die Fähigkeit, die Persönlichkeit durch Bewegung gezielt zu formen, zu unseren die Menschheit definierenden Eigenschaften gehört. Von dieser Erinnerung, von diesem Wissen, lassen wir uns bewegen. Wir müssen nicht zu Extremisten werden, und auch nicht zu Spezialisten.

—

Bewegung braucht keinen Hype. Im Land der Bewegung gibt es keine Könige, auch keine selbst ernannten, denn dieses Land bewohnen alle Menschen als eine einzige Spezies. Spezialisten sind nicht maßgebend, sondern sie zeigen lediglich, worauf eine intensive Beschränkung hinaus laufen kann. Es braucht keine Propheten, weil Bewegung uns allen in unser Sein eingeschrieben ist. Wir können sie einfach entfalten.

—

Es geht nicht darum, Bewegung um Bewegung zu erlernen. Es geht darum, ein Körper-Sein zu kultivieren, das sich aus sich selbst heraus bewegt. In diesem Kultivations-Prozess schmelzen (scheinbare) Trennungen von Körper und Geist, Körper und Psyche, Spiel und Therapie, Abwicklung von Altem und Entwicklung von Potenzial weg. Oftmals sind es subtile Bewegungen, subtile Variationen, subtile Differenzierungen, die das größte Entfaltungs-Potenzial besitzen. Wir suchen nicht das Spektakel, sondern die natürliche Entfaltung, die natürliche Bewegung, unser natürliches Sein.

—

Produziere keine Form. Übergib dich der Form. Lass sie durch dich fließen. Lass dich von ihr gestalten.

—

Lass dich von Bewegung gestalten, statt deine Alltagsgestalt in sie zu zwängen. Das ist der Schlüssel.

Wenn wir fortwährend subtilisieren und großes Potenzial in subtilen Bewegungen finden, bedeutet dies nicht, dass wir entkörpern und vergeistigen. Im Gegenteil: wir dringen tiefer und tiefer in die Materie.

Phase 1: imitieren. Um gut zu imitieren, muss man sich mit dem Empfinden der äußeren Form verbinden, mit dem Inneren der äußeren Form. Ein guter Imitator weiß, dass imitieren hilft, sich in eine Person hinein zu versetzen, wie es sonst kaum eine Form der Auseinandersetzung mit dieser Person schafft. Schaffen wir es voll und ganz, wie eine Person zu reden, zu stehen und uns zu bewegen, erfahren wir auch konkret und empfindbar, wie diese Person «funktioniert», wie sie denkt, interpretiert etc. Auch die andere Seite ist richtig: Schaffen wir es, so zu «funktionieren» wie eine andere Person, nehmen wir auch ihre Sprache, ihre Gestalt an.

Phase 2: integrieren. Integrieren bedeutet wirken lassen und verwesentlichen. Integration löst die äußere Form auf, potenziert sie in Strukturen: tiefer hinein in die die Strukturen formenden Prinzipien, tiefer hinein in die die Prinzipien formende Dynamik. Integrieren ist also die Rückkehr zum Ursprung, zur reinen Dynamik. Da diese nun durch einen Prozess erreicht worden ist, ist sie bewusster, differenzierter. Aus diesem bewussteren, post-naiven Sein können sich nun bewusstere Prinzipien und Strukturen äußern.

Phase 3: kreieren. Die kreative Dynamik ist die ganz natürliche Folge der Integration. Wir erfahren (hier: imitieren, wir können auch auf andere Weisen erfahren) und differenzieren. Dieses Differenzierte wird verwesentlicht und im integrativen Prozess von der äußeren Gestalt freigelegt. Was übrig bleibt, ist die Dynamik. Strömt diese Dynamik wieder nach außen, und das ist der natürliche Prozess, nimmt sie dadurch eine neue Form an. Ein «Werk» im weitesten Sinne entsteht.

—

Das effektivste Lehren ist das Aktivieren von Potenzial. Als Instruktoren bringen wir nichts mit, das wir den Schülern verkaufen wollen. Wir bringen nichts mit, das sie übernehmen sollen. Wir kommen mit leeren, aber offenen Händen.

Es ist ein grundlegender Unterschied, ob wir jemandem etwas bei-bringen wollen oder ob wir Potenzial fördern. Es ist auch für die Geförderten ein grundlegender Unterschied, ob sie etwas von außen lernen, oder ob sie sich entfalten.

Die erste Qualität, die durch diese Grundhaltung entsteht, ist Freiraum. Das Individuum wird als Individuum gesehen und kann sich nach seinen eigenen Gegebenheiten entwickeln.

—

Das Aktivieren von Potenzial ist das effektivste Lernen. Deshalb entfaltet sich in integraler Bewegung nicht nur die Bewegung aus dem Zentrum nach außen, sondern ebenso der Lernprozess. Und deshalb beschäftigen wir uns nicht mit einer exotischen Kunst, sondern mit uns selbst.

Wenn wir integrale Bewegung kultivieren, aktivieren wir unser Potenzial. Sie bezieht dabei Körper, Energie und Geist ein, Meditation und Interaktion, Himmel und Erde, und immer den Menschen als Ganzes. Ja, wir befassen uns mit dem Menschen, mit dem, was in uns schlummert, und mit dem, was zur Entfaltung drängt.

Es ist die heitere Qualität, welche die Entspannung fördert, welche so wichtig ist für integrale Bewegung. Und natürlich fördert – wenn wir uns von diesem Irrglauben lösen, still sein heiße ernst zu sein – entspannen die Heiterkeit. Die beiden Verben entspannen und *heitern* bilden zusammen einen kraftvollen und dynamischen selbstverstärkenden Zyklus.

Es entwickelt sich nur, was auch beansprucht wird. Belastung macht stärker. Dies gilt in allen Bereichen.

Kaum kommen wir in Bewegung, kommt der ganze Mensch in Bewegung, in seiner ganzen Vielschichtigkeit. Der Prozess ist offen, was und wer dabei herauskommt ist offen. Wenn wir offen sind und offen bleiben, überraschen wir uns unentwegt selbst. Dies verlangt die Bereitschaft zur Verletzlichkeit. Verletzlichkeit wird zur Kraft. Verletzlichkeit ist das Tor zur Transformation.

—

Bewegung gibt nicht nur Sicherheit, sondern auch Freiheit. Ja, das Fundament der Bewegungsfreiheit ist nicht Sicherheit, sondern das Vertrauen in den eigenen Körper, die eigenen Fähigkeiten und Potenziale. Ein Vertrauen, das durch Praxis gewachsen und gefestigt ist.

—

Eine Übung und eine Praxis sind nicht dasselbe. Einige Übungen machen bedeutet nicht, eine Praxis zu haben. Übungen sind situativ und zeitlich klar begrenzt. Üben ist spezifisch auf eine ganz bestimmte Teilfähigkeit oder ein Teilziel gerichtet, und ist daher ein endliches Spiel. Praktizieren ist breiter und umfassender und ein Unendliches Spiel. Übungen können Teil des Praktizierens sein.

—

Nie geht es um reine Ästhetik. Die Ästhetik ist ein Neben-Produkt. Ein Hinweis darauf, dass sich das Natürliche entfaltet. Es geht nicht um Handstände, Akrobatik und Kunststücke. Es geht darum, unsere Natur freizusetzen. Es geht darum, eine tragfähige Struktur zu errichten, die das Leben trägt. Es geht darum, Bewegungen freizusetzen, die das Leben gestalten.

—

Entgegen dem Trend ist es nicht wichtig, wie der Körper aussieht. Es ist wichtig, wie er sich bewegt. (Und daraus ergibt sich auch ein Aussehen.)

Es braucht nicht perfekt zu sein, um sich perfekt anzufühlen.

Konstant werden. In der Natur gibt es das Prinzip der Homöostase. Es sorgt dafür, dass sich ein System im Gleichgewicht hält. Ein solches System wirkt auch in unserem Körper, wenn seine Temperatur immer gleich gehalten wird. Auch unsere Persönlichkeit ist ein System der Homöostase. Daher wird sich unser System, wenn wir den Weg des Wachstums gehen, gegen die Veränderungen wehren. Und zwar am meisten, bevor große Veränderungen passieren. Dies zeigt sich in Demotivation, in einer steigenden Zahl an Ausreden, vielleicht als Müdigkeit. Darum ist es wichtig, dass wir unseren Weg konstant gehen. Ob die Sonne scheint oder es regnet, erarbeiten wir uns eine Praxis, die wir durchziehen können, die wir in unser alltägliches Leben integrieren können. Am Anfang braucht es dazu den Willen, bis ein neuer Zustand konsolidiert ist. Dann wirkt wieder das Prinzip der Homöostase – es braucht dann Energie und den Willen, um nicht zu wachsen.

Wir arbeiten bewegungszentriert. Doch diese Arbeit beschränkt sich nicht auf den Körper. Sofort ist unsere Wahrnehmung involviert. Und damit die Verarbeitung des Wahrgenommenen. Und damit der ganze Mensch. Wir spulen keine Bewegungsabläufe ab oder sitzen in einer Maschine, die nur eine einzige Bewegung zulässt. Wir schaffen mit jeder Bewegung eine Fülle an Material, das wir differenzieren und integrieren können. Zeitgleich mit der Erfahrung müssen auch immer bereits an deren Interpretation arbeiten. Machen wir das nicht, können gute Erfahrungen falsche Muster nähren.

—

Interpretationen sind nachträgliche Gedanken, wobei wir das «Nachträglich» streichen können, denn es ist eine Verdoppelung. Gedanken sind immer nachträglich. Gedanken sind immer Reaktionen, sind Konstrukte, Interpretationen und schlicht: Trennungen. Auch die Emotionen, welche durch Gedanken erzeugt werden, sind Trennungen, sind verkörperte Reaktionen dieser Reaktionen. (Das heißt natürlich nicht, dass jede Emotion oder jedes Empfinden eine Reaktion ist.) Das Ich ist dann emotional. Gedanken äußern sich durch das Ich in Reaktionsmustern, in Meinungen, Urteilen, ja Gewissheiten. Das Ich ist ein Funktions- und Reaktions-Konstrukt aus Gedanken. Das Ich ist eine Kontraktion, denn es entstand, um sich von der grenzenlosen Welt abzugrenzen. Es erzeugt daher Kontraktion. Das Gegenteil davon und das Gegenmittel ist das Öffnen und die Enaktion, mitgestaltendes Handeln. Darum: Öffnen ist der Schlüssel. Müsste man sich auf ein Verb der Integraldynamik beschränken, wäre es öffnen. Daraus folgt alles.

Wer den Flow-Zustand kennt, sei es in Solo-Bewegung, im Open Hands, in etwas ganz Anderem, im Lieben, Dankbarsein, Schreiben, Komponieren, Meditieren, weiß um dieses offene Mitgestalten in völliger Ungetrenntheit, und weiß: das hat nichts mit Gedanken zu tun, nichts mit Kontraktion und nichts mit einem Ich. Auch Konzentration und Fokus brauchen kein Ich. Sanft fokussieren und offen konzentrieren: zwei grundlegende Kompetenzen, welche integrale Bewegung kultiviert.

Lernen heißt entdecken. Lernen heißt erfinden. Unser größter Lehrer kommt von innen. Lassen wir uns von ihm leiten. Seien wir offen für verschiedene Perspektiven, denn sie sind eine Bereicherung. Nur ein starres Dogma erlaubt nur eine Sichtweise. Auf dem Weg des Lernens betrachten wir die Dinge aus den verschiedensten Blickwinkeln. Das ermöglicht eine kreative Gesamtschau.

Zu Beginn entwickeln wir unseren inneren Zeugen/unsere innere Zeugin. Er ist die Grundkompetenz. Nur das, was er bezeugt, dringt in unser Bewusstsein und kann betrachtet werden. Da der integraldynamische Prozess nicht linear verläuft, sondern als eine Dynamik in einem vielschichtigen Beziehungsgeflecht, bedeutet das nicht, dass alles, was kultiviert werden soll, sich zuerst zeigen muss. Manchmal stellen wir erst viel später fest, dass sich etwas verändert hat, bevor die ursprüngliche Gestalt überhaupt in unser Bewusstsein getreten ist. Doch es bleibt dabei: Es ist wichtig, den Zeugen zu entwickeln. Er gibt den Rahmen vor. Je größer der Rahmen, desto mehr können wir erleben und kultivieren. Stell dir vor, das Leben sei eine riesige IMAX-Projektion. Wir dagegen haben nur eine Leinwand von der Größe einer Briefmarke. Es wird uns so viel entgehen. Wir entwickeln den Zeugen und vergrößern sein Fassungsvermögen, indem wir beobachten. Nicht andere, sondern uns. Und das klingt nun wahrlich nicht spektakulär: Ist meine rechte Schulter entspannt. Fällt mein Steißbein nach unten. Ist das Gewicht gut auf die Fußsohle verteilt. Kommt die Bewegung aus der Mitte. Ist der Atem natürlich. Und dann subtiler, aber immer noch nicht spektakulär: Wo ist es voll, wo ist es leer. Wo ist Fließen da, wo Stocken. Wo ist es warm, wo ist es kalt. Wo ist es lebendig, wo ist es Karton. Wohin führt mich mein Atem. Das sind alles Fragen. Der Beobachter hat, im Gegensatz zum Zeugen, eine Frage, und er hat eine Kompetenz, um diese Frage zu beantworten. Da wir hier die Kompetenzen zusammen mit dem Bezeugen erarbeiten und bezeugen eine dieser Kompetenzen ist, seid ihr hier nicht alleine. Darum sind wir als Begleiter hier: Wir können beobachten und auf Dinge hinweisen, bis der innere Beobachter herausgebildet ist. Genau darum kann man einen solchen Weg auch nicht alleine gehen. Zumindest in der Anfangsphase braucht man jemanden, der sich die beobachtende Kompetenz bereits erarbeitet hat.

—

Es gibt nur zwei Möglichkeiten im Leben: Tod und Wachstum. Es gibt kein «Ich bleibe hier», keine Stagnation. Die Entscheidung ist immer: Praktiziere ich aktives Sterben, oder wachse ich?

Entweder der Mensch öffnet sich der Bewegung, dem Bewusstsein und dem Potenzial uneingeschränkt, oder er verweigert sich der Bewegung, dem Bewusstsein und seinem Potenzial. «Ein bisschen Bewusstsein entwickeln» oder «ein bisschen das eigene Potenzial leben» gibt es nicht. «Ein bisschen bewegen» ist besser als nichts. Aber wir sind nicht geschaffen, um uns ein bisschen zu bewegen.

—

Das Resultat integraler Bewegung ist grundsätzlich offen. Darum spreche ich nicht über das, was uns erwartet, wenn wir uns durch sie kultivieren. Denn ich weiß es nicht. Ich bin Zeuge wie jeder andere auch. Ich spreche darüber, wie wir die Bewegung kultivieren.

Ich begleite den Prozess mit Worten, benenne Gestalten, die sich bilden, um sie aus dem Verborgenen zu heben, damit sich die Wahrnehmung der Bewegten öffnet. Grenzen des Körpers nehmen wir wahr und ernst. Wir weiten Grenzen, indem sie sich entspannen können. Grenzen des Denkens, die nirgendwo anders als im Denken existieren, werden überwunden.

—

Zu Beginn beginnen wir praktisch bei Null. Selbst der Körper ist nicht viel mehr als ein Gedanke. Wir wissen zwar, dass er da ist. Aber die Selbstwahrnehmung ist auf einem ganz rudimentären, unkultivierten Niveau. Das müssen wir zuerst einmal wahrnehmen, es uns eingestehen. Das ist der erste Akt des Zentrierens. Ich rede von sinken und erden, wir machen Übungen, doch wir spüren die Erde nicht in unserem Körper, wir können uns ihr nicht hingeben, wir können nicht sinken. Denn der Körper ist eine einzige, undurchdringliche Statue. Ich spreche von entspannen, und wir versuchen es, doch da entspannt nichts. Vielleicht meinen wir dann, wir seien bereits entspannt. Oder wir würden bereits sinken. «Warum wiederholt sich der Typ da vorne andauernd? Ich sinke ja. Nächster Input bitte.»

Wir müssen uns unserem Anfängertum widmen. Wie ein Klavierschüler, der zuerst einzelne Töne spielt und noch nicht gleich eine Chopin-Etüde, müssen auch wir ganz von vorne beginnen. Anders als beim Klavierschüler aber, der sich einfach an das Klavier setzen kann, müssen wir zuerst unser Instrument entdecken. In dieser Phase ist es zum Beispiel förderlich eine Sequenz zu erlernen. Wir brauchen Zeit und viele Impulse, bis wir unser Instrument, den Körper, überhaupt in unser Bewusstsein gehievt haben. Zehntausend mal daran denken zu müssen, den Fuß nachzudrehen, hilft, ihn allmählich ins Bewusstsein zu verfrachten. Es geht dabei nicht um das Begreifen, es geht nicht um das Denken, es geht um das Verkörpern. In dieser Anfangs-Phase ist es förderlich, wenn wir innerhalb einer vorgegebenen Form oder eines Flows praktizieren können. Diese Form beinhaltet Bewegungen, die unser Körper kaum von sich aus produzieren würde. Sie weitet unser Bewegungsspektrum. Obwohl integrale Bewegung vor allem kreative Bewegung ist, ist jetzt noch nicht Zeit zur Improvisation, denn es fehlen uns noch die Werkzeuge. Ohne Hand-Werk können wir nicht wirklich etwas Kreatives erschaffen.

—

Sich bewegen lassen heißt aufgebrochen werden, um zu neuen Horizonten aufbrechen zu können. Die wirkliche integrale Bewegung geschieht oft aus einem Bruch heraus, aus einem Riss, einer Ritze, nicht aus Perfektion. Durch ein Ungleichgewicht kommen wir in Bewegung, nicht durch perfektes Gleichgewicht. Es entsteht eine evolutionäre Spannung. Diese bringt uns in Bewegung.

—

Es ist ganz simpel: Lade ein Verb ein und trete in einen Dialog. Ein Dialog ist eine bereichernde Dynamik, nicht das bloße Austauschen von Ansichten und Meinungen. Da unsere Dialogpartner ja Verben sind, ist die Sache noch etwas einfacher: die haben ohnehin keine Ansichten und Meinungen.

—

Warum sind wir hier? Was hat uns hierher geführt? Die oberflächliche Antwort ist offensichtlich. Vermutlich bin ich hier, weil ich mich intensiv bewegen will.

Wenn wir jedoch eine Antwort nicht als Endstation, sondern als Stufe sehen, können wir Schritt für Schritt, Antwort für Antwort tiefer sinken. Warum bin ich hier? Was hat mich hierher geführt? Was bewegt mich?

Die Frage ist nicht etwas, was man beantwortet und abhakt, sondern eine Gesprächspartnerin. Die Frage ist meine Partnerin für einen inneren Dialog.

Die meisten von uns suchen nicht Antworten, und auch nicht Kunststücke und bloße Ästhetik, sondern Wachstum. Es ist wichtig, die Antwort nicht nur zu haben und zu sagen, sondern sie zu sein. Sie zu verkörpern.

Sonst werden wir zu Denkern, und das Denken kann die Bewegung hemmen. Stellen wir die Fragen und bringen wir die Antworten immer wieder durch Bewegung in Bewegung.

—

Wenn wir uns öffnen, inneren und äußeren Bewegungen – etwa dem Wind, der nie derselbe ist, der unaufhörlich eine Melodie singt, eine Geschichte erzählt –, dann werden wir, wenn wir offen bleiben ohne zu Schlussfolgerungen zu springen, dann werden wir ergriffen. Begreifen ist ein Ergreifen. Definieren ist ein Eingrenzen. Wenn wir das Begreifenmüssen loslassen, können wir uns ergreifen lassen. Und damit können wir uns bewegen lassen.

Und hier sehe ich das große Potenzial. Ich muss Bewegung nicht begreifen. Und ich kann es auch nicht, ohne dass ich sie auf ein kleines Frequenzband reduziere, das der denkende Verstand erfassen kann. Aber ich kann mich ergreifen lassen. Bewegen sein. Und damit eine Fülle erfahren, die mich übersteigt, die ich aber auch bin.

—

Wir machen nicht auf Selbsterfahrung. Wenn schon, dann auf Ent-Selbstung. Das klingt ein wenig wie Enthauptung, und das ist makaber, doch es trifft auch: Wir machen uns hier nicht zur Hauptsache. Lasst uns die Bewegung zur Hauptsache machen, und dann lasst uns schauen, was passiert.

—

Der Körper als Objekt. Als Gefährt. Als Werkzeug unseres Tuns. Ist der Körper ein Objekt? Ein Objekt besitzt man. Man hat es. Man beherrscht es. Man ist es nicht. Wer hat denn hier einen Körper? Zeige mir diesen Jemand, der einen Körper besitzt! Wenn wir konkret schauen, müssen wir entweder realistisch kapitulieren, oder wir müssen uns mit metaphysischen Konzepten behelfen: die Seele hat einen Körper. Oder man lässt das Haben sein und kommt ins Körper-Sein.

Nicht nur der Körper bewegt sich, nicht nur Energie bewegt sich: auch das Denken bewegt sich. Jeder Prozess ist eine Bewegung. Im Idealfall bewegt es sich integraldynamisch, es kann also durch unsere zehn Verben und deren Verwandte beschrieben werden. Oftmals bewegt es sich jedoch nicht integraldynamisch, sondern muss mit anderen Verben beschrieben werden, etwa hadern, grübeln, ausbrennen, sich erschöpfen, ärgern, fragmentieren. Ja, auch Empfindungen wie Hader, Wut und Ärger entspringen unserem Denken.

Wenn wir nicht das Bewusstsein darauf lenken, nehmen wir die Bewegung des Denkens gar nicht wahr, sondern nur die Äußerungen, die Resultate, die daraus entstehen. Darum ist es essenziell, dass wir, ebenso wie auf der körperlichen Ebene, unser Wahrnehmen auf unser Denken richten und betrachten, was geschieht. Was mache ich da? Differenziere und integriere ich, oder dissoziiere ich, spalte ich ab? Subtilisiere und verwesentliche ich, oder stemple ich ab und vergebe Etiketten? Wahre und weite ich, oder kategorisiere ich und bestätige mir nur meine Konzepte? Nehme ich wahr, was ist, oder nehme ich wahr, was ich will? Woher entspringt dieser Gedanke? Ist er ein Imitat oder Implantat, etwas mir nicht Eigenes, das ich unhinterfragt übernommen habe? Ist dieser Gedanke eine Geschichte, die nicht mir gehört?

Indem wir lernen, uns diese Fragen in Bezug auf unseren Körper und unsere Bewegungen zu stellen – Wo entspringt diese Bewegung? Wie verhindere ich ihre freie Entfaltung? Wie kann ich diese fördern? Ist dies ein Bewegungsmuster, das ich übernommen habe? –, verankern wir sie im Nervensystem und können sie dadurch einfacher auf die subtileren Bereiche und auf das Denken und unsere Interpretationen anwenden.

Wir können alle Prozesse zu ihren Ursprüngen zurückverfolgen. Dadurch dekonstruieren wir ungünstige Muster und legen die dynamische Entfaltung frei.

—

Wenn man im Rahmen unserer Arbeit Unbewegtes oder Unentfaltetes entdeckt, dann kommt das in Bewegung. Wie kommt es in Bewegung? Ganz einfach: Lass dich überraschen. Potenzial ist kein Potenzial, wenn es vorhersehbar ist. Vielleicht ist eine Richtung und Tendenz erkennbar, aber du kannst den Entfaltungsprozess nicht lenken.

Nochmals: Lass dich überraschen. Überrasche dich mit deiner eigenen Entwicklung.

—

Wir machen also erste neue Schritte. Sie sind ein Versuchen. Wir versuchen. Im Versuchen ist das Suchen drin. Lass dich von deinem Potenzial versuchen. «Ok, mal schauen, was passiert, wenn ich das Potenzial sich so entfalten lasse.» Anders geht's gar nicht. Wenn wir lernen, machen wir Fehler. Sonst haben wir nichts zu lernen.

—

Damit ich eine Grenze wahrnehmen kann, muss ich möglichst genau und differenziert beobachten und empfinden. Und schon sind wir mittendrin. Zuerst nehmen wir Grenzen auf der körperlichen Ebene wahr. Grenzen der Dehnung,

Grenzen der Kraft. Doch Grenzen sind nicht so starr, wie wir vielleicht meinen. Man kann in Grenzen hinein öffnen und sie beginnen sich auszudehnen. Und manchmal ist eine scheinbare Grenze noch gar keine Grenze, sondern einfach eine Gewohnheit. Die Gewohnheit geht bis hier und nicht weiter. Aber in Tat und Wahrheit gibt es vielleicht gar keinen Grund, dort eine Grenze zu setzen. Nehmt also eure Grenzen wahr und weitet sie. Grenzen weiten ist weise, Grenzen überschreiten ist – nicht förderlich. (Diesen Satz gibt es auch in einer sich reimenden Version.) Darum praktizieren wir das Weiten zusammen mit dem Wahren als dynamisches Ganzes: wahren und weiten gleichzeitig. Immer beobachtend, empfindend, differenzierend und integrierend, subtilisierend und verwesentlichend. Öffnend aber zentriert, ausdehnend aber zentriert, begegnend aber zentriert.

Wir erarbeiten uns eine «Stehen-wie-ein-Baum-Struktur», oder stehen wie eine Säule. Oder stehen wie ein Berg. Das ist wunderbar. Wir erarbeiten uns verschiedene Positionen in einer optimalen Ausrichtung. Ganz wichtig. Doch stehen ist immer Bewegung. Alles schwingt, wir sind die Verkörperung von Rhythmen. Stehen ist nicht statisch. Fortwährend finden und suchen wir das Gleichgewicht. Ein dynamischer Prozess.

Doch dann können wir diese statischen Strukturen in Bewegung bringen und den Bewegungsradius, den Bewegungsumfang, das Bewegungs-Spektrum weiten. Wir entdecken die Entspannung in schwierigen Positionen, die nicht so klar von Fuß bis Scheitel ausgerichtet sind. Wir werden zum Bambus im Wind. Biegsam und doch stabil. Wir entdecken die Möglichkeit, mit gezieltem und dosiertem Kraftaufwand Strukturen herzustellen. Wir lernen, zu fallen, ohne aufzuprallen.

Dieser Kraftaufwand besteht mehr aus sanften Impulsen zur richtigen Zeit am richtigen Ort, als dass wir uns durchbeißen und etwas aus-halten. Wir halten es eher ein, das Versprechen, das wir am Anfang unserer Reise an uns selbst gemacht haben: ganz zu werden. Das Entscheidende an diesem Kraftaufwand ist, dass wir Gefäß sind. Wir erarbeiten uns ein Geist-Gefäß, das auch in Unruhe Ruhe bewahren kann, in Un-Struktur seine Geist-Struktur wahrt. Wenn wir eine Verspannung spüren, oder Enge, Nicht-Raum, oder ein Stocken, Nicht-Fließen, ist das wunderbar. Die Bruchstellen werden bewusst. Es sind keine Probleme, es sind Potenziale. Und die Tatsache, dass sie sich zeigen, ist das sichere Zeichen dafür, dass sich etwas bewegt. Was ausgelöst wird, wird aufgelöst.

—

Wir arbeiten mit Bewegung. Wir kultivieren Bewegung. Wir kultivieren uns durch Bewegung.

—

Wir arbeiten mit Bewegung, weil sie gesund und heilend ist. Bewegung freizusetzen bedeutet, Gesundheit freizusetzen.

Wir arbeiten mit Bewegung, weil sie in uns abgelegt und angelegt ist. Wir dekonstruieren Altes und rekonstruieren Neues.

Wir arbeiten mit Bewegung, um unser Bewegungsspektrum zu weiten. So haben wir eine differenziertere Körper-Sprache. Mehr Ausdrucks-Möglichkeiten. Alles Wichtige kann man mit dem Körper sagen.

Wir arbeiten mit Bewegung, um real zu sein.

Aus dem Kopf in den Körper. Aus den Ideen und Konzepten in die Materie. Aus dem Wissen um einen Körper ins Körperwissen. Zu meinen, etwas verstanden zu haben, und es tatsächlich zu verkörpern, sind unter Umständen zwei Dinge, die weit auseinander klaffen können.

Wir arbeiten mit Bewegung, um Erfahrungen zu machen und diese einzuordnen. Damit Neues entstehen kann, das wir dann verstehen können. Damit wir es stehen – verkörpern – können. Damit wir tragfähige Strukturen errichten können, auf allen Ebenen.

Wir arbeiten mit Bewegung, weil Leben Bewegung ist.

Wir arbeiten mit Bewegung, um uns eine regelmäßige Praxis aufbauen zu können, die uns als Anker dient, wenn wir vom Leben hin und her geworfen werden.

Doch vor allem bewegen wir uns einfach. Weil wir Bewegte sind.

Wenn wir uns bewegen, erfahren wir ein Ganzes, das (mehr oder weniger) fließt. Das ist eine Erfahrung, die man sich nicht denken kann. Denken geschieht immer in Begriffen, und Begriffe sind Abstraktionen. Wir denken sozusagen in einer Serie von Bildern. Diese werden zwar wieder zu einem Fluss, doch der Fluss besteht aus Einzelnen. Das direkte Erleben des Bewegungs-Flusses ist die Erfahrung der ursprünglichen Ganzheit, nicht einer geschickten Koordination von Einzelteilen.

Mit Bewegung meine ich natürlich die körperliche Bewegung, aber nicht nur. Es ist das, was ich mit den zehn Verben der Integraldynamik beschreibe. Diese laufen auf verschiedenen Ebenen und nicht nur «innerlich» und im «Individuum», sondern ebenso im Austausch mit der Natur und anderen Menschen (mit der Kultur).

—

Komplexe Bewegung ist das beste Mittel, um Intelligenz zu fördern.

—

Komplex bedeutet nicht kompliziert. Im Gegenteil. Kompliziertes ist meist mehr oder weniger willkürlich Zusammengesetztes. Komplexität hingegen entfaltet sich aus dem Einen (welches nicht ein Singuläres oder Monistisches ist, sondern das Eine Ganze). Man meint nur, es sei kompliziert, wenn man aus der Perspektive von Einzelnem das Ganze verstehen möchte. Aus der Perspektive des Ganzen können wir Einzelnes erforschen, ohne uns darin zu verlieren.

Wie kommen wir zur Perspektive des Ganzen? Sie wäre die ursprüngliche Perspektive. Bewege dich. Und sofort ist das Ganze in Bewegung.

Es geht also nicht darum, immer noch komplexere Bewegungen zu finden. Lass dich von der Ganzheit berühren. Und ein einfaches Öffnen der Schulter wird ein Ausfalten der Ganzheit.

—

Subtile Bewegung führt zu subtiler Wahrnehmung.
Subtile Wahrnehmung führt zu subtilem Bewusstsein.

—

Natur ist Bewegung. Und Bewegung ist unsere Natur.
Wir bewegen uns in der Natur.
Natur verbindet.

—

Wir haben die Tendenz, zu schnell verstehen zu wollen. Verstehen und entstehen blockieren sich. Zuerst muss entstehen, verstehen können wir es später. Es muss erst etwas entstehen können, damit wir nachher etwas zu verstehen haben.

—

Lass dich von deiner Größe nicht einschüchtern.

—

Schlichte Präsenz und Leuchtkraft.

—

Von der Idee immer wieder zur direkten Erfahrung zurückkommen.
Erfahrung ist körperlich.

—

Verben sind Kraft. Verben sind nicht lokalisierbar. Und darum können sie integral wirken. Ihr Effekt, etwa der Effekt des Öffnens, ist im konkreten Einzelfall natürlich klar lokalisierbar. Die Gestalt der Verben ist jedoch schon das Produkt.

Verben sind die gestaltende Kraft.

Wir gehen zu Recht davon aus, dass, wo eine Lampe leuchtet, auch Strom ist. Doch der Strom leuchtet nicht.

So sehr wir hinter der Diversität der Natur eine gestaltende, evolutionäre Kraft vermuten, die Kraft an sich können wir nie lokalisieren, nie messen. Wir sehen nur ihren Effekt.

So verhält es sich auch mit den Verben. Sie sind die besten Lehrer.

Wenn das Wasser des Meeres das Licht der steigenden Sonne zu uns bringt, bewegt es das Unbewegte. Das Licht wird gebracht, indem es gebrochen wird. Es lässt sich brechen, so wie die Wellen früher oder später auch brechen. Natur lässt sich brechen. Das gebrochene Licht erstrahlt und bewegt, die brechende Welle entfaltet wunderbare Klänge und eine große Kraft. Nur wir wollen uns auf Biegen und Brechen partout nicht brechen lassen. Wir stehen stabil und arbeiten an dieser Stabilität. Wir bleiben im Open Hands in unserer Struktur. Das ist richtig und wichtig. Das Spannende ist aber, dass wir nicht dann wachsen, wenn wir stehen bleiben, sondern wenn wir fallen, wenn unsere Struktur bricht. Wir werden zum Gefäß für unsere Brüche.

Ein wichtiger Aspekt integraler Bewegung ist, dass wir uns nicht nur in integrierten Positionen bewegen. Wir lassen uns in Positionen und Bewegungen führen, in welchen es für den Körper eine Herausforderung ist, die Struktur zu finden.

Agilitäts- und Stabilitäts-Training bereiten uns auf den Fall vor, dass wir uns plötzlich in einer ungünstigen Position wiederfinden. Was machen wir dann?

Darum ist auch das Fall-Training ein wichtiger Aspekt. Wer richtig fällt, nutzt den Fall für zusätzlichen Schwung, um vorwärts zu kommen.

Unsere Talente sind unsere Pioniere, wenn es darum geht, über uns selbst hinaus zu wachsen. Talente haben eine Kraft in sich, sich selbst zu entfalten. Unsere Kreativität, die im Zusammenhang mit unseren Talenten aufscheint, ist genau das, was wir im Moment brauchen, um uns zu entwickeln. Jeder Mensch hat den Weg zu sich selbst und in die Welt in sich selbst. Dieser Weg ist wie ein Fluss, der aus einer eigenen Dynamik nur ein Ziel hat – sich in ein Größeres zu integrieren und dieses zu nähren. Unsere Talente sind dabei das Boot, unsere Kreativität ist der Steuermann/die Steuerfrau.

Wenn wir meinen, wir hätten kein Talent, ist das auf eine bestimmte Weise ein sehr kreativer Gedanke. Denn wir kreieren eine Wirklichkeit, die nicht existiert.

Natürlich suchen wir jedoch eine Form der Kreativität, die integriert statt isoliert. Öffnen wir uns also der Möglichkeit, dass trotzdem Talente in uns schlummern. Es müssen ja nicht gleich Genies sein. Talente genügen. Weiten wir unsere Wahrnehmung, bis unsere Talente darin Platz haben.

So schreite ich voran von Einsicht zu Einsicht, nur um sie wieder loszulassen, denn während das Einsehen selbst ein empfundener und körperlicher Moment (*kairos*, der richtige Moment) ist, sind die Einsichten Gebilde der Zeit und des Verstandes (*chronos*, die lineare Zeit). Was ich in der Zeit festhalte, wird zur Illusion. Was ich zu sehr verstehe, kann nicht mehr entstehen. Was ich festhalte, verhärtet sich und mich. Wichtig ist vielmehr das Fortschreiten. Denn dieser Fortschritt ist eine Bewegung.

—

Das Hier und Jetzt kann nur verkörpert werden.

—

Achtsamkeit ist ein Kurzwort für eine körperliche Praxis.

—

Je mehr wir das Körper-Sein kultivieren, desto weniger Plätze gibt es im Körper, an denen ich mich oder etwas verstecken kann. Der Körper und das gesamte Wesen sind offen und durchlässig. Verdrängen geht nicht mehr, ganz einfach darum, weil die Stauräume verschwinden, wo wir etwas hin verdrängen könnten. Denn das ist ein wesentlicher Effekt unserer Arbeit: Stauungen abbauen und die Wege wieder zu Wegen werden lassen.

—

Zurück zur Quelle. Eine beliebte Aussage. Kann man gegen den Strom schwimmen, zurück zur Quelle? Ich meine nicht den Mainstream, aber ich meine, dass Methoden Flüsse sind.

Was mit zurück zur Quelle eigentlich gemeint ist, ist das Bedürfnis nach Sinn. Zurück zum Sinn, um die Methoden vom wuchernden Unsinn zu reinigen. Doch ist der Weg zur Quelle und zum Sinn ein Weg zurück? Geschieht Evolution, indem ich zurück zu Jahrtausende alten Texten gehe, die also zu einer ganz anderen Zeit in einer ganz anderen Kultur in einem ganz bestimmten Kontext geschrieben wurden? Ich meine, das macht nur Sinn, wenn man damit Anlauf holt. Eine Be-Sinnung, die in ein neues Handeln führt.

Jemand, der «von Sinnen ist», produziert Unsinn. Der Unsinn, von dem man sich mit der Be-Sinnung auf die Quellen reinigen möchte, entstand nicht durch den Verlust des Sinns, sondern der Sinne, vor allem der körperlichen Sinne. Durch einen Entfremdungs-Prozess und Entkörperungs-Prozess, weil aus Erleben Konzepte wurden. Darum finden wir den Sinn nicht in alten Texten, sondern in den Sinnen. Zurück zur Quelle heißt also: zurück zu den Sinnen. Das ist die eigentliche Wieder-Be-Sinnung.

Die Be-Sinnung. Zu den Sinnen kommen. Das machen wir hier. Und natürlich ist das ein Reinigungsprozess, in welchem die Un-Sinne aller Art weggewascht werden.

Der Weg zum Sinn ist der Weg zu den Sinnen.

Jeder Fluss ist anders. Jeder Fluss hat seine eigene Gestalt, die sich ändert, und die ihr Umfeld ändert. Tiefe Schluchten, weite Ebenen – Flüsse prägen unsere Landschaft entscheidend. Die Landschaft formt den Fluss, der Fluss formt die

Landschaft.

Große Kunst inspiriert uns, hebt uns empor, öffnet uns neue Horizonte, berührt unser Wesen. Sei das ein großartiges Buch oder eine vollendete Bewegung. Beide atmen dieselbe transzendente Schönheit. Und diese Schönheit, die aus der Zurücknahme der Persönlichkeit zu Gunsten der Einen Quelle entsteht, ist auch das, was viele Leute so tief berührt, wenn sie Zeuge der Entfaltung integraler Bewegung werden, als Praktizierende oder als Zuschauer.

Wenn ich eine Anweisung gebe und ich sehe, dass sie sich verkörpert, dann ist sie gelandet. Dann ist der äußere Impuls durch die Weite des Geistes gereist und ist angekommen, und von da aus kann sich der innere Impuls neu entfalten. Die Weite des Geistes ist keine Ferne, es ist keine Distanz, und es ist kein Labyrinth. Wenn wir das Labyrinth der Wirrungen und Verwirrungen, welche wir als legitime innere Stimmen wahrnehmen, abbauen, bleibt ein weites, offenes Feld. In diesem kann sich auch der innere Impuls entfalten. Eine Geist-Lichtung. Diese Lichtung ist wie ein Kraft-Feld. Es hat Eck-Punkte. Diese Eck-Punkte sind die Verben der Integraldynamik. Sie stehen im Kreis, alle sind miteinander verbunden, bilden ein unsichtbares, dynamisches Netz. Ein Impuls kommt, wird beobachtet, empfunden, differenziert, integriert, subtilisiert, verwesentlicht. Das Ganze immer zentriert, öffnend, weitend, begegnend und ins Zentrum zurückführend. In der Mitte dieser Geist-Lichtung bewegt sich als Verdichtung und Ausdruck dieses Prozesses unser Körper.

Es geht darum, deine innere Bewegung zu befreien, die dich bereits bewegt. Es geht nicht um Formen, Schablonen, Abläufe, das sind nur Werkzeuge. Kreiere dein Eigenes damit. Denn wir sind nicht alle dieselben. Wir haben nicht alle dieselben Bewegungen in uns.

Natürlich spielt imitieren im Entfalten der ureigenen Bewegung eine wichtige Rolle. Es ist wichtig, dass das Imitieren in einen größeren Prozess involviert ist: imitieren, integrieren, innovieren. Die Innovation ist die Entfaltung der eigenen Bewegung. Das Imitieren hilft uns, eigene einengende Bewegungsmuster zu erkennen und neue Bewegungen zu entdecken. Altes wird abgebaut, Neues wird aufgebaut. Daraus entsteht schließlich das Eigene.

Ein Tanzlehrer kann dir die Schritte beibringen, aber er kann dir nicht beibringen, die Musik zu spüren. Er kann dir zeigen, wie du dich bewegen kannst, aber er kann dir nicht beibringen, bewegt zu werden. Es geht nicht, weil es das Natürlichste der Welt ist, Musik zu spüren und sich davon bewegen zu lassen. Musik ist klingendes, bewegtes Empfinden. Man kann dich das nicht lehren, weil es nichts zu lernen gibt. Es gilt nur, die richtige Musik zu finden.

—

Unser Hauptfokus liegt darauf, die richtige Stille zu finden, die deine innere Fülle bewegt. Dich zu ermuntern, deine eigene innere Musik zu hören, auf dass du in Bewegung kommst. Deine Sehnsucht wahrzunehmen, die dich bereits trägt, damit du dich bewusst tragen lassen kannst. Allenfalls öffnet sich dein Spektrum. Die Chance ist groß, dass du dich plötzlich zu Musik bewegen kannst, die dich vorher nie bewegt hat. Öffnen sich die Quellen des Empfindens, weitet sich unser Spektrum. Das Spektrum der Bewegung, der Persönlichkeit, das Interaktions-Spektrum, und eben auch die Fähigkeit, sich bewegen zu lassen. Alles andere, die Techniken, die Kultivationsschritte, die Kompetenzen, sind Werkzeuge, um das Schiff intakt (in Takt) zu halten, damit die Reise möglichst lange dauern kann. Auf dass es dich an die unerwartetsten Orte deines Lebens bringe.

—

Äußere Formen haben einen Vorteil, der deutlich dafür spricht, sie nicht über Bord zu werfen, sondern sie zu differenzieren und zu integrieren. In einer Anfangsphase (der Phase des Imitierens) führen wir Bewegungen aus, auf die wir selber vermutlich nicht kommen würden. Sie weiten unser Bewegungsspektrum. Deshalb ist es sinnvoll, sich mit den verschiedensten Bewegungsstilen und -methoden zu befassen.

—

Wenn wir uns in unserer integralen Bewegungspraxis nicht auf das Imitieren beschränken, wird die Bewegung aus sich heraus entstehen. Ohne unser Zutun, aber mit uns. Ob innerhalb oder außerhalb einer Form. Nicht jede Kreation führt zur Improvisation. Es sind nicht nur Komponisten kreativ, die neue Musik aufschreiben, sondern auch die Musiker, die diese Musik zum Leben erwecken – vielleicht zum hundertsten Mal. Die Phase der Innovation führt nicht nur zu neuen Formen, sondern vor allem zu neuem Sinn. Erst die Innovation entfaltet den Sinn voll und ganz.

—

Entstehen und verstehen bilden zusammen die Kette der Evolution. Erst muss etwas entstehen können. Es entsteht als Subjekt. Dann kann ein Schritt daraus heraus gemacht werden, um es beobachtend, das heißt mit Kriterien betrachtend, zu verstehen. Dieses Heraustreten kreiert ein neues Subjekt, welches betrachtet. Es entsteht aus dem vorherigen Subjekt das Objekt, das betrachtet wird. Dieser Vorgang kann sehr schnell gehen, von Mikro-Moment zu Mikro-Moment, oder er kann sich zeitlich ausdehnen und klar versetzt als klar erkennbare Sequenz entstehen. Manchmal braucht es Jahre, um in die beobachtende Perspektive zu kommen. Diese Dynamik braucht Raum. Einerseits kann nur in einem Raum etwas entstehen. Andererseits kann nur im geweiteten Raum eine Außenperspektive eingenommen werden. Ganz wichtig ist: Es muss zuerst entstehen, was wir verstehen möchten. Zu schnelles Verstehenwollen hindert das Entstehen, und damit Bewegung, Wachstum, Erkenntnis und Evolution.

—

Es kommen immer wieder Menschen in meine Kurse, die jahre- oder jahrzehntelang irgendwelche fixe Formen gelernt haben und dabei nicht fanden, was sie eigentlich suchten. Beginnen sie dann, integrale Bewegung zu verkörpern, kommt oft eine Phase, in der sie Formen ablehnen. Das ist innerhalb des Lernprozesses sinnvoll und lässt sich mit der pubertären Phase vergleichen, in welcher sich Jugendliche von ihrem kindlichen (und naiven) Elternbild lösen. In diesem Lösungsprozess kann es auch zu Ablehnung kommen, doch ein gesunder Lösungsprozess integriert. Die zeitweilige Ablehnung ist nicht das, was bleibt.

Natürlich lehnen die Studenten in dieser Phase nicht nur Formen ab, sondern rigide, manchmal leere Traditionen und Strukturen, und das macht Sinn. Zu oft werden leere Formen praktiziert, vielleicht virtuos zwar und blendend, aber ohne Innenleben.

Wichtig ist deshalb, dass die Lernenden erkennen, dass die Ablehnung von Formen und Methoden eine Ablösungsphase ist. Das eigentliche Ziel ist, die integrale Bewegung immer zu kultivieren – ob in einer Form oder formlos, das spielt keine Rolle. Wahre integrale Bewegung transzendiert diese dualistischen Ansichten. Schließlich ist bewegen bewegen, oder nicht? Form hin oder her.

Wir befreien uns mit integraler Bewegung Schritt für Schritt, Atemzug für Atemzug immer ein wenig mehr. Wir befreien uns aber nicht die Himmelseiter hinauf oder auf eine Erleuchtung hin, sondern ins Menschsein hinein. Wir befreien uns von Unbewusstem, das unser Leben ohne uns gestaltet. Wir befreien uns von Reaktionen, die keinen Sinn machen. Wir befreien Strukturen – Körperstrukturen, Gedankenstrukturen, Interpretationsstrukturen, psychische Strukturen –, indem wir Altes dekonstruieren und es wieder dem Fluss zurückgeben, damit es sich rekonstruieren und neu entfalten kann. Wir befreien uns von Auferlegtem, von Zwängen, unhinterfragten Konventionen. Wir befreien uns vom Artigen und werden einzigartig.

—

Eine Antwort ist etwas ganz Anderes als eine Reaktion. Eine Reaktion geschieht in festgelegten Mustern. Wenn ein Hund auf einen Befehl reagiert, antwortet er nicht, er funktioniert einfach nach einem Muster. Und wir sind genau so. Jedes Mal, wenn wir nicht antworten, reagieren wir. In dem Maße, in dem wir vergessen haben, dass wir Antwortende sind, sind wir Reagierende. In dem Maße, wie wir uns die Kompetenz zu antworten nicht erarbeitet haben, sind wir Reagierende wie der Hund. Dieses Kommando löst in uns diese Reaktion aus, jenes Wort jene Reaktion. Jedes Mal, wenn ein Moment nicht aus sich heraus mit unserer Beteiligung ganz neu entsteht, wird einfach Vergangenheit reproduziert. Das heißt natürlich nicht, dass alles immer ganz neu ist. Aber es ist ein wesentlicher Unterschied, ob wir re-agieren oder co-kreieren.

Ein Blick, eine Situation, ein Tonfall, das reicht schon, um in uns eine ganze Maschinerie an Mustern in Gang zu bringen und einen Prozess, der eigentlich gar nichts mit der tatsächlichen Situation zu tun hat. Wir reagieren dabei auf etwas und etwas, trennen uns davon und halten das Ganze für die Wirklichkeit. Wir reagieren auf einen Trigger und re-agieren, also re-produzieren ein Muster. Dies geschieht zum großen Teil automatisch und unbewusst.

Eine Antwort hingegen ist etwas ganz Anderes. Eine Antwort

hat mit Ver-Antwortung zu tun. Ich übernehme meine Verantwortung für mein Tun. Ich bin nicht das Opfer des Anderen. Ich bin in meinem Zentrum verankert. Niemand zwingt mich zu einer bestimmten Reaktion. Es ist meine freie Entscheidung, ob ich reagiere oder antworte. Natürlich muss ich mir dafür verschiedene Kompetenzen erarbeiten. Das erfahren wir auf deutlichste Weise im Open Hands, der Kampfkunstform des Friedens, die uns Zeit und Raum gibt, unsere Reaktionen aufzuspüren, zu lösen, in ein stabiles und agiles Ganzes wieder einzugliedern durch Dekonstruktion und Rekonstruktion. Open Hands schafft Raum, um Antworten zu lernen, denn antworten ist eine Kompetenz, und die Kernkompetenz ist das Zentrieren und Offensein. Kampfkunst wird zur Kunst des Liebens und des Antwortens.

In unserer Zeit sind wir überschwemmt mit Information. Wir brauchen Filter, um nicht hinweggeschwemmt zu werden, oder wir sagen ganz bewusst nein zu den Informations-Technologien und -Kanälen. Eine Woche Insel-Dasein ist auch ein bewusstes Abschalten von zu vielen Kanälen und Tätigkeiten. Dass Information nicht einfach zu Transformation führt, ist an allen Ecken und Enden der Welt offensichtlich. Transformation braucht Praxis. Praxis braucht nur so viel Information, damit wir wissen, was wir tun sollen, wenn wir praktizieren. Meiner Erfahrung nach reichen da zehn Wörter – die zehn Verben. Information ist vor allem bei der Interpretation wichtig. In einem integraldynamischen Prozess ist Interpretation Inspiration. Es geht nicht darum, etwas endgültig zu verstehen. Zu praktizieren bedeutet, das scheinbare Ver-Stehen immer wieder in Bewegung zu bringen. Zu praktizieren bedeutet, Fragen immer wieder zu stellen und den Antworten zu lauschen. Diese Möglichkeit gibt uns eine regelmäßige Praxis. Wir lassen uns von diesen Antworten gestalten. Oder anders gesagt, die Antwort kommt in einer Gestalt. Eine Gestalt ist eine Aus-Formung. Eine Aus-Formung ist das pure Gegenteil einer In-Formation. Die Aus-Formung geschieht von innen her. Sie ist einzigartig und macht uns zum eingebetteten Individuum mit unserer ureigenen Gestalt. Die In-Formation kommt von außen und macht uns zum Teil einer Masse. Wir stehen in-formiert in Formation. Lassen wir uns aus-formen.

—

Wir machen keine Entdeckungen, indem wir uns in vertrautem Gebiet aufhalten. Wir machen keine Entdeckungen, wenn wir etwas nicht an uns heranlassen, indem wir es gleich interpretieren und erklären und somit in unser Weltbild zwängen. Es geht in diesem Prozess nicht darum, dass wir unser Weltbild bestätigen. Was hätte das für einen Sinn? Es ist eine Qualität großer Menschen, nicht alles erklären zu wollen, nicht alles in eine Gestalt pressen zu müssen. Nicht aus Arroganz, sondern aus Erkenntnis. Sie können sich im Unbekannten aufhalten und es so lange auf sich wirken lassen, bis es sich verkörpert, bis daraus irgendeine Form von Bewegung im weitesten Sinne wird.

Es ist wie bei einer großartigen Geschichte: Eine großartige Geschichte wird nicht dadurch definiert, dass sie alle Fragen, die sie aufwirft, beantwortet. Und diejenigen, die sie beantwortet, werden anders beantwortet, als man es erwartet hätte. Die Antwort erhält eine andere Gestalt als diejenige, die man erwartet. Sie ist großartig, weil sie nicht alles auf eine Lösung reduziert. Sie ist großartig wegen ihres Spektrums an Innenwelt, an Tiefe und was daraus entsteht. John Keating, ein englischer Poet der Romantik, hat das so formuliert:

«... und plötzlich wurde mir klar, welche Qualität die großen Menschen [...] ausmacht. Ich meine die Fähigkeit des Aushaltens, das heißt die Fähigkeit, Unsicherheiten, Geheimnisvolles oder Zweifel zu umfassen, ohne sie faktisch und mit dem Verstand erklären zu müssen...»

... Ohne den Gestalten eine andere Gestalt überstülpen zu müssen. Ohne das Gestaltlose in eine Gestalt zu zwängen.

—

Bewegungsfreiheit und Freiheit in der Bewegung. In der Sprache bedeutet Freiheit nicht nur die Fähigkeit, Worte zu kennen, sondern auch, sie passend und nuanciert einzusetzen. Wenn jemand nur über einen begrenzten Wortschatz verfügt, wird seine Kommunikation eingeschränkt sein.

Musikalische Freiheit erlangen wir nicht, indem uns jemand eine Gitarre in die Hand drückt und sagt: Spiel einfach. Wir lernen vielmehr das Handwerk des Instruments, die Gesetze der Musik, und je mehr wir diese Dinge verinnerlichen, desto freier können wir uns musikalisch bewegen und ausdrücken – und damit andere Menschen berühren.

Ähnlich verhält es sich mit der körperlichen Freiheit: Ein flexibler, agiler, starker Körper erlaubt uns, uns frei und ohne Einschränkungen zu bewegen. Im Geist hingegen bedeutet Freiheit, über ein breites Spektrum von Ideen, Emotionen, Denkweisen und Interpretationsmodellen zu verfügen, um so unsere Gedanken und Entscheidungen bewusst formen zu können.

Eine Kampfkünstlerin oder eine Tänzerin, die ihr Handwerk meisterlich beherrscht, erlebt Freiheit in ihrer Bewegung, auch in der gemeinsamen Bewegung, dem gemeinsamen, dialogisch-dynamischen Tanz um ein gemeinsames Zentrum.

Auf der Ebene des Geistes ist die Freiheit eng mit der Fähigkeit verbunden, die eigenen Gedanken und Emotionen zu verstehen, zu lenken und sein zu lassen, ohne automatisch darauf zu reagieren. Ein mental starker Mensch ist in der Lage, auch in schwierigen Situationen klar zu denken, neue Perspektiven zu erkennen und mit Ruhe und Weisheit zu handeln. Weisheit ist die «innerste Bewegung», im Gegensatz zu oberflächlichen Reaktionen.

Die Kampfkunst ist nicht nur die Kunst des Kämpfens, sondern auch die Kunst der Freiheit und des Friedens. Ein Meister in einer Kampfkunst lernt nicht nur, wie man kämpft, sondern auch, wie man den Konflikt transformiert und dadurch integriert. Praxis einer Kampfkunst führt nicht nur zu physischer Stärke und innerer (faszialer) Kraft, sondern auch zu innerer Gelassenheit.

Wenn wir durch Praktiken der Freiheit erfahren, dass wir in ein Ganzes hinein lassen und loslassen können, kann Gelassenheit in uns einziehen. Aus dieser Gelassenheit entfaltet sich die Freiheit ins Leben.

Es geht nicht um glauben, es geht um erfahren. Glaube etwas lieber nicht, wenn der Glaube dazu verleitet, die Erfahrung zu ersetzen. Es geht immer ums Erfahren, beziehungsweise um das Ermöglichen einer Erfahrung.

Wenn wir uns als Erwachsene wundern, dann legen wir die Stirn in Falten. Denn wir verstehen etwas nicht. Sich wundern hat eher einen negativen Beigeschmack. Ein Kind macht das Gegenteil. Wenn es sich wundert, reißt es die Augen weit auf und staunt. Es hat eine völlig offene Wahrnehmung, ohne dass ein konditionierter Interpretationsmechanismus alles schon unmöglich macht, bevor es überhaupt entsteht.

Dieses Wundern können wir wieder lernen. Dann können Wunder geschehen. Eine offene, unvoreingenommene Wahrnehmung, die nicht bereits vorgibt, was sie wahrnehmen will. Nehme ich das Öffnen der Integraldynamik wirklich ernst, bin ich in einem konstanten Zustand des Mich-Wunderns. Ich kann mich nicht ausruhen auf Erkenntnissen, auf Weltbildern, und möchte das auch nicht.

—

Bewusstsein ist nicht irgendwo, es ist hier. Doch dies einmal zu erfahren, reicht nicht. Denn Erfahrungen sind flüchtig. Das Bewusstsein muss landen können, und die Landebahn ist unser Körper. Bewusstsein ist eine Beziehung, nicht eine Idee. Einmal hatte ich Weggefährtinnen und Weggefährten gefragt, von wo aus sie im Open Hands in Kontakt gehen. Ich hatte dabei eher Körper-Regionen oder Zentren des Empfindens im Sinn. Vom Herzen aus, vom Becken aus, solche Dinge. «Vom allumfassenden Bewusstsein aus», sagte eine Weggefährtin. «Wo ist denn dieses allumfassende Bewusstsein?», fragte ich, «Überall natürlich», sagte sie. Sie hatte mit ihrem Guru eine zweifelsfrei authentische Erfahrung allumfassenden Bewusstseins gemacht, das stelle ich gar nicht in Frage. Doch es war offensichtlich, dass dieses allumfassende Bewusstsein noch nicht in ihre Füße, ihr Becken, ihre Schultern vorgedrungen war, denn in ihrer Struktur war noch viel Integrationspotenzial vorhanden, das noch nicht einmal ansatzweise als Potenzial erkannt worden war. «Ist das allumfassende Bewusstsein auch in deinen Füßen?» Unsere Wege haben sich kurz darauf getrennt.

—

Hemmung im Sinn einer Inhibition bedeutet, dass die Erregbarkeit von Nervenzellen abgeschwächt wird. Ein empfangenes Signal wird schwächer weitergegeben. Hemmungen sind ein Betäubungsmittel für das Sprudeln der Lebenskraft. Das Empfindungspotenzial wird herabgesetzt. Sowohl das Empfindungsspektrum als auch die Empfindungs-Intensität wird reduziert. Lebensfreude wird reduziert. Wenn wir nun Bewegungen aus der und durch die Mitte entstehen lassen und auf Blockaden stoßen, ist es wichtig, dass wir ganz genau hinschauen. Wo ist der Ursprung der Blockade? Ist es eine Blockade im Sinn eines unverarbeiteten, nicht integrierten Erlebens, das im Becken selbst sitzt? Ist es körperliche Versteifung durch jahrelange Hemmung? Dann geht es darum, das Becken physisch zu öffnen. Oder ist es die Hemmung selbst? Dann sitzt die Blockade nicht im Becken, sondern im Geist als eine Form des «Das-darf-man-nicht». Meist hat die Hemmung im Geist eine physische Hemmung zur Folge. Und so können wir Blockaden im Geist lösen, indem wir physische Blockaden lösen.

—

Der Raum, der durch integrale Bewegung geschaffen wird, entsteht auch im Geist. Wir lassen ab von dem, was wir normalerweise Denken nennen und für absolut legitim und notwendig halten. Dabei ist das meiste unseres «Denkens» ein selbstbezogenes Reagieren auf den Moment und produziert nur vorhersehbare Urteile, Meinungen und Konzepte, die nichts über die Fülle des Moments, sondern über unseren eingeschränkten Geist erzählen.

Entsteht nun Raum im Denken, im Geist, kann eine neue Art von Intelligenz entstehen. Eine integraldynamische Intelligenz. Denn unsere zehn Verben bilden «Perlen» in einer «Perlenschnur der Intelligenz» und weben ein Geist-Gewebe, das auf Dialog ausgerichtet ist.

—

Es ist absolut zentral, dass wir unsere von Möbeln designte körperliche Gestalt, unsere von unhinterfragten kulturellen Werten designte Geist-Gestalt und Lebens-Gestalt nicht einfach in neue Positionen pressen, sondern dass wir uns vom Weg in diese neuen Positionen neu formen lassen.

—

Regelmäßige Praxis formt das Rückgrat. Das körperliche, energetische, geistige, spirituelle Rückgrat. Darum ist meine Hoffnung, dass dies hier keine Praxis-Insel ist, und danach ist wieder Schluss damit. Die Regelmäßigkeit ist auch wie ein Anker. Sie schenkt uns die Gewohnheit im Ungewohnten, das Vertraute im Unvertrauten, die Mitte im Chaos. Das gibt nicht Sicherheit, aber Halt und Stabilität.

Darum widmen wir uns hier neben allem Erforschen und aller Kreativität immer wieder auch denselben Bewegungsabläufen. Das gibt Stabilität und ein Gefäß, um die momentanen Zustände deutlich zu beobachten, ohne sie gezielt zu nähren.

—

Praxis ist ein anderes Wort für Eigenverantwortung. Praktizieren heißt eigenverantwortlich zu handeln. Praxis heißt verdauen, assimilieren, umsetzen, umwandeln, verkörpern.

In der Verantwortung ist die Antwort drin. Praxis ist einerseits ein anderes Handeln als das übliche, unbewusste, konditionierte Handeln. Andererseits ist Praxis die Antwort auf die Frage: Was ist bedeutsam?

—

Wir lernen, unseren Fluss zu regulieren. Dafür müssen wir ihn erst einmal wahrnehmen und zulassen. Wir müssen kennen lernen, wie unsere internen Flüsse verlaufen, was sie mit uns tun, was sie in uns wecken, auf welche Dämme (Blockaden) sie stoßen, warum diese Dämme dort sind, wie und wann wir diese in welchem Tempo abbauen können.

Die Hauptarbeit muss also das jeweilige Zentrum oder die Region leisten, in dem die Blockade sitzt. Wir differenzieren und integrieren mit dem Herzen, mit dem Becken, mit dem mittleren Rücken, mit dem Nacken und so weiter. Nur so kann wahre Heilung und Transformation geschehen. Körperbasierte Therapiemethoden haben das erkannt. Doch das Beschriebene gilt nicht nur für den therapeutischen Bereich. Es gilt überall, wo es um den Menschen und seine Entwicklung geht. Das ist eine ganz andere Perspektive als diejenige gewisser Traditionen, die ein mentales Durchbrechen der Illusion einer Trennung als absolute Erleuchtung sehen, mit der alle Probleme gelöst sind. Doch diesem Ansatz geht es auch nicht um Entwicklung, sondern um Befreiung. Nur wird das nicht klar differenziert, sonst ergäbe sich nicht der Kurzschluss, dass die Lösung der Identifikation etwas an der Identität ändern beziehungsweise jede noch so dysfunktionale Identität rechtfertigen könnte. Diese Perspektive ist zwar nachgewiesenermaßen überholt, beziehungsweise fragmentarisch, geistert aber immer noch als Ideal in Köpfen in Ost und West herum. Die Integraldynamik aber führt uns immer wieder hin zur Ganzheit, hin zum Spektrum. In diesem Spektrum erfahren wir auch das Eine, das Durchbrechen der Illusion der Zweiheit, den Durchbruch in die Freiheit. Doch ein freies Unvollständiges ist immer noch ein Unvollständiges. Durch die Integraldynamik werden wir immer vollständiger. Integrale Bewegung ermöglicht Entwicklung und Befreiung. Wieder finden wir in einer einzigen Bewegung zwei Qualitäten, die zusammen ein Ganzes bilden und heilend wirken können. Wir werden heil im ursprünglichen Sinn, also ganz, aber wir werden nicht perfekt. Vollständigkeit ist eine andere Sache als Vollkommenheit. Vollständig sein genügt – und ist, weil unser Potenzial offen ist, nie erreicht. Vollständigkeit schließt bereits das Unvollständige mit ein, das Unperfekte, die Fehler. Vollkommenheit ist vollkommen unrealistisch.

—

Wenn wir das Wort «konzentrieren» betrachten, geht uns vielleicht schon ein Lichtlein auf. Denn es bedeutet «mit Zentrum» oder «zusammen Zentrum». Einerseits heißt dies, dass etwas im Zentrum der Wahrnehmung steht. Im Zentrum! Das bedeutet auch, dass es auch noch einen Kontext gibt, wovon es ein Zentrum gibt. Es gibt kein Zentrum eines Kreises ohne den Kreis. Es gibt also nicht nur das, worauf wir uns konzentrieren, sondern auch noch das Andere. Darum fokussieren wir offen. Wenn wir Nomen dafür gebrauchen wollen, was als

Kürzel sehr praktisch ist, man muss aber immer acht geben, dass man daraus nicht Konzepte macht, ist das Gewahrsein des Zentrums die Aufmerksamkeit, das Gewahrsein des Kreises (oder des Kontexts) ist die Achtsamkeit. Andererseits lenkt uns die Betrachtung des Wortes dahin, dass «mit Zentrum» bedeuten kann, dass wir im Betrachten unser Zentrum behalten. Wir konzentrieren uns nicht so sehr auf etwas, dass wir das Zentrum verlieren. Vielmehr konzentrieren wir uns auch selber. Das ist der innere Vorgang aller subtiler Bewegung, wir dicken uns ein wie Orangensaft-Konzentrat oder Miso-Paste. Konzentrieren heißt nicht nur sammeln, sondern eindicken. Dafür bietet uns Open Hands die ideale Übungspraxis. Ihr alle wisst bereits, wie einfach es ist, sich zu verlieren, wenn man sich auf das Gegenüber konzentriert. Hier hilft uns die andere Übersetzungsmöglichkeit, das «zusammen Zentrum», etwas deutscher: «in einem Mittelpunkt vereinigen». In jeder Sammlungs-Meditation geht es darum, sich so lange auf etwas zu konzentrieren, bis der Betrachter und das Betrachtete miteinander verschmelzen. Das klappt erst dann, wenn wir entspannt und offen konzentrieren, und offen bedeutet aus einem Zentrum heraus, denn der Zustand der Offenheit entsteht aus dem Zustand der Zentriertheit, nicht der Aufgelöstheit. Es müssen in der Sammlungs-Meditation zwei Zentren da sein. Das Subjekt und das Objekt. Dann kann die Illusion einer Trennung dieser zwei Zentren sich auflösen. Zwei Zentren, die verschmelzen, das sind zwei Zentren, die in Dialog sind, denn der Dialog ist die transzendierende Kraft. Wir sehen also, dass selbst Konzentration als etwas zum Dialog Hinführendes gemeint ist. Es braucht die Konzentration für den Dialog. Wie weit weg ist diese Art – ja Kunst – der Konzentration von der Konzentration in der Schule, wo es darum geht, sich etwas zu widmen, das einen beim besten Willen nicht interessiert, oder um das Einmaleins zu automatisieren! Wie weit weg ist Automatisation von einer Dialog-Kompetenz!

Unsere Bewegungen bestehen, wenn wir uns entscheiden, sie zu erleben, aus Versuchen. Wir stolpern und fallen uns vorwärts. Eine der wichtigsten Lektionen, die wir lernen können, ist nicht, erfolgreich zu sein, sondern erfolgreich scheitern zu lernen.

Humor setzt die Eigenschaft voraus, die Dinge mit Abstand zu betrachten. Aus der Perspektive des Zeugen. Und hier wird aus dem Buchhalter, welcher der Zeuge eigentlich ist, der Hofnarr. Natürlich gibt es sarkastischen Humor, perversen Humor, rassistischen Humor, kurz, bösen Humor. Doch ich meine den gesunden Humor, der heilend wirkt - auf dich und auf andere. Ich rate dir nicht, humorvoller zu sein, aber vielleicht öffnest du dich der Möglichkeit, dass es vielleicht viele, viele Situationen gäbe, über die man lachen könnte, statt in Griesgram zu verfallen. Gesunder Humor macht sich über nichts und niemanden lustig, sondern entdeckt das komische Element in den Dingen, Situationen und Menschen, und freut sich darüber. Dies ist kein Auslachen, es ist pure Freude an dem, was komisch ist. Wenn dein Humor den schützenden Geist wahrt, wohlwollend ist und umhüllt, wird er heilend sein.

Ich gebrauche Bilder, Analogien, um wegzuführen von der schnellen Schlussfolgerung, vom schnellen Schluss und vom

Schnellschuss. Es ist ein wenig paradox, doch nur scheinbar. Wir gehen durch die Welt und sehen nicht die Welt, sondern die Bilder, die wir von ihr haben. Mit Analogien können wir das Hirn dazu verleiten, genauer wahrzunehmen, was wirklich da ist, indem wir unsere kategorisierten Bilder durch analoge Bilder ersetzen.

Durch Bilder, durch Analogien, durch Poesie und Geschichten können wir mehr und mehr zu dem zurückkehren, was tatsächlich ist, indem wir das, was nicht ist – unsere mentale Projektion –, von dem wir aber glauben, dass es ist, durch etwas ersetzen, das zwar auch nicht ist, von dem wir aber auch nicht glauben, dass es ist. Poesie öffnet uns das Fenster zur Welt. Nicht zu einer anderen, sondern zu dieser. Die eine andere ist, wenn wir sie das erste Mal seit langer Zeit tatsächlich wieder sehen. Poesie öffnet uns dem Leben entgegen. Auch sie ist ein Dialog mit dem Leben.

Ein häufiger Rat von Schriftstellern an angehende Schriftsteller ist, Adjektive und Adverbien aus dem Text zu streichen. Die Klarheit, die dadurch entstehen kann, ist oft frappant. Adjektive geben dem Schriftsteller die Scheinsicherheit, auch wirklich alles gesagt zu haben, sie nehmen aber dem Leser den eigenen Raum, in dem und durch den die Geschichte entsteht. Der Schriftsteller braucht Mut und Vertrauen, Ungesagtes in seinem Text zu platzieren.

Mein häufiger Rat an Menschen in Bewegung ist, Begriffe aus ihren Bewegungen, auch aus den Bewegungen des Geistes, zu streichen. Begriffe geben uns eine Scheinsicherheit, denn sie engen uns ein. Es braucht Mut und Vertrauen, sich nicht an Begriffen festzuhalten, doch wenn wir sie lassen, entsteht entscheidender Freiraum und Bewegungsraum.

Wenn ich zum Beispiel sage: «Ich widme mich meiner Bewegungspraxis», dann hat «Bewegungspraxis» als Begriff, als Etwas, sehr viel Gewicht. Wenn ich jedoch sage: «Ich bewege mich», und ich mich wirklich und tatsächlich widme, dann wird daraus ein Uneingeschränktes. Wie viel Kraft steckt darin, sich zu widmen! Wie wenig Kraft steckt in dem Begriff Bewegungspraxis.

—

Der Kern integraler Bewegung ist nicht, dass wir unsere Motorik und Feinmotorik trainieren, sondern dass wir unsere Wahrnehmungs- und Empfindungsfähigkeit fördern. Es geht im Grunde nur darum, dass wir unsere Wahrnehmung ausdehnen, wobei ausdehnen bedeutet, dass sie umfassender wird, und dass sie differenzierter wird; dass sie kleinere Einzelheiten und größere Zusammenhänge erkennen kann.

—

Wichtig ist, dass wir uns bewegen. Dass wir in Bewegung bleiben. Dass wir bewegt werden. Dass wir uns bewegen lassen. Dass wir bewegen. Dass wir uns zu etwas bewegen. Dass wir zu etwas bewegen.

Bewegen.

Vielleicht wird hier bereits spürbar, welche subtilen Differenzierungen «bewegen» in sich trägt. Wie universal es ist.

Bewegen ist unser natürlicher Zustand. Das Gegenteil von Bewegung ist nicht Ruhe, sondern Stagnation. Bewegen heißt entwickeln und wachsen. Wenn wir uns nicht mehr bewegen, wachsen wir nicht mehr. Jedes Mal, wenn wir uns bewegen lassen, entwickeln wir uns weiter.

Solange wir uns bewegen, leben wir. Je umfassender wir uns bewegen, desto umfassender leben wir. Je vielschichtiger wir uns bewegen, desto vielschichtiger leben wir. Je vielperspektivischer wir uns bewegen, desto vielperspektivischer leben wir

---

Ureigenes Kreativ-Sein ist jenseits von gängigem Talentiert und Untalentiert. Talent ist die Bereitschaft, sich auf etwas ganz einzulassen. Meine Kreativität ist mein ureigener Weg zu mir selbst. Sie ist genau das, was ich im Moment brauche.

Jeder Mensch hat den Weg zu sich selbst in sich selbst. Jeder Mensch ist auf eine Weise schöpferisch veranlagt. Wichtig ist, sich bei der Entwicklung von innen leiten zu lassen, nicht von äußeren Maßstäben. Die Entwicklung erfolgt aus sich selbst heraus von innen nach außen, so wie der Tag sich aus sich selbst heraus entwickelt. Das Natürliche entwickelt sich von innen nach außen, das Künstliche entwickelt sich von außen nach innen.

Wir üben mit integraler Bewegung keine Sache. Wir verwirklichen Verben. Wir verkörpern und kultivieren die natürliche Dynamik. Würden wir uns mit Dingen und Methoden beschäftigen, brauchten wir jemanden, der uns diese Dinge und Methoden erklärt und beibringt.

Verben kann uns aber niemand erklären und beibringen. Muss auch niemand. Denn die Verben sind die Lehrer.

Letztendlich ist der integraldynamische Prozess ein Infinitionsprozess, er führt in den Infinitiv, in die reine Verbendynamik. Denn es gibt kein eigenständiges, isoliertes Ich. Es gibt keinen Beobachter, sondern «beobachten», es gibt keinen Denker, sondern «denken», es gibt niemanden, der «sich bewegt», es gibt «bewegen».

—

Lernen heißt sich erinnern. Ein wichtiger Aspekt des Verwesentlichens ist das Erinnern. Effektives Lernen, ebenso wie effektives Handeln, ist das Aktivieren von Potenzial. Das ist etwas ganz anderes als Erwerb von Wissen. Wir aktivieren, was in uns ist. Was wir von außen aufgesetzt bekommen und einfach mehr oder weniger mühsam schlucken, ist nicht lernen. Wir müssen das, was an uns herangetragen wird, in uns selber finden. Erinnern wir uns an das, was in uns schlummert.

Lernen ist wesentlich im eigentlichen Sinn – es hat mit unserem ureigenen Wesen zu tun. Denn erinnern heißt, die Verbindung des Lernstoffes mit unserem Wesen zu finden.

—

Wir haben die Wahl, die Wahl zu haben oder keine Wahl zu haben. Wählen wir die Wahl, können wir tun und lassen, was wir wollen. Wählen wir, keine Wahl zu haben, leben wir unsere Bestimmung, unsere Berufung, unser Potenzial. Wir müssen uns dann nicht mehr entscheiden. Weder uns selbst scheiden, noch den Weg. Denn es gibt keine Trennung mehr. In völliger Freiheit entfaltet sich die Kraft des Begegnens. Es begegnet sich, was nie getrennt war auf immer neue Weise und erschafft damit die Variationen, die wir Leben nennen. Der Meister hat keine Wahl.

Er lässt ganz einfach Wahrheit Wirklichkeit werden.

Schauen wir ein kleines Kind an. Es ist Bewegung. Es ist offen für alles, ist voller Staunen, urteilt nicht, sondern sammelt Erfahrungen. Wenn es sich freut, tut es dies mit dem ganzen Körper, wenn es ärgerlich oder verängstigt ist ebenso. Wenn wir heranwachsen, verlieren wir kontinuierlich unsere körperliche und geistige Beweglichkeit. Unsere Wahrnehmung wird immer enger. Wir verlieren den Kontakt zu unserer Spontaneität und sperren sie ein in ein starres Gefängnis aus Glaubensmustern, Ideologien und Verhaltensmustern. Unsere eingeengten körperlichen Bewegungsmuster, die immer auf die gleiche eingeschränkte Art ablaufen, sind die Verkörperung unseres eingeengten Seins, das nach immer demselben Muster abläuft.

Lernen heißt vergessen. Vergessen heißt die Dinge loszulassen, die von außen aufgesetzt wurden, damit Platz frei wird für die Erinnerung. Wir sind so voll mit Lärm, Müll und Unsinn, den wir in den vielen Jahren unserer Schulbildung und weiteren Ausbildungen schluckten, dass wir viel Unnötiges loslassen können.

Vergessen heißt leer werden. Vergessen heißt, das Unkraut herauszunehmen und den Boden zu pflügen, um ihn empfänglich für neue Saat zu machen.

Wenn wir das Lernen lernen, lassen wir jeden Tag mehr los.

Wir hören nie auf loszulassen. Wir hören nie auf zu vergessen. Wir vergessen nicht nur alle unwichtigen Fakten, die wir einst lernten. Wir lassen unseren Stolz los, unsere Arroganz, und schließlich uns selbst.

Das Vergessen, das ich hier meine, ist ein Teil des Verwesentlichens. Es heißt nicht, dumm, naiv und einfältig zu werden und das, was man an Entwicklungsschritten geleistet hat, rückgängig machen zu wollen. Es heißt auch nicht, etwas zu verdrängen. Doch wir öffnen uns auf diesem Weg, den wir gehen, immer wieder ganz neuen Horizonten, Ebenen und Dimensionen. Das können wir nur, wenn wir uns nicht in einem Weltbild festfahren. Dies geschieht sehr leicht. Man kann sich sogar in seine eigene Weltoffenheit und Toleranz verlieben und damit weitere persönliche Entwicklung verhindern. Dann gilt es, die Selbstverliebtheit zu erkennen und loszulassen.

Auf unserem Weg ist es immer wichtig, nicht alles auf den einfachsten Nenner reduzieren zu wollen. Lernen heißt nicht ausschließlich zu vergessen, das ist nur ein Aspekt von vielen. Doch lernen heißt auch zu vergessen.

—

Wir müssen uns erlauben, Gestalt anzunehmen. Eine Gestalt, die aus dem Moment erwächst, die Ausdruck des sich entfaltenden Moments ist. Nicht eine Gestalt, die durch Jahrzehnte harten Lebens eingeschliffen und verfestigt wurde. Dies bezieht sich sowohl auf die körperliche als auch auf die geistige Gestalt.

—

Es ist nicht wichtig, was wir tun, es ist wichtig, wie wir es tun.

Es ist nicht wichtig, was wir sind, es ist wichtig, wie wir sind.

Durch eine Übung produzieren wir eine Empfindungs-Qualität. Wenn wir das Empfinden haben, können wir die Übung loslassen und das Empfinden in andere Bewegungen überführen. Dieses Empfinden gestaltet dann diese Bewegungen.

Wir brauchen Finger, die uns den Weg zum Offensichtlichen zeigen.

Der Körper steht im Zentrum, nicht ein Bewegungs-Ablauf, keine Techniken. Äußeres ist völlig sekundär. Die Entfaltung der natürlichen Gegebenheiten ist der Weg. Diese Gegebenheiten nennen wir Prinzipien. Prinzipien sind uns eingeschrieben. So praktizieren wir gewaltfrei.

Die natürlichen Gegebenheiten sind gegeben. Wir müssen sie nicht zuerst mit unserem Verstand kreieren (und damit mit unseren persönlichen und kulturellen Prägungen). Wir müssen sie nur verstehen. Das ist auch der Grund, warum integrale Bewegung ebenso in das Gefäß Taiji einfließen kann wie in den modernen Tanz, in Yoga oder in Weitsprung – weil die natürlichen Gegebenheiten gegeben sind. Wir müssen sie nicht erschaffen und einfärben.

Auch freie integrale Bewegung bewegt sich innerhalb dieser Gegebenheiten. Die Gegebenheiten schränken die freie Bewegung nicht ein, sondern fördern ihr gesamtes Potenzial zu Tage.

Im Einklang mit der Natur zu sein heißt nicht, romantisch verklärend dem Sonnenuntergang entgegen zu seufzen, sondern sich innerhalb der natürlichen Gegebenheiten zu bewegen. Wenn wir uns integral bewegen, gelten die Gegebenheiten der Körperstruktur, und trotzdem können wir kreativ sein.

Wenn ein Musiker auf seinem Instrument improvisiert, tut er das innerhalb des Tonumfangs seines Instruments, innerhalb der Klangfarbenpalette, innerhalb spezifischer technischer Beschränkungen, die jedes Instrument mit sich bringt. Und natürlich ist er trotzdem kreativ.

—

Es gibt keinen vorgefertigten Weg. Keine Methode, die für jeden gilt.

—

Je mehr wir über den Körper und über Bewegung lernen, desto mehr kommen wir ins Staunen. Es ist nicht etwa umgekehrt, dass wir abgeklärt würden. Darum: studieren, studieren, studieren. Wir erforschen etwas Wundervolles, und mit jeder Erkenntnis kommt noch mehr vom Wunder zum Vorschein. Dieses Staunen können wir dann verkörpern.

—

Es gibt zwei Lernkiller:
1. Das kann ich schon.
2. Das kann ich nicht.
Vermeide beide.

—

Das, was man ein Hindernis nennt, kann man auch als Potenzial sehen. Das ist der Weg.

—

Der Moment, in dem wir glauben, etwas verstanden zu haben, ist der gefährlichste Moment auf dem Weg. Gibt man ihm sich hin, bleibt man stehen. Ohne es zu merken vermutlich. Sei achtsam. Es geht immer weiter.

—

Überprüfe jedes Mal, wenn du etwas tust, wie du es tust. Je.Des.Mal. Annahmen bringen dich nur in Schwierigkeiten. Darum haben wir als Instruierende auch kein Problem damit, alles tausend Mal zu sagen. Je.Des.Mal.

—

Subtile Beeinträchtigungen sollen durch ständige Auflösung, Kultivation und Verkörperung von Raum minimiert werden.

Repetition ohne Wiederholung.

Das wird möglich, wenn du die Bewegung sich entwickeln lässt, und wenn sie dich gestalten kann.

Praktiziere nah am Unmöglichen.

Dann wird das Unmögliche möglich.

Nah am Unmöglichen bedeutet nicht, sich andauernd hart an der Grenze zu bewegen. In der Regel reichen siebzig bis achtzig Prozent von dem, was du leisten könntest. Praktiziere nachhaltig. Bewegung ist Ressource.

Achte darauf, nicht Einseitigkeit zu kultivieren. Bewege dich vielseitig. Sei jedoch nicht fixiert auf Symmetrie. Diese ist nicht in uns angelegt. Die Fixierung auf Symmetrie kommt aus Vorstellungen des Geistes, die letztlich immer noch auf platonische Idealkörper zurück zu führen sind.

Vielseitigkeit und Kontinuität sind ein wichtiges Schlüssel-Paar. Sie gehören zusammen.

Es gibt bei Erwachsenen diese allgemeine Haltung, einen Bewegungsablauf von Anfang an richtig machen zu wollen, um «keine Fehler einzuüben». Ein Kind würde nie auf diese Idee kommen. Darum lernt es.

Skizziere Bewegungen. Mach sie immer deutlicher. Du kannst aber nicht davon ausgehen, von Anfang an das fertige Gemälde zu produzieren.

Sinnvoll. Bewegung muss sinnvoll sein für dich. Dann bleibst du in Bewegung. Sinnvoll kann auch heißen: die Fülle des Lebens feiernd. Ein sinnlicher Sinn.

Die Klarheit, die Präsenz, mit der wir uns einer Bewegung oder der Stille widmen, ist nicht von der Bewegung oder der Stille abhängig. Ob eine einfachste Bewegung oder eine komplexe, die Klarheit, mit der wir sie machen, kann immer hundert Prozent sein. Das Wahrnehmungs-Potenzial ist ebenso immer hundert Prozent.

Komplexe Probleme oder Aufgaben – sei es eine Bewegungs-Situation, sei es ein körperlicher Zustand, bedürfen oft nicht komplexer Lösungen. Suche die einfachste Lösung. Finde die Einfachheit.

Sei der erste. Als wärst es du, die/der diese Bewegung das erste Mal manifestieren würde. Niemand kann dir dabei helfen als deine Wahrnehmung und dein Körper-Wissen. Denn so hast du dich bewegen gelernt. Niemand hat dir erklärt, wie du Krabbeln musstest. Aufstehen. Gehen. Rennen. Klettern.

Praktiziere nachhaltig. Extreme machen keinen Sinn. Finde einen Rhythmus, der deine Bedürfnisse befriedigt, dich fordert ohne zu überfordern, der dir Ressource ist, statt Ressourcen zu nehmen, und der Integration und Regeneration gewährleistet.

In dieser Weise kann sich deine Praxis konstant vertiefen.

(Und, um das Offensichtliche auszusprechen: So wie du mit dir umgehst, gehst du mit deiner Umwelt um.)

Sofern du kein Darsteller bist, ist es unwichtig, wie es aussieht. Es ist wichtig, wie es sich anfühlt.

Finde die Bewegung, die dich ruft. Bewohne sie, beheimate sie. Seid und werdet.

—

Wenn du dich durch körperliche Bewegung definierst, wer bist du dann im Unbewegten?

Wenn Beweglichkeit, oder Akrobatik, oder Kraft dein Ziel ist, wer bist du dann, wenn du verletzt oder schwach bist?

Gib dich der tiefen Bewegung hin, der integralen Bewegung, die du immer, in jeder Lebensphase, in jeder Situation kultivieren kannst.

—

Zweifel, Ungeduld, Überheblichkeit, Müdigkeit. Wenn du auf dem Weg bist, werden sich solche Aspekte zeigen. Wichtig ist, dass du dich nicht mit ihnen identifizierst und ihnen anhaftest. Gib ihnen keinen Einlass in dein System. Wehre dich aber auch nicht, denn Abwehr ist Energieaufwand.

Lass sie sein. Dann werden sie sich verflüchtigen.

—

Strebe intensiv, ohne anzuhaften.

—

Praktiziere heiß. Intensiv. Bewege dich mit einer großen Empfindsamkeit für das, was geschieht, innen und außen.

—

Erfreue dich an deinen Potenzialen. So viel gibt es noch zu entdecken!

Praktiziere nicht, um besser zu werden. Praktiziere aus reiner Freude, deine Potenziale zu entdecken und zu entfalten.

—

Widme dich aus vollem Herzen. Mit der Weisheit des Herzens, mit der Klarheit des Herzens. Lass keine halbherzigen Bewegungen zu.

Jeder Laie sieht einer Tänzerin an, ob eine Bewegung durch und durch bewusst gemacht ist, oder ob sie dem Halbherzigen und Halbbewussten entspringt.

Zeige, wer du bist. Zeige, woher du kommst. Zeige, wohin du gehst. Klar. In jeder Bewegung.

—

Authentisches wird geboren, nicht geliefert. Einer Geburt geht eine Zeugung und eine Schwangerschaft voraus, sie ist ein komplexer Prozess (wobei komplex nicht kompliziert heißt). Verwirklichung verläuft in vier Phasen: differenzieren – verwesentlichen – projizieren – verwirklichen.

Viele Menschen haben eine Idee und wollen sie gleich verwirklicht haben. So läuft das meist nicht, es sei denn, dieser Idee ging bereits das Differenzieren und Verwesentlichen voraus, und es sei denn, es wird dann massiv gehandelt. Ideen verwirklichen sich nur in seltenen Fällen selbst. Meist brauchen sie dafür menschliche Handlung und damit Kompetenzen. Zu drei Vierteln ist Veränderung ein zulassender Prozess. Veränderung geschieht zu drei Vierteln, und zu einem Viertel wird sie aktiv herbeigeführt. Das heißt natürlich nicht, dass wir drei Viertel lang nichts tun. Sondern wir stehen uns und der Veränderung zu drei Vierteln nicht im Weg.

Eine häufige Art, sich im Weg zu stehen, ist, während den ersten drei Vierteln zu viel zu tun. Wir wollen die Idee bereits verwirklicht haben. Wir wollen bereits Entscheidungen treffen, wir organisieren bereits. Doch erst im letzten Viertel ist aktives Handeln förderlich. Im letzten Viertel sind wir der Geburtshelfer und Diener der Veränderung.

Durch integrale Bewegung entstehen Fähigkeiten, die man zur Schau stellen oder mit denen man sich identifizieren kann. Seien es schöne Haltungen und ausgefallene Bewegungen, sei es die Fähigkeit, scheinbar aus dem Nichts große Kraft zu generieren, sei es, fest verwurzelt stehen zu bleiben, selbst wenn man von mehreren Menschen gestoßen wird, sei es eine sehr differenzierte und subtile Wahrnehmung und so weiter. Ob akrobatische oder tänzerische Fähigkeiten, Fähigkeiten der Kampfkunst oder des Geistes, sie alle können fälschlicherweise als persönliche Errungenschaften oder Fähigkeiten interpretiert und damit zur Festigung einer Ego-Illusion missbraucht werden. Zudem können sie vermarktet werden und als Köder benutzt werden. Dies alles sind Verirrungen und Wirrungen und ersticken die Integraldynamik. Denn es findet kein dynamisches Zentrieren mehr statt, das folgerichtig in die weiteren Verben-Qualitäten führt, sondern erstickt die Dynamik in Selbst-Zentriertheit. Es findet eine Instrumentalisierung des Körpers und der Bewegung statt. Damit spaltet dieser Prozess den Kern der Integraldynamik. Wer sich ganz der Integraldynamik hingibt, erfährt das Nicht-Ich, nicht das Ich. Nicht *ich* zentriere, sondern zentrieren. Nicht *ich* öffne, sondern öffnen. Dies ist der Infinitionsprozess. Er ergibt sich natürlich und folgerichtig.

Werden diese Fertigkeiten, die Quantität von Bewegungen, oder auch die neun Grund-Qualitäten (Stabilität, Agilität, Flexibilität, Elastizität, Mobilität, Fluidität, Stärke, Kraft, Ausdauer), die fünf Kräfte (Intention, Fokus, Raum sein, Container sein, gewollter Ausdruck) und die fünf Qualitäten der Interaktion (Adaptivität, Rezeptivität, Inter-Agilität, Inter-Fluidität, Responsivität), als Ziele gesetzt, beginnt man bereits mit der falschen Intention und lässt das Ganze besser bleiben. Neben der Anhaftung an die Fertigkeiten entsteht dadurch der unersättliche Hunger nach mehr und mehr Fertigkeiten oder nach mehr und mehr Bewegungen. Das kann es nicht sein. Das «Ziel» ist der integraldynamische Prozess, der nie ein Ende hat

---

Sturheit, Starrheit, Verbissenheit und Gier auf der einen Seite, Nachlässigkeit, Fahrlässigkeit, Faulheit und Ungenauigkeit auf der anderen Seite. Das alles wird keine integrale Bewegung entwickeln.

Kultiviere: beobachte und empfinde, differenziere und integriere, subtilisiere und verwesentliche.

Praktiziere intelligent. Nimm komplexe Bewegungen auseinander. Übe keine falschen Abläufe ein.

Den Dingen ihren Lauf zu lassen bedeutet nicht, nicht alles daran zu setzen, dass sie ihren Lauf nehmen können.

Flüsse entwickeln sich nach ihren eigenen Gegebenheiten. Aber es sind Flüsse.

Fließe.

Es ist die Heiterkeit, welche zeigt, dass du im richtigen Zustand bist, um zu kultivieren. Beziehungsweise, die Heiterkeit ist der Ausdruck des Kultivations-Prozesses.

Kultiviere.

Aus der Nicht-Kultivation entstehen alle Spannungen, Leiden und Hindernisse.

Aus der Nicht-Kultivation entsteht Unwissenheit und Ignoranz (kein Bezeugen und Beobachten), Kälte und Arroganz (kein Empfinden), Unausgegorenes (kein Differenzieren), Dissoziation (kein Integrieren), Härte (kein Subtilisieren) und Unnötiges (kein Verwesentlichen).

Die Nicht-Kultivation führt zudem zu Unzentriertheit und Ungeerdet-Sein (kein Zentrieren), verschließen (kein Öffnen), Rückzug (kein Weiten), Entfremdung (kein Begegnen) und Isolation (kein Integrieren).

Schlummere nicht. Sei nicht verringert. Sei nicht gespalten. Sei nicht über-aktiv. Sei nicht zerstreut. Sei nicht zersplittert.

Kultiviere.

Du wirst auf innere Widerstände treffen. Einige sagen dir etwas über deine Praxis. Sie sagen dir zu recht, dass du nicht das praktizierst, was du jetzt brauchst. Dies ist, weil du auf eine Vorstellung oder eine Idee hörst, statt auf deinen Körper.

Andere sagen dir etwas über dich als Person. Löse dich von der Vorstellung, dass es hier um dich geht. Integrale Bewegung führt in den Infinitiv – zentrieren, öffnen usw., nicht in *ich* zentriere, *ich* öffne.

Geh keine Identifikation ein. Verwechsle das Beobachtete nicht mit dem Beobachter. «Ich bin...» ist eine starre Aussage. «Ich beobachte...», «ich empfinde...» sind bewegte und bewegende Aussagen.

Wenn wir uns beständig bewegen, bewegen wir in die Tiefenräume unseres Seins. Unser Sein kommt in Bewegung. Es ist wichtig, Integrations-Räume zu schaffen, in welchen sich innere Widerstände in Form von Gedanken, Gefühlen, Unfassbarem, Meinungen, Urteilen, Emotionen oder auch Selbst-Erlabung und Selbst-Überhöhung in der Ruhe und Weite auflösen können. Raum ist absolut essenziell und hat noch nicht die Beachtung gekriegt, die er braucht. Raum ist Kreativität, Beziehung und Integration.

Die Wirk-Kraft der Bewegung braucht Raum, um sich entfalten zu können, so wie die Bewegung an sich Raum braucht, um sich entfalten zu können. Die Bewegung braucht äußeren Raum, die Wirk-Kraft braucht inneren Raum. Schaffe immer wieder bewusst Integrations-Raum.

So wie wir den Körper übertrainieren können, können wir auch den Geist übertrainieren.

—

Wenn wir beständig einen Weg gehen, der die willkürlichen und scheinbaren Trennungen von Körper, Wahrnehmung und Geist nicht praktiziert, beginnen wir, mit dem ganzen Körper wahrzunehmen, statt nur mit unseren fünf isolierten Sinnen. Der sechste Sinn ist eine Ganzkörper-Wahrnehmung. Wir nehmen nicht den ganzen Körper wahr, sondern der ganze Körper nimmt wahr.

Unweigerlich geht damit eine Veränderung der Wahrnehmung einher. Sie wird geschärft und differenziert, wird subtiler und klarer. Das sind keine übernatürlichen Fähigkeiten. Es sind auch keine Talente und Gaben. Es sind natürliche Fähigkeiten, die man sich erarbeitet. Kein Grund, sich daher großartig oder wichtig zu fühlen. Es gibt keinen Grund, sich durch sie zu definieren und zu erhöhen. Es gibt keinen Grund, ihnen anzuhaften.

—

Wie soll man etwas bewerten, wenn man die Art der Fragestellung, die dahinter steht, nicht kennt? Das heißt nicht, das Bewertungen nicht sein dürfen und sein sollen. Doch eine integrale Bewertung ist immer ein Dialog. Ich muss zuerst die Art der Fragestellung kennen, die zu dem Resultat führt, bevor ich irgend etwas zum Resultat sagen kann.

—

Der integraldynamische Prozess produziert keine Supermänner und Superfrauen, sondern zuerst einmal authentische Menschen. Integrale Bewegung hat keine vordefinierte Form, und der Prozess, also die Bewegung selbst, hat kein bestimmtes Ziel. Es kann, muss, soll keine Idealform erreicht werden. Modalverben wie können, müssen, sollen, wollen, sind nicht Teil der integralen Bewegung, die wir durch die zehn dynamischen Verben beschreiben: zentrieren, öffnen, ausdehnen, begegnen, integrieren, differenzieren, beobachten, empfinden, subtilisieren und verwesentlichen. Kein «Du sollst». Kein «Du musst». Ich betone es noch einmal: integrale Bewegung ist ein offener Prozess.

—

Entstehen lassen. Du musst nicht sofort verstehen. Zuerst muss entstehen. Lass Empfindungen zu. Lass sie wirken. Lass sie verschiedene Schichten deines Seins durchfließen. Lass sie verschiedene Empfindungen und Gedanken anstoßen, lass sie auf verschiedene Widerstände treffen.

Sei der Container dafür.

—

Indem wir uns den Verben widmen, werden wir wieder Teil einer Dynamik, Teil eines Prozesses, oder schlicht und einfach: Teil.

Wohlgemerkt: Wir widmen uns den Verben in der Grundform. Wir widmen uns der Dynamik an sich, nicht dem «Ich». Wir widmen uns «zentrieren, öffnen, ausdehnen» etc. nicht «*ich* zentriere, *ich* öffne, *ich* dehne aus».

Das Ich ist Teil davon, es darf, soll und muss teilhaben, ist aber nicht Kontrolleur, Initiator, Mittelpunkt oder Ziel der Dynamik.

Hat man etwas erfahren, kann man mit anderen darüber sprechen. Der Unerfahrene hat keinen Zugang.

Was wir ausdrücken, muss zuerst als Erfahrung vorhanden sein.

Die Praxis ist nicht das Endziel. Sie mündet in die Geste. Eine Geste ist eine im Dialog bewusst vollzogene Bewegung, die über sich selbst hinauswächst. Sie ist, wenn auch bewusst, so doch spontan, wenn doch persönlich, so doch über sich und die Involvierten selbst hinausweisend.

Das Mögliche und das Sinnvolle sind nicht immer dasselbe.

Praktiziere das Direkte, das Reale, das Unverfälschte, das Klare, das Reine. Wenn du merkst, dass etwas nicht funktioniert, nicht wesentlich ist: lass es sein.

Theorie ist dazu da, um ein Problem der Praxis lösen zu helfen. Theorie muss zur Praxis führen, nicht von ihr weg.

Geh davon aus, dass es hart wird. Dann bist du nicht überrascht, wenn es hart wird. Dann demotivieren dich harte Phasen nicht.

Integrale Bewegung spricht keine Konsumenten an. Viele ernst und tief gemeinte Bewegungsformen laufen heute unter Wellness, man konsumiert sie. Man macht zwar etwas für die Gesundheit oder für das Wohlbefinden. Doch dann wird man bedient und fühlt sich danach hoffentlich besser. Der Lehrer ist kein Lehrer, sondern ein Dienstleister. Man bewegt sich aus einem Mangel heraus. «Man sollte sich schließlich mehr bewegen...» «Es würde ja schon gut tun...»

Integrale Bewegung bedeutet Kultivation. Dazu braucht es keine Konsumenten, sondern Studenten. Studentinnen und Studenten kommen auf ihrem Weg voran. Darum ist es die erste Aufgabe des Lehrers, Studentinnen und Studenten anzusprechen.

Gute Lehrer sind Partner-Vermittler und stellen sich nicht zwischen dich und die Bewegung. Es ist wie mit einer menschlichen Beziehung: Je mehr Interesse da ist, desto mehr wollt ihr zusammen sein. Bewegung interessiert sich auf jeden Fall für dich und empfängt dich jederzeit mit offenen Armen. Lässt du dich empfangen? Gibst du euch Raum? Zu Beginn braucht das vielleicht Disziplin. Forschungen reden von 66 Tagen unumstößlicher Disziplin, bis etwas ein neues Grund-Muster wird. Je größer dann die Beziehung, je intensiver die Liebe, desto weniger Disziplin braucht es.

Schüler – Lehrer – Lernen – Lehren

Integral Bewegte sind Pioniere und Pionierinnen. Sie sind offen und neugierig. Das ist alles, was zählt. Alles Weitere ergibt sich von selbst.

Pioniere und Pionierinnen sind «zum ersten Mal da». An einem «Ort», an dem die Menschheit noch nie war, denn es ist ein Ort, der durch eine einmalige Verbindung entsteht. Sie sind nicht darauf vorbereitet, weil sie sich nicht darauf vorbereiten konnten. Sie haben aber Vorarbeit geleistet, sonst wären sie nicht «da». In unserem Kontext nennt sich diese Vorarbeit «Praxis».

Pioniere und Pionierinnen entdecken. Sie haben den Forschergeist und wollen sich nicht nur ausruhen. In unserem Kontext entdecken sie meist das Offensichtliche, das Natürliche, das sich schon immer angeboten hat, entdeckt zu werden, aber noch nicht entdeckt wurde. Darum rufen sie bei der Entdeckung auch: «Natürlich!»

Wer nicht als StudentIn kommt, kommt als KonsumentIn. Doch wir bedienen keine Konsumenten. Wir sind keine Dienstleister. Wir unterrichten Studentinnen und Studenten. Diese bekommen Impulse und Werkzeuge, mit denen sie dann arbeiten, und welche sie anwenden lernen. Wir stellen viele der differenziertesten Werkzeuge vor, die man jetzt in der Bewegungswelt kennt. Wer natürlich nur nach Wellness, schönen Empfindungen, Natur- und Bewegungs-Zauber oder einem Spektakel Ausschau hält, erkennt da kein Werkzeug.

Konsumieren, kreieren, regenerieren. Die drei C: Consume, create, recreate. Das sind die einzigen Möglichkeiten.

Entscheide dich.

Wenn der Schüler bereit ist, sieht er den Lehrer. Es fällt ihm wie Schuppen von den Augen.

Es ist unsere Verantwortung, unser Wissen so klar und präzise wie möglich weiter zu geben.

Es ist in unserer Verantwortung, euch bestmöglich zu unterstützen.

Es ist in eurer Verantwortung, uns auch bestmöglich zu unterstützen, indem ihr unsere Impulse so klar wie möglich aufnehmt und umsetzt.

Wir spannen einen großen Bogen, und es ist wichtig, dass ihr dem Weg vertraut. Vergesst für den Moment euren gesamten Hintergrund und Erwartungen, ohne eure Kompetenzen zu vergessen. Nehmt mit nach Hause, was euch anspricht, und lasst hier, was euch nicht anspricht. Doch für jetzt praktiziert das, was wir euch vorgeben. Lasst euch ein.

Hört auf euren Körper, und wenn ihr eine Pause braucht, nehmt sie euch, indem ihr euch setzt, und nicht, indem ihr eure eigenen Bewegungen macht.

Es ist in unserer Verantwortung, euch respektvoll zu behandeln. Sagt uns, wenn wir euch zu nahe kommen. Wir als Lehrpersonen haben keine Privilegien. Setzt uns gegenüber dieselben Grenzen wie jedem anderen Menschen gegenüber.

Es ist in eurer Verantwortung, uns respektvoll zu behandeln. Und es ist in eurer Verantwortung, eure Mitstudenten respektvoll zu behandeln.

So werden wir eine gute Zeit zusammen haben.

Jahrtausende lang gab es zwischen der Lehrperson (oder dem Meister, dem Guru etc.) und der lernenden Person einen Abstand. Eine Hierarchie. Mit dem Pluralismus fielen Hierarchien weg, wir sind alle gleichwertig. Mit einem integralen Bewusstsein werden sie anders wieder installiert. Nicht als hierarchische Abstufungen mit einem Machtgefälle, aber als klar definierte Segmente, die miteinander aus klar definierten Perspektiven, mit klar definierten Rollen wieder in einen Austausch treten. Es gibt kein Machtgefälle mehr, aber ein Kompetenzgefälle. Deshalb nimmt man ja mit einer Lehrperson

Kontakt auf.

Eine solche Abgrenzung ist wichtig. Sie gibt den Rahmen, die Sicherheit, den Kontext für alle. Halte sie ein.

—

Als Vermittler integraler Bewegung sind wir keine Unterhalter, keine Entertainer, keine Gurus. Wir veranstalten keine Events, kein Konzert, keine Show. Von uns kann man nichts erwarten als die Vermittlung zwischen dem Bewegenden und der Bewegung, das aber voll und ganz. Wir sind Mediatoren.

—

Wir lernen von den besten Lehrern, wenn wir direkt von den Verben lernen. Wir bekommen nicht eine zeitlich, kulturell und persönlich geprägte Form des Öffnens vermittelt, sondern sind mit «öffnen» in seiner Reinkultur verbunden. Verben sind Lernbeschleuniger, Wachstumsbeschleuniger, Entwicklungsbeschleuniger.

—

Lehrer können inspirieren, doch der wichtigste Lehrer ist in uns und in der Natur um uns. Das ist keine Natur-Mystik, sondern die direkte Aufforderung, das Imitieren – welches eine wichtige Phase im Lernprozess ist – zu übersteigen.

—

Sobald eine «Gruppe» entsteht, besteht die Herausforderung darin, dass aus einer Kultur kein Kult wird, sich die Gruppe nicht in ihrer Selbstbegrenzung ausruht und selbstgenügsam und zu selbstsicher wird. Wir sind nur von außen betrachtet eine Gruppe, bei genauerem Hinsehen sind wir Menschen im Dialog. Doch auch wenn wir aus uns selbst nicht in einem Kurzschluss eine Gruppe machen: dieselbe Dynamik der Exklusivität gilt für Methoden. Denn durch Begrenzung entstehen auch die Methoden und Schulen. Durch eine bestimmte Fragestellung werden bestimmte Antworten generiert. «Was sind unsere Kernwerte», «Was wollen wir erreichen?», «Was ist unsere zentrale Aussage». Durch solche Fragestellungen geschieht eine Selektion. Ob Gruppen oder Methoden, sie sind immer das Resultat einer Selektion. Das ist wichtig und legitim, denn nur auf diese Weise kann eine De-finition geschehen, ein Abgrenzen von der Unendlichkeit und auch von der Beliebigkeit.

Doch von Anfang an muss nicht Konsens und Abgrenzung, sondern konstruktive Uneinigkeit (Dissens) und Offenheit das eigentliche Fundament bilden, um nicht ein hermetisch abgeriegeltes, selbstgenügsames System hervorzubringen. Das ist ein Kraftakt der Kultivation.

Uns ist wichtig, dass wir nicht Wohlfühl-Harmonie produzieren. Konstruktiver Dissens, also eine ausgerichtete Uneinigkeit, ist wichtiger als der Drang nach Konsens. Das Ausrichten ist wichtig, nicht das Ankommen in der Einigkeit, an der man dann gerne anhaftet.

Wir sind alles Menschen auf dem Weg. Richtig. Das Herz ist wichtig. Denn es ist, was uns zum Menschen macht. Richtig. Integration ist wichtig. Denn auf sie steuert ja alles zu im integraldynamischen Prozess, nicht? Richtig. Doch diese Einsichten schließen alle aus, die diese Einsichten nicht teilen, und damit wird die Einheit exklusiv, ein Widerspruch in sich. Die Bewegung, die daraus erfolgt, ist der Rückzug. Der Rückzug in sich selbst oder in eine selbst-gefällige Gemeinschaft. Dieser Rückzug ist nicht das integrative Einfalten, das wir hier in jeder Integrations-Phase praktizieren. Denn das Einfalten ist ein Schließen. Der Rückzug ist ein Verschließen.

Man wird ausgeschlossen, weil man schlicht anderer Meinung ist, oder weil man sie differenzierter haben möchte. Oder weil man erkennt, dass dies kollektiv übernommene Ansichten sind, keine durch harte Arbeit geschliffenen Einsichten. Unsere Aufgabe als Leiter ist es, Akzente zu setzen, und euch in Bewegung zu versetzen, damit solche Dinge immer wieder geschliffen werden können.

Es ist wichtig, dass Lehrpersonen Inspiration sind, aber nicht zur Grenze werden. Macht es besser als wir. Nur weil wir es nicht besser können, heißt das nicht, dass ihr es nicht besser könnt. Nehmt nicht uns als Maßstab, sondern euch selbst.

Bewegung braucht Raum und ist Ausdruck von Freiheit. Kontrolle und zu spezifische Anweisungen von oben herab, also von außen, schaffen nur begrenzt Raum und geben begrenzt Freiheit. Es sei denn, man arbeitet mit gezielten Impulsen, Vorschlägen, die jedoch nicht suggerieren und damit schon wieder einengen. Impulse müssen Möglichkeiten aufzeigen.

Eines der großen Geschenke jahrzehntelanger Praxis und vielen Dekaden Unterricht ist die Gewissheit, dass eine beständige und intelligente Praxis einen integrativen Prozess aufrecht erhält. Alles steuert mit einem solchen Weg unweigerlich auf Integration hin, selbst wenn das nicht immer so aussieht. Es sieht nicht so aus, weil zwar alles auf Integration hinsteuert, aber nicht alles integriert wird. Manches wird im Differenzierungsprozess ausgeschieden, kompostiert und in einen neuen Kreislauf geschickt.

Durch diese Erfahrung kann sich der Fokus des Unterrichts auch immer noch mehr auf das Fördern von Selbstverantwortung und dem Aufbau einer intelligenten Bewegungspraxis verlagern. Lasst uns einen großen Bogen spannen. Das, was wir vermitteln, soll auch noch in 20, 30 und 60 Jahren greifen und funktionieren. Dieser große Bogen ist unser Ziel, und nicht Wellness und erhabene momentane Zustände. Diese sind flüchtig.

Diese Gewissheit und Zuversicht hat Hand und Fuß, sie gründet in vielen Jahren Erfahrung und hat daher eine ganz andere Substanz, als wenn sie von jemandem kommt, der diesen Weg erst seit Kurzem geht.

Die Aussage, dass die Integration mit beständiger, intelligenter Praxis unweigerlich kommt, ist aber oft nicht das, was die Schülerin/der Schüler gerade hören will. Man möchte Instant-Tipps, die sofort und nachhaltig Wirkung zeigen. Doch so funktioniert ein Weg nun mal nicht. Das wäre ein Trip. Wir bieten keine Trips, keine kurzzeitigen Zustände. Wir bieten einen Weg.

Du kannst Stunde um Stunde praktizieren, den ganzen Tag lang, wenn du weißt, worauf du achten musst, und du weißt, wie du es erreichen kannst. Deshalb ist die Vermittlung von Bewegung bei weitem nicht das Hauptziel. Das einzige Ziel ist es, dir beizubringen, was und wie du praktizieren kannst. Wie du deine Bewegung kultivierst. Wenn du weißt, wie du deine Bewegung kultivieren kannst, wird die Bewegung folgen. Sie wird sich und dich entfalten.

Manchmal gilt es abzuschätzen. Da ist eine Sache, und da ist ein Mensch. Die Sache ist vielleicht super wichtig und interessant, dieser Mensch, der die Sache vermittelt, ist zum Vergessen. Dann wägt man ab.

Man kann der Lehrperson gegenüber dieselben Grenzen setzen wie jedem anderen Menschen gegenüber. Die Lehrperson hat kein Privileg.

Menschen sind, wie sie sind, und Menschen ändern sich. Mit einigen meiner Lehrpersonen kann ich menschlich nicht viel anfangen. Andere sind mir fest ans Herz gewachsen. Nie würde es mir aber in den Sinn kommen, ihr Menschsein zu kommentieren. Ihre Persönlichkeit ist ihre Persönlichkeit. Ich kann Feedback geben zum Unterricht, aber nicht zu ihrer Person. Auch die Lehrer, die mir ans Herz gewachsen sind (und ich ihnen vielleicht auch), sind Lehrpersonen, keine Freunde. Die Wertschätzung zeigt sich in Respekt. Gegenseitige Wertschätzung zeigt sich in gegenseitigem Respekt.

—

Nie, nie mache ich eine Lehrperson verantwortlich für meine Beziehung zu ihr. Wenn mir die Beziehung zu dieser Person nicht passt, ändere ich entweder mich und meine Einstellung, oder ich nehme ihr Angebot nicht mehr in Anspruch. Ich geh auch nicht ins Thai-Restaurant und beschwere mich, dass es keine Pizza gibt. Ich würde mich ja nur selbst disqualifizieren.

—

Eine Lehrperson hat jederzeit das Recht, ja die Pflicht, ihrem Interesse zu folgen. Wenn eine Lehrperson eine Kurve nimmt und die Orientierung und Ausschreibung ihres Angebotes ändert, steht man in der Freiheit und kann sich entscheiden, was man damit macht. Was man nicht macht, ist, die Lehrperson dafür zu kritisieren, dass sie ihrer Leidenschaft folgt.

—

Wer als Lehrperson Leute mit Kunststücken ködert, muss sich nicht wundern, wenn diese dann Kunststücke lernen wollen.

—

Wer Bewegung vermittelt, muss seinen eigenen Weg präsent halten. Die Stufen des Weges kennen und jederzeit abrufen können.

Eine Musikerin kann nur wunderschön improvisieren, weil sie das Handwerk gemeistert hat. Technik ist noch nicht die Musik, denn Musik ist klingendes Menschsein. Doch nur ein ausnehmend schlechter Lehrer würde jemandem ein Saxofon in die Hand drücken und sagen: «Spiel einfach. Das Handwerk ist nicht wichtig.»

Wir können nicht sagen: «Bewege dich einfach. Es ist alles in dir.» Sondern wir müssen immer wieder mal Räume öffnen, in welchen wir erforschen, improvisieren und ausdrücken. Dafür aber muss zuerst ein Repertoire vorhanden sein, auf welches man zurückgreifen kann.

Handwerk ist nicht alles. Aber ohne Handwerk gibt es nichts.

—

Bewegung zu unterrichten bedeutet nicht, etwas Neues zu vermitteln, sondern zum Ursprung zu weisen, zur Quelle, aus der jede Bewegung entspringt. Der Weg dazu ist in jedem Menschen angelegt. Wir müssen nur aus dem Weg räumen, was uns verunmöglicht, ihn zu gehen: hemmende Konzepte und Ideen der letzten 2500 Jahre. Im Offensichtlichen verborgen, scheinen sie Bewegung zu stimulieren, und zwar mit dem Bild des Ideal-Körpers. Dadurch wird integrale Bewegung jedoch zu Kunststückchen, Tricks und Ästhetik trivialisiert. Bewegung bewegt Menschen nicht mehr in der Tiefe ihres Seins, sondern nur die Hülle.

Warum bewegen wir uns?

Unterrichten heißt, das Alte zu dekonstruieren und das Neue zu rekonstruieren. Wir setzen nichts auf, sondern setzen frei. Keine einfache Aufgabe, aber eine wunderbare. Eine unglaubliche Reise.

Suggestionen sind keine Kultivationsimpulse, weil sie einen ganz bestimmten Eindruck entstehen lassen wollen, den sie bereits vorweg nehmen, und weil sie gleichzeitig im Unbestimmten bleiben. Dieses Unbestimmte ist aber kein didaktisches Mittel, das Freiheit gibt

Das Aufmerksammachen auf mögliche Empfindungspotenziale ist die eine Art, Kultivationsumpulse zu setzen. Die andere arbeitet tatsächlich auch mit Bildern. Doch diese Bilder sind nicht vorschreibend, sondern offensichtlich poetisch. Poetische Bilder können das Tor zu anderen Wahrnehmungsmöglichkeiten öffnen, und damit zur Realität, weil sie nicht vorgeben, real zu sein. Solche analogen, poetischen Kultivationsimpulse sind immer offen.

Der Atem ist der Wind, der Körper das Meer.

Es heißt nicht: «Spüre den Wasserfall.» Wir können sagen: «Suche das Feeling eines Wasserfalls. Suche es mit deiner Bewegung.» Damit aber geben wir dem Praktizierenden die Möglichkeit, die Kraft, die Macht, etwas zu entdecken, das noch nicht entdeckt ist. Vielleicht wirkt das Bild, vielleicht auch nicht. Dann wirkt ein anderes.

Impulse geben Möglichkeiten, Suggestionen schreiben vor. Die feine Linie macht es aus, ob etwas eine selbstbestätigende und verhärtende Kraft besitzt oder eine transformative Kraft entfaltet.

—

Ich übe gerne das Ausgefallene. Und ich liebe es, auf die einfachen Dinge zurückzukommen.

Beide Wege sind wichtig. Wir expandieren, wir integrieren. Wir gehen auf Entdeckungsreise, wir kommen nach Hause. Dieses Bewegungsmuster ist fest in unserem Nervensystem verankert. So erforschen wir die Welt als kleine Kinder, und wir fahren damit fort, wenn wir diesen Impuls nicht durch kulturelle Dekonditionierung verlieren.

Das ist es, was mich überhaupt auf den Weg der integralen Bewegung gebracht hat. Nach Jahren und Jahren der intern orientierten Bewegungspraxis bewegte sich mein Körper von selbst in größere, schnellere und einfach andere Bewegungen.

Im Vertrauen auf meinen Körper folgte ich offen.

—

Bewegungsintelligenz. Intelligenz ist die Interaktion. Nicht in der Interaktion zeigt sich die Intelligenz. Sie ist die Interaktion, die Inter-Aktion. Intelligenz ist Bewegung. Intelligenz ist die Interaktion von zwei Verben. Sie ist die Interaktion der Rhythmen 5 und 6, also der Köbi- und der Kultivationsdynamik. Sie ist die Interaktion zwischen dieser integraldynamischen Beziehung und den anderen Rhythmen. Sie ist die Interaktion zwischen all diesen Rhythmen, die miteinander interagieren, und den Räumen. Sie ist die Interaktion all dessen mit dem Körper und dem Menschen als ungeteiltes (also ein physisches, psychisches, seelisches, geistiges, wahrnehmendes, interagierendes, soziales etc.) Wesen. Sie ist die Interaktion mit der Mitwelt. Dies alles ist kein linearer Prozess, sondern ein Gesamtprozess, eine Gesamtbewegung. Je kohärenter der Prozess, desto größer die Intelligenz.

Die Weisheit ist die Fluidität in der Bewegung. Sie ist die Bewegung in der Bewegung. Ein Mensch ist weise, handelt weise, bewegt sich weise, wenn er sich aus dieser Bewegung heraus bewegt, die kein Meta-Konstrukt oder eine Idee ist, sondern die fließende Fülle des Raumes, von welchem er nicht getrennt ist. Durch kultivierende Bewegung schöpft man immer mehr aus der fließenden Fülle des Raumes. Dieser Prozess braucht Zeit. Darum entsteht Weisheit mit der Erfahrung, mit der kontinuierlichen Praxis (und nicht einfach mit dem Erlebnis).

Das Körperwissen ist die Manifestation des intuitiven Handelns, das unbewusst generiert wird. Körperwissen ist eigentlich der abstrahierte Begriff von «verkörpern». Dieses Wissen zeigt sich empfindend und handelnd.

Die Kultivations-Dynamik

Bewusste Körper sind schön.
Bewusste Bewegung ist schön.

Was heißt bewusst? Kultiviert.
Was heißt kultiviert? Beobachtet und empfunden. Differenziert und integriert. Subtilisiert und verwesentlicht.

Das Studium der Wahrnehmung ist das Entwickeln der Wahrnehmung. Das Entwickeln integraler Wahrnehmung ist Selbsterkenntnis. Selbsterkenntnis ist Selbstkultivierung. Selbstkultivierung ist Selbstverwirklichung. Selbstverwirklichung ist Weltverwirklichung. Führt das Studium integraler Wahrnehmung nicht dahin, dass wir uns in die Welt einbringen und sie dadurch bereichern, ist etwas in der Verbendynamik unvollständig geblieben.

Jede nachhaltige Veränderung im Geist muss eine Veränderung im Handeln zur Folge haben, und damit neurologisch und physiologisch im handelnden Körper. Jede nachhaltige Veränderung im Körper hat unweigerlich eine Veränderung in der Wirkkraft des Menschen, in der Wahrnehmung und im Geist zur Folge.

Sind die Veränderungen nicht nachhaltig, etwa weil sie ohne weitere Konsequenz von außen induziert wurden, wirken sie jeweils nicht in den anderen Bereich hinein. Sie sind dahingehend nicht verwirklicht, und damit nicht real, insofern dass erst die Einheit der beiden «Bereiche» (eigentlich ein differenzierbares Ungetrenntes) die Wirklichkeit ist. Verkörperung ist die höchste Integrationsstufe.

Auch die Verben sind nicht «etwas», sie sind Dynamik, sie sind Handlung. Es ist ein interdynamischer Raum, ein fluider Raum, nicht einfach ein leerer Raum. Eine große, differenzierbare, aber ungeteilte Bewegung, ein Holomovement. Eine Bewegung, in die wir als differenzierbare Ungeteilte bereits eingebunden sind, und nur das gilt es verkörpert zu realisieren. Verkörpert, mit dem ganzen Sein, Handeln und Wirken, nicht nur mental, nicht nur mit dem Ich. Ein Teil dessen, was in diesem Holomovement entsteht, ist Bewusstsein. Vor allem aber fördert dieser Raum Intelligenz, die zu umfassend und zu fließend ist, um vom Bewusstsein, vom Ich oder vom Denken erfasst zu werden.

—

Bewegung schafft Raum. Raum ermöglicht Bewegung. Bewegung und Raum schaffen zusammen Perspektiven. Bewegung, Raum und Perspektiven bilden eine vernetzte Gesamtbewegung und eine Gesamtzustand. Dieser Zustand faltet sich aus und ein. Er wirkt differenzierend und integrierend, subtilisierend und verwesentlichend.

—

Postur, also Gestalt, ist das Eine. Positionierung, also Perspektive, das Andere. Wir nehmen immer aus einer Perspektive wahr. Zu wissen, wo man steht, ist essenziell.

Nehmen wir eine Perspektive bezeugend ein, ist dies ein relativ statischer Zustand. Empfinden wir in der Perspektive, ist dies ein dynamischer Zustand. Lassen wir das Empfinden sich ausbreiten und ins Begegnen gehen, ist dies ein gestaltender Zustand. Die Perspektiven sind in einem integraldynamischen Kontext immer auch mitgestaltende Elemente.

—

Beobachten und empfinden

Beobachten
wahrnehmen, bezeugen, studieren, betrachten, hören, riechen, schmecken, tasten, sehen

Empfinden
spüren, fühlen, erfühlen, ahnen, lauschen, horchen, schöpfen, bergen

---

Geh nie in eine Bewegung, ohne zu wissen, was du tust.

Kenne die Beobachtungs-Kriterien der Bewegung, also die strukturellen Gegebenheiten, die auf jeden Fall eingehalten werden müssen. Kenne den Ablauf. Begib dich nicht in Situationen, aus denen du nicht mehr sinnvoll herausfindest.

Beobachte genau, mit deiner gesamten Kompetenz. Dann imitiere genau, mit deiner gesamten Kompetenz.

Beobachten können wir nur, wenn wir Beobachtungs-Kriterien haben. Diese laufen oft binär ab, also in Paaren. Wo ist Anspannung, wo ist Entspannung. Wie fühlt sich die linke Seite an, wie fühlt sich die rechte Seite an. Wo ist es voll, wo ist es leer. Eng und weit. Warm und kalt. Schwer und leicht. Aktiv und geschehen lassend.

Ist der Atem fließend oder stoßartig. Tief oder flach. Ruhig oder unruhig. Ist mein Zustand Ruhe oder Unruhe. Bin ich gesammelt oder zerstreut. Hier oder irgendwo. Integriert oder zersplittert. Bin ich im Sein oder bin ich ungeduldig.

Ist meine Bewegung klar oder unklar, bewusst oder unbewusst. Ist sie offensichtlich oder verborgen. Fließend oder stockend. Rund oder abgehackt. Integriert oder isoliert. Gehemmt oder frei.

Beobachten bedeutet, die Propriozeption und Interozeption zu kultivieren. So wichtig es ist, und seine Wichtigkeit wird durch das nun Folgende in keiner Weise geschmälert, so wichtig ist auch die andere Seite des Vorgangs: das Empfinden. Wenn wir im Beobachten verharren (und uns gegen den natürlichen Vorgang stellen, dass sich auch ein Empfinden einstellt), sind wir uns selbst immer Objekt. Man kann nur beobachten, wovon man getrennt ist. Man lernt etwas über sich.

Das Empfinden ist die Wahrnehmung des Nicht-Getrennten. Ich lerne nicht über mich, sondern von mir. Ich bin das Subjekt. Wenn wir im Beobachten bleiben, produzieren wir technische Bewegungen. Wenn wir das Empfinden einfließen lassen, sind wir Bewegte.

Empfinden bedeutet nun nicht Herz-Schmerz und, ach, zwei Seelen in der Brust. Es ist ganz einfach die Fülle der intimen Perspektive. Und hier enden die Worte. Aber du kannst spüren, was ich meine, wenn du jemandem zuschaust, wie sie sich bewegt, und es bewegt dich selbst auch. Das ist, weil diese Person bewegt wird, statt nur Bewegungen zu produzieren. Es ist wie eine Musik, die dich anspricht und bewegt. Das ist auch der Unterschied zwischen guten Musikern und Akustik-Lieferanten, die sich Musiker nennen.

—

Empfinden ist das Resultat eines dreistufigen Prozesses.

Dieser läuft auch linear ab, aber nicht nur: spüren, fühlen, empfinden. Wir spüren die Füße, den Rücken, die Haltung etc. Wir bleiben dran und nehmen subtilere Aspekte wahr, wir kommen ins Fühlen. Wir bleiben dran und nehmen subtilere Aspekte wahr, wir kommen ins Empfinden.

—

Manchmal kann es wichtig sein, für ein Empfinden ein Wort zu finden.

Doch es ist noch viel wichtiger, dass wir unser Empfindungsspektrum nicht darauf einengen, wofür wir Worte finden.

—

Zuerst arbeiten wir vielleicht an einem schwierigen Bewegungsablauf. Wir beobachten und schauen, dass die Prinzipien eingehalten werden. Wir entwickeln die dafür wichtigen Kern-Elemente wie Stabilität, Mobilität, Fluidität. Empfinden ist dann nicht die optionale, esoterische Ich-Spüre-Mich (und dich)-Dimension. Ein Bewegungsablauf ist dann richtig, wenn er sich richtig, klar, integriert anfühlt. Wenn die Bewegungs-Praxis, trotz aller Anstrengung, trotz allem Fokus auf Technik, Präzision und Exaktheit, sich gut anfühlt. Wenn sie uns erfüllt.

Wenn die Bewegung Kraft gibt, statt Kraft zu nehmen.

Das ist die Empfindungs-Dimension, die wir ansprechen.

—

Wer einen integraldynamischen Weg geht, lernt zu empfinden und zu beobachten. Der Körper empfindet, der Geist (*mind*, nicht *spirit*) beobachtet. Körper-Kultivation ist also eine Empfindungs-Sache. Körper-Geist-Kultivation integriert sowohl das Empfinden als auch das Beobachten. Wobei es förderlich ist, das Beobachten in die Qualität des Bezeugens zu überführen. Der Beobachter hat bereits Beobachtungs- und Bewertungs-Kriterien, der Zeuge bezeugt einfach. Bezeugen ist die Qualität, die wir dem anderen Geist, dem *Spirit*, zuordnen können. Als Reisende auf einem Weg, welcher den Körper integriert, ist das Empfinden stärker gewichtet als das Beobachten, weil der Körper immer empfindet. Es geht nicht primär darum, etwas zu reflektieren. Reflektieren ist in der Integrationsphase wichtig, jedoch nicht in der Entstehungsphase. Beobachten bedeutet, dass man in eine Subjekt-Objekt-Ausgangslage investiert. In integraler Bewegung lösen wir die Subjekt-Objekt-Konfiguration auf in eine Koinzidenz. Eine Koinzidenz ist kein Zufall, sondern ein Zusammen-Fallen von nur scheinbar Getrenntem. Wir suchen die Empfindungsqualität, sind mit ihr, heißen sie willkommen, sind offen und öffnen. So kann die eine Bewegung sich entfalten, ohne dass wir involviert sind, und ohne dass wir getrennt sind. Beobachten/bezeugen ist nach außen gerichtet, selbst wenn wir etwas Inneres bezeugen. Lösen wir diese Subjekt-Objekt-Konfiguration auf, bleibt ein Empfindungs-Wissen. Das bezeichnen wir als Herz-Geist. Auf den ganzen Körper bezogen ist dies das Körper-Wissen. Ich muss euch eigentlich Körperstruktur nicht erklären. Der Körper weiß, wie er in welcher Position welche Struktur einnehmen muss, um die optimale Bewegung freizusetzen. Wir müssen nur nicht dazwischen funken. «Gewolltes an Natürliches, bitte antworten. Gewolltes an Natürliches, ich will hier auch ein Wörtchen mitreden!» Wir legen das Natürliche frei.

Mögliche Empfindungen sind zum Beispiel: heiß, kalt, voll, leer, eng, weit, entspannt, verspannt, angespannt, offen, verschlossen, wach, müde, klar, dumpf, erfrischt, erschöpft, tief, friedlich, unruhig, ruhig, befreit, berührt, bewegt, aufgeregt, erregt, heiter, strahlend, energielos, energiegeladen, enthusiastisch, inspiriert, genervt, zersplittert, ganz, dynamisch, zentriert, gesammelt, gestaut, durchlässig und so weiter. Es sind auch Empfindungen möglich, die wie eine Interpretation klingen: Ich fühle mich angekommen, aufgehoben, rund. Würden wir die Empfindungen weiter differenzieren, könnten wir sie den Quellen des Empfindens zuordnen. Das Empfinden von Inspiriert-Sein ist eine Empfindung der sechsten oder siebten Quelle. Ich fühle mich dort vielleicht besonders offen und empfänglich. Empfindungen sind also nicht nur die «groben» Empfindungen wie erschöpft, energiegeladen oder erregt. Manche Empfindungs-Qualitäten zeigen sich zuerst als ihr Gegenteil. Bevor ich Ruhe empfinde, ist Unruhe da. Um auf eine neue Ebene von Ruhe zu sinken (oder mich ihr zu öffnen), muss ich durch Widerstände hindurch. Müsste ich das nicht, wäre die Ruhe ja bereits spürbar. Diese Widerstände zeigen sich als «Un-Qualitäten»: vor der Tiefe ist die Un-Tiefe, vor dem Frieden der Un-Frieden oder die Unzufriedenheit, vor der Stille – nun, nicht die Un-Stille, obwohl das auch ein schönes Wort ist – der innere Lärm; bevor ich mich behaglich fühle, fühle ich mich unbehaglich. Viele Interpretationen formulieren wir als Gefühl oder Empfindung. Wir sagen: «Ich fühle, dass ich versagt habe.» Was wir aber wirklich fühlen, ist vielleicht Trauer. Die zutreffendere Aussage wäre also: «Ich fühle mich traurig». Man kann dann immer noch hinzufügen, warum man sich traurig fühlt. Interpretationen, selbst wenn wir den Satz mit «Ich fühle mich» beginnen, zeigen sich in

Wörtern wie: gut, schlecht, super, mies, ausgenutzt, gesehen, gezwungen, missverstanden, verstanden, provoziert, und so weiter. Wenn ich sage «Ich fühle mich (endlich einmal, nach langer Zeit) gesehen», dann ist das tatsächliche Empfinden dahinter vielleicht ein offenes, erfülltes Herz, eine offene, gestärkte dritte Quelle am Solar Plexus, eine leichte Erregung im sich öffnenden Becken. Was immer der Impuls ist, das Gesehen-Werden ist bereits die Interpretation. Interpretationen sind keinesfalls schlecht. Aber es ist wichtig, das Empfinden und die Interpretation zu differenzieren. Sonst fragen wir den Körper: «Was läuft?», und irgend ein Persönlichkeitsaspekt beginnt, seine Story zu erzählen. Doch danach haben wir nicht gefragt. Nur durch das Empfinden kommen wir zu unseren Bedürfnissen und können wir unsere Potenziale erkennen, nicht durch Erzählungen von Persönlichkeits-Aspekten. Die Interpretationen sind oft irreführend, bestenfalls liefern sie einen Grund, wenn es denn einen braucht. In einem inneren oder äußeren Dialog geht es nicht so sehr um den Austausch von Interpretationen. Das wäre eine Diskussion. Sondern es geht um den Austausch von Empfindungen. Im Austausch ist aber ganz wichtig, dass ich Interpretationen nicht als Empfindungen maskiere, sonst wird das sehr schnell übergreifend und manipulierend. «Ich fühle, dass du…» ist eine Interpretation. Ich spreche zudem nicht über mich, sondern über dich. «Ich empfinde viel Wohlwollen von deiner Seite» ist kein Empfinden, sondern eine Interpretation und bereits eine Vereinnahmung, wenn auch eine positive. «Ich fühle mich in deiner Gegenwart wohl» ist eine Aussage über mein Empfinden und keine Wertung des Anderen. Auch positive Wertungen sind Wertungen. Sie mögen zwar schmeicheln, doch letztendlich fördern sie keinen lebendigen Dialog.

Der Körper «weiß», wir müssen dieses Wissen nur empfinden. Das Körperwissen ist nicht statisch, es ist nicht etwas. Es ist ein Prozess, es ist dynamisch.

Verschiedene Persönlichkeitsaspekte können den Körper besetzen und verschiedene Empfindungen und Haltungen hervorrufen. Der Optimist produziert ein ganz anderes Körperempfinden und eine andere Haltung als der Pessimist. Daher ist es wichtig, zu einem Empfinden Zugang zu finden, das möglichst ungefärbt ist. Zu einer konstruktiven Stimme, die nicht entsteht und nicht vergeht.

—

Man kann Methoden anhaften. Es geht immer darum, ein Empfinden zu entwickeln, dann kann man die Methode loslassen und das Empfinden beibehalten. So lösen wir die Trennung von Praxis und Nicht-Praxis auf. Man kann aber auch nur Methoden praktizieren, ohne je ein Empfindung zu registrieren, oder sich darauf beschränken, diese Empfindungs-Qualität mit einer einzigen Methode zu verknüpfen. Dann haften wir an. Dann beschränken wir uns.

—

Die Faszien sind das wichtigste Organ für die Eigen-Empfindung. Sie sind unser größtes Wahrnehmungs-Organ mit einer Dichte an Nerven, welche jedes andere Organ übersteigt. Es ist das einzige System, welches Verbindungen zu allen physiologischen Funktionen im Körper hat und diese beeinflusst. Es gibt unzählige Gründe, die Faszien mit der richtigen Bewegung gezielt anzusprechen. Auch den Grund der Empfindungs-Fähigkeit.

—

Wir sehen, weil wir Augen haben. Wir hören, weil wir Ohren haben. Wir schmecken, weil wir eine Zunge haben. Wir riechen, weil wir eine Nase haben. Wir spüren, weil wir eine Haut haben. Jedes der Sinnesorgane erschließt uns eine wichtige Dimension der Welt. Stellen Sie sich vor, die Welt würde aus tauben Menschen bestehen. Niemandem würde sich Schall erschließen. Niemand würde Schall erfahren. Niemand würde auf die Idee kommen, dass es eine ganze Welt der Klänge, Geräusche und von Musik gibt. Nur ganz Aufmerksame würden ab und an Vibrationen an ihrem Körper wahrnehmen, etwa bei einem Ereignis, das wir als lauten Donner wahrnehmen würden. Sie würden vielleicht auf eine weitere Dimension des Seins schließen, ohne sie je unmittelbar und ausdifferenziert wahrnehmen zu können.

Kann es sein, dass es Dimensionen der Realität gibt, die wir nicht wahrnehmen, weil wir kein Organ dafür haben? Kann es sein, dass vielleicht Aspekte, die Physiker «wahrnehmen», von Dimensionen der Realität herrühren, für die wir kein Organ haben? Und viel wichtiger noch: Haben wir vielleicht doch noch Organe, die andere Dimensionen der Wirklichkeit wahrnehmen können? Was und wie sehen, hören, wissen, fühlen die großen Mystiker, Dichter, Komponisten, Maler dieser Welt?

Eines ist sicher. Wir werden in unserem grobstofflichen Körper keine weiteren Organe finden.

Doch vielleicht finden wir feinstofflichere Organe.

Oder sie sind längst gefunden.

Der Volksmund kennt das «Bauchgefühl» seit Generationen. Wir haben Schmetterlinge im Bauch oder ein ungutes Gefühl in der Magengegend. Ein Kribbeln im Bauch, oder etwas schlägt uns auf den Magen.

Nicht ohne Grund. Der Darmtrakt enthält mehr Neuronen als das Rückenmark. Das «zweite Gehirn» ist ein komplexes und selbständig arbeitendes Netzwerk. Es setzt psychoaktive Substanzen frei, welche unsere Stimmung beeinflussen und reagiert bei degenerativen Erkrankungen des Gehirns mit denselben Zellschäden. Zelltypen, Wirkstoffe und Rezeptoren sind dieselben wie die des Gehirns.

Der Darm nimmt einen guten Teil unseres Unterkörpers ein. Nehmen wir noch den Verdauungstrakt hinzu, der mit den Mundschleimhäuten beginnt, ist das ein riesiger Anteil.

Das «Bauchgefühl», das wohl jeder Mensch kennt, lässt sich weiter ausdifferenzieren. Denn natürlich besteht unser «Bauch» noch aus viel mehr als dem Verdauungssystem. Auch da hilft uns der Volksmund.

Etwas ist heiß, wenn es unsere Geschlechtsteile durchblutet und diese warm (oder eben heiß) werden und Hitze ausstrahlen. Etwas geht an die Nieren, wenn es an unserer Substanz zehrt und unseren Energievorrat aufbraucht. (In der chinesischen Medizin sind die Nieren die Bewahrer der Ur-Energie.) Wenn uns eine Laus über die Leber gelaufen ist, sind wir verstimmt. Wenn wir frei von der Leber reden, sagen wir unverblümt, was Sache ist. Und wir spielen die beleidigte Leberwurst, wenn wir Groll in uns hineinfressen, statt ihn loszulassen. Es kommt uns die Galle hoch, wenn wir unseren Zorn unkontrolliert hinausschreien. «Auch die Mücke hat ihre Milz» deutet darauf hin, dass man auch die Milz mit Launenhaftigkeit in Verbindung bringt. Liebe geht durch den Magen, oder, wie bereits erwähnt, lässt darin Schmetterlinge flattern. Das Herz springt und jauchzt, es schmerzt oder ist gebrochen. Ein Kloß bleibt uns im Hals stecken. Die Kehle ist wie zugeschnürt. Es sitzt uns etwas im Nacken. Es lastet etwas auf den Schultern. Wir haben ein Brett vor dem Kopf. Man gibt uns auf den Deckel.

All diese Redensarten zeigen, dass der Mensch den Körper schon lange als Wahrnehmungsorgan wahrnimmt. Für den modernen kopflastigen Menschen sind es nur Redensarten, doch ich bin sicher, Sie kennen auch das eine oder andere Empfinden, das zu diesen Redensarten gehört.

Integrale Wahrnehmung kultiviert unser Wahrnehmungsorgan, den Körper. Nun gibt es dabei Körperregionen, die mehr wahrnehmen als andere, und durch die Redensarten haben wir sie schon entdeckt. Die Geschlechtsteile zum Beispiel sind in ihrer Wahrnehmungsfähigkeit ausdifferenzierter als der Ellbogen. Und so können wir sieben Quellen des Empfindens und Erkennens herauskristallisieren – und die Redensarten haben es bereits getan –, die ganz verschiedene Informationen aufnehmen und weiterverarbeiten.

—

Empfinden heißt schöpfen. Schöpfen heißt sowohl herausheben (darum eine Schöpfkelle), bergen, als auch erschaffen. Die Schöpfung. Dabei ist auch das Erschaffene geborgen, also aus der Tiefe gehoben. Es ist aber auch geborgen im Sinn von eingebettet, da im eben beschriebenen Prozess nie eine Trennung stattfindet.

—

Wir sind schöpferisch tätig, wenn wir empfinden. Implizites kann sich entfalten und explizite, konkrete Realität werden. Dinge können sich zeigen, können sein, können Gestalt annehmen.

Ein einziger Gesamtprozess. Einfach, komplex, ungeteilt.

—

Das Erforschen in integraler Bewegung ist in erster Linie ein empfindendes, schöpferisches. Nicht der destruktive Mythos des ewigen Fortschritts wird genährt. Es entsteht eine alte neue positive Geschichte, der Mythos des Ankommens. Dieser Mythos muss nun in der vom westlichen destruktiven Mythos durchdrungenen Welt ankommen.

Nicht durch eilen kommen wir an, sondern durch verweilen.

—

Empfinden heißt verkörpern. Der Körper ist das Empfindungsorgan. Ohne Körper können wir nicht empfinden. So sind Schöpfung und Körper unteilbar miteinander verbunden. Kreieren heißt immer manifestieren. Es entsteht also kein Widerspruch zum westlichen Gestaltungsdrang, wenn wir den kulturellen Akzent auf das Verkörpern verlagern würden.

—

In der ersten und durch die erste Quelle des Empfindens am Damm können wir erfahren, was es heißt da zu sein. Das ist nicht zu unterschätzen. Das Dasein durch und durch zu erfahren ist etwas Anderes, als zu wissen, dass man existiert. Es heißt, voll und ganz auf der Erde anzukommen.

In der zweiten Quelle im Becken erleben wir die Sinne, dass heißt, wir erleben, was es heißt lebendig zu sein.

In der dritten Quelle im Solar Plexus erleben wir die Kraft des Tuns. Durch diese Quelle erreichen wir etwas. Hier wird die Kraft generiert, um es zu erreichen. Hier sitzt der Wille, den wir dazu brauchen. Hier sitzt nicht nur «handeln», sondern auch «wollen».

In der vierten Quelle, dem Herzen, lieben wir. Hier werden

wir vom Menschen zum Mitmenschen.

In der fünften Quelle, dem Hals, erleben wir die Kraft der Sprache und des Ausdrucks. Es geht nicht nur darum, klare Worte zu sprechen, hier erfahren wir die Kraft, wenn sich ein Innen im Außen verwirklicht.

In der sechsten Quelle, dem so genannten dritten Auge, sehen wir nicht nur mit den physischen Augen, sondern dem physischen Auge Verborgenes – Zusammenhänge, subtilere Vorgänge, größere Muster. In der siebten Quelle am Scheitel erfahren wir das Wissen um das Eingebundensein, das Worte übersteigt.

Unser Geist, unsere Wahrnehmung, unsere Kognition, unser «mind» ist wie ein Haus oder ein Turm. Stell dir einen Turm mit vielen Stockwerken vor. Jedes Stockwerk hat viele Fenster. Wir haben uns angewöhnt, auf einem bestimmten Stockwerk an einem bestimmten Fenster zu stehen. Wir wurden dem Fenster zugestellt, wir haben es nicht einmal wirklich selbst ausgesucht. Jeden Tag stehen wir vor dem selben Fenster und schauen aus dem selben Stockwerk auf dieselbe Landschaft. Diese Landschaft ist das Leben. Unsere Lebenslandschaft.

Manchmal, um zu einem anderen Stockwerk oder wenigstens einem anderen Fenster zu gelangen, raucht man etwas oder trinkt mehr, als man verträgt.

Was wir hier tun, ist, gesunde Wege zu finden, von unserem Stamm-Fenster loszukommen und unsere Lebenslandschaft zu entdecken. Wir wollen im Turm wandeln und auf verschiedenen Stockwerken aus verschiedenen Fenstern verschiedene Landschaften sehen. Es geht nicht darum, dass ich euch eine Sache nach der anderen präsentiere, und ihr schaut sie immer aus demselben Fenster an. Es geht nicht darum, dass ich euch viele Formen des Herzens zeige, die ihr immer aus derselben Perspektive durch denselben Filter betrachtet. Es geht darum, dass ihr euch aufmacht und euer Herz-Fenster findet. Dann schaut ihr aus dem Herzen heraus auf eure Lebenslandschaft. Auf euer Leben, auf eure Mitmenschen. Nur darum geht es. Das bedeutet Intimität. Sich aufmachen und im Turm wandeln. So werden die Fenster zu Türen, und ihr wandelt in einer unglaublich vollen, weiten und tiefen Lebenslandschaft. Ihr gestaltet ein unglaubliches Leben. Unglaublich schön.

Ihr merkt, dass ihr immer vor dem selben Fenster steht, wenn ihr immer durch denselben Filter wahrnehmt und zu denselben Schlüssen gelangt. Wenn ihr alles immer auf dieselbe Weise bewertet und zur selben Wertung kommt. Wenn dieselbe Meinung sich immer und immer auf selbstverständlichste Weise wiederholt. Wenn ihr euch langweilt, wenn sich etwas wiederholt. Das alles nehmt ihr Anfangs gar nicht wahr. In einem zweiten Schritt ist es gerechtfertigt und selbstverständlich. Erst allmählich beginnt es dann zu dämmern, dass da ein Filter am Werk sein könnte. Und erst dann, manchmal auch erst, wenn der Leidensdruck groß ist, kann man sich auf den Weg zu anderen Perspektiven machen.

Du kannst nicht auf zehn Aspekte achten, während du dich bewegst. Paralyse durch Analyse wäre die Folge. Aber du kannst jeden einzelnen Aspekt (die zehn Verben) abwechselnd differenzieren und wieder ins Ganze integrieren, bis daraus eine einzige stimmige Gesamtbewegung wird. Diese zehn Differenzierungen kannst du meistens in ein und derselben Bewegung erforschen und so die Tiefe und Fülle der Bewegung ausloten. Was du findest, wird sich in andere Bewegungen transferieren. Einzelaspekte trainieren heißt, Erinnerungen zu schaffen. Dadurch wird Bewegung funktional, stimmig, reich.

Vergiss dann alles und lass den Körper sich an alles erinnern. Während du dich einfach bewegst, bewege dich einfach. Bewegung formt sich selbst, und dich mit ihr. Die Bewegung fühlt sich mehr oder weniger stimmig an. Es geht immer um Stimmigkeit. Darum lernen wir zu empfinden, nicht um die eigenen psychischen Prozesse in den Vordergrund zu stellen. Der Stimmigkeits-Barometer ist die innere Instanz, welche dir Feedback von der und über die Bewegung gibt. Der äußere Barometer ist die Effektivität der Bewegung. Dieses Feedback erhältst du, wenn du etwas wirfst, wenn du eine Distanz überwindest oder in Interaktionen.

—

Offenheit ist alles.

—

Differenzieren und integrieren

Differenzieren
trennen, analysieren, isolieren, sondieren, einteilen, zerlegen, unterscheiden, gliedern, zergliedern, abgrenzen, entwirren, entflechten, nuancieren, spezifizieren, spezialisieren, abstufen, aufschlüsseln, separieren (nicht: dissoziieren), sortieren, aussortieren, loslösen, ablösen, verwerfen

Integrieren
würdigen, annehmen, wirken lassen, Revue passieren lassen, verinnern, verinnerlichen, verwerfen, rückbinden, transformieren, transfigurieren, transzendieren, verkosten, aufgehen (im Größeren), reflektieren, konsolidieren, einfalten, einverleiben, eingliedern, einbetten

—

Nimm auseinander, was du zusammensetzt. Übe Teil-Bewegungen isoliert. Bewege Körperteile isoliert. Dann erst setze sie zusammen. Zerlege Abläufe in Abschnitte.

—

Verwirf, was sich nicht bewährt.
Lass los, was nicht sein muss.

—

Jede Bewegung, jeder Gedanke, jede Geste strebt im Rahmen des integraldynamischen Prozesses auf eine Integration zu. Zehn Verben beschreiben den integraldynamischen Prozess: zentrieren, öffnen, ausdehnen, begegnen, integrieren, differenzieren, bezeugen, empfinden, subtilisieren, verwesentlichen.

Mehr braucht es nicht.

—

Zu differenzieren und integrieren bedeutet, diese beiden Aspekte als eine polare Dynamik zu erkennen. Ohne das Eine kann das Andere nicht geschehen.

Differenzieren und integrieren ergeben sich daraus, dass wir wahrnehmend und empfindend am Ball bleiben. Differenzierung strebt in einem integraldynamischen Prozess von sich aus nach Integration und Integrität.

—

Es ist wichtig, dass wir kultivieren. Wir wirken so «von oben nach unten» auf die Bewegung ein. Dies ist ein Differenzierungs-Prozess. Ebenso wichtig ist dann das Vergessen, damit das Körper-Wissen in Aktion treten kann. Wir wirken so «von unten nach oben», die Bewegung differenziert und integriert sich selbst.

—

Wenn du den harten Teil nicht durcharbeitest, wirst du das Subtile nicht erleben können. Du wirst eine dissoziierte Subtilität erleben, eine ungeerdete Subtilität, eine sehr kleine Bandbreite der Subtilität. Aber du wirst nie die subtile Fülle einer komplexen Bewegung erleben, die volle Subtilität deines Körper-Seins, die Möglichkeiten deines Werdens. Die Arbeit mit den grundlegenden Bewegungsarten des Menschen (stehen, gehen, laufen, tragen und werfen) ist so wichtig, wie sie eine Reise ins Subtile ist. Die Kultivierung der neun Eigenschaften (Stabilität, Agilität, Flexibilität, Elastizität, Mobilität, Fluidität, Stärke, Kraft, Ausdauer) ist das Tor zur Fülle.

—

Verkörpern (Embodiment) ist die höchste Integrationsstufe integraler Bewegung. Verkörpern hört nicht an der Hautoberfläche auf, da der Körper interagiert (und, wie wir gleich sehen werden feinstofflichere Aspekte auch nicht bei der Haut aufhören). Er ist eingebettet, er wird gestaltet und er gestaltet mit, und zwar den ganz normalen Alltag, die unmittelbare Mitwelt. Mit der Verkörperung als höchster Integrationsstufe geht integrale Bewegung einen entgegengesetzten Weg zu den meisten spirituellen Befreiungswegen, die auf eine Zeit im Himmel oder die Befreiung aus der materiellen Welt ausgerichtet ist. Integrale Bewegung geht diesen entgegengesetzten Weg, weil sie nicht auf metaphysischen Modellen und Konzepten oder destruktiven Mythen basiert, sondern auf der simplen und direkt erfahrbaren Tatsache der Ungetrenntheit. Eine simple Tatsache, weil wir sie sogar in der Tagesschau, in den Börsenberichten, im Wetterbericht sehen. Ungetrenntheit ist nun mal ungetrennt, es gibt sie nicht in Rationen, in Teilstücken. Lässt man diese Ungetrenntheit das eigene Wesen ganz durchwirken, fallen alle fragmentierenden Konzepte weg, und damit fragmentierendes Handeln.

—

«Integration» ist keine alleinige Angelegenheit eines getrennten Aspekts, etwa des Verstandes, des «mind». Jedes der zehn Verben der Integraldynamik ist ein Impuls, der uns bewegt, und eine Perspektive, aus welcher wir die Gesamtbewegung betrachten. Wir setzen Schwerpunkte, ohne zu isolieren. Wir differenzieren immer in einem integrativen Kontext, ohne zu fragmentieren und zu dissoziieren. Diese Verben werden dann auch zur Interpretationsgrundlage. Anders als bei kategorisierenden Interpretationsmodellen, die letztendlich wieder fragmentieren, indem sie Ungetrenntes, Fluides, in einzelne starre Objekte erhärten, bietet die Integraldynamik als Interpretationsmodell einen vielperspektivischen Raum, in welchem nichts fixiert – eingefroren, könnten wir sagen – wird. Ein Raum, der nicht Subjekt-Objekt-Kategorien aufweist und auf Substantiven beruht, sondern aus Verben besteht. Ein Raum, der Fragen stellt und gleichzeitig immer auf Integration ausgerichtet ist, *Integration im Sinne des Freisetzens höherer Ordnungen und des tieferen Miteinanders.* Eine Gesamtbewegung. Auch die Intelligenz ist Teil dieser strömenden Gesamtbewegung, und Bewusstsein ist Teil dieser strömenden Gesamtbewegung.

—

Es ist vielsagend, dass der intime Akt des Empfindens und Erkennens zum Unterscheidungsvermögen führt. In diesem Kontext ist die Scheidung keine Trennung und Dissoziation, sondern der Akt der Integration, in welchem integriert wird, weil nichts weggenommen oder hinzugefügt wird und so alle Strömungen ihren Platz in der großen Gesamtbewegung einnehmen können.

—

Subtilisieren und verwesentlichen

Subtilisieren
verfeinern, verinnerlichen, nachkosten, nachlauschen, nachhorchen, nachspüren, nuancieren

Verwesentlichen
klären, reinigen, sich setzen lassen, (sich) vertiefen, natürlichen

—

Das Wort «subtil» kommt ursprünglich aus dem Lateinischen «subtexilis», was «fein unter Anderes gewebt» bedeutet. Sub bedeutet unter, texere bedeutet weben. Auch «Kontext» kommt von texere, am Kontext «webt man mit» (con). Aus subtexilis ist dann «subtilis» hervorgegangen, welches zart, fein, dünn bedeutet.

Wenn wir subtilisieren, sinken wir also in das, was «zart darunter gewebt» ist. Wir sinken durch die grobstoffliche, materielle Ebene hindurch und stoßen auf zarteres Gewebe.

Differenzieren führt zu mehr Sensibilität und Sensitivität, was subtileres Empfinden ermöglicht. Zu verwesentlichen heißt, immer noch mehr zu subtilisieren, bis eine neue Qualität sich zeigt, die wir als wesentlich empfinden.

Die Basis des Verwesentlichens ist die Einsicht, dass das Wesentliche sich zeigt, wenn es in einen integraldynamischen Prozess eingebunden ist.

Verwesentlichen ist ein geschehen lassender Vorgang, wie Wasser, das sich selbst reinigt.

—

Subtile Bewegung führt zu subtiler Wahrnehmung. Subtile Wahrnehmung führt zu subtiler Bewegung. Subtile Eigen-Wahrnehmung führt zu subtiler Fremd-Wahrnehmung. Darum ist es wichtig, dass deine Bewegungs-Praxis eine kultivierende Bewegungs-Praxis ist, denn aus der Kultivation entsteht die Ethik. Genau genommen entsteht die Ethik durch die Würde der ungeteilten Aufmerksamkeit. Gebrauche deine Wahrnehmung nicht zur Manipulation. Führe immer hin zur Integration. Sei der Kompass, der andere ausrichtet. Darum, kenne dich selbst. Kultiviere dich selbst, nicht nur Bewegung. Kultiviere dich durch Bewegung.

—

Subtile Bewegungen haben in einem gewissen Sinn mehr Subtilisierungs-Potenzial als weniger subtile. Das leuchtet ein. Doch es hat einen Haken. Natürliche und integrale Bewegung, egal wie sie aussieht, hat immer ein enormes Subtilisierungs-Potenzial. Ob schnell oder langsam, Kraft und Ausdauer fördernd, auf den Füßen oder auf den Händen stehend. Auch schnelle, kraftvolle Bewegungen können subtilisiert werden.

—

Ob und wie du praktizierst, hängt von deinem Verhältnis zu dem ab, was du praktizierst. Wenn du es liebst, möchtest du so viel wie möglich mit ihm zusammen sein. Wenn du es liebst, willst du, dass es wächst und blüht und Früchte trägt. Wenn du es liebst, dann lebst du es. Und es wird dich wachsen lassen.

—

Du kannst nicht auf zehn Aspekte achten, während du dich bewegst. Paralyse durch Analyse wäre die Folge. Aber du kannst jeden einzelnen Aspekt (die zehn Verben) abwechselnd differenzieren und wieder ins Ganze integrieren, bis daraus eine einzige stimmige Gesamtbewegung wird. Diese zehn Differenzierungen kannst du meistens in ein und derselben Bewegung erforschen und so die Tiefe und Fülle der Bewegung ausloten. Was du findest, wird sich in andere Bewegungen transferieren. Einzelaspekte trainieren heißt, Erinnerungen zu schaffen. Dadurch wird Bewegung funktional, stimmig, reich.

Vergiss dann alles und lass den Körper sich an alles erinnern. Während du dich einfach bewegst, bewege dich einfach. Bewegung formt sich selbst, und dich mit ihr. Die Bewegung fühlt sich mehr oder weniger stimmig an. Es geht immer um Stimmigkeit. Darum lernen wir zu empfinden, nicht um die eigenen psychischen Prozesse in den Vordergrund zu stellen. Der Stimmigkeits-Barometer ist die innere Instanz, welche dir Feedback von der und über die Bewegung gibt. Der äußere Barometer ist die Effektivität der Bewegung. Dieses Feedback erhältst du, wenn du etwas wirfst oder schlägst, wenn du eine Distanz überwindest oder in Interaktionen.

—

Vergiss nie die Bewegungs-Poesie.

—

Wer bin ich, wenn ich all das nicht mehr bin, wovon ich meine, ich sei es? Und kann ich mir dann vertrauen? Was nehme ich dann wahr?

—

Ich begegne dem, was keinen Namen trägt. Ich sinke in eine Tiefe des Gegenwärtigen.

—

Menschen brauchen Erdung. Sicherlich brauchen sie eine Erdung in der buchstäblichen Erde, in der Familie, im Dorf, im Stamm oder in der Nachbarschaft, in der Abstammung, in der Identifikation mit dem, was sie tun, in einem Beruf, in der Sinnhaftigkeit, in einer Gesellschaft, in einer Kultur, in einem Wertesystem, in einer Ethik, vielleicht in einer institutionalisierten Religion, wenn diese noch ein gültiges Gefäß bieten kann. Aber ich denke, was immer wieder fehlt, ist die Erdung im Imaginalen, in der Vorstellungskraft. In Träumen, in dem, wozu die Kunst uns einlädt, in der Literatur, in der Poesie, im Mythos, in Archetypen, in Symbolen.

Anstatt in Symbolen geerdet zu sein, werden wir mit Bildern überflutet.

—

Wieder und wieder fühle ich mich zu den einfachen Bewegungen hingezogen.

Atmen mit dem Wind.

Leuchten mit den Sternen.

Wellen mit dem Wasser.

Stehen mit den Bäumen.

Hören mit den Steinen.
Flüstern mit der Liebe.
Einfach.

—

Die drei polardynamischen Zweierpaare der Kultivationsdynamik können wir in drei Qualitäten zusammenfassen.

Wahrnehmen und empfinden – die Qualität des Initiierens.

Differenzieren und integrieren – die Qualität des Dynamisierens.

Subtilisieren und Verwesentlichen – die Qualität des Vollendens.

—

Wir können die Kultivationsdynamik als «besinnen» zusammenfassen, denn dieses birgt einen dreifachen Sinn in sich.

Besinnen heißt zu den Sinnen kommen, sie schulen und kultivieren (wahrnehmen und empfinden)

Besinnen heißt Sinn erkennen (differenzieren und integrieren)

Besinnen heißt nachsinnen, tiefer sinken, aus einer umfassenderen, höheren Perspektive wahrnehmen. Dieses Nachsinnen ist nicht rein mental zu verstehen, sondern als einen würdigenden Prozess, der das ganze Menschsein einbezieht (subtilisieren und verwesentlichen).

—

Der innere Meister

Der Weg mit dem inneren Meister: Weg mit dem inneren Meister!

Der Weg zum inneren Meister ist als Erstes der einer Dekonstruktion, aber nicht der Destruktion. Denn «der innere Meister» ist ein Konzept, ein Nomen, eine Verdinglichung einer direkt erfahrbaren Qualität.

«Der innere Meister» ist eine plakative Bezeichnung, die schnell und ohne zögern von einem selbstbezogenen Bewusstsein für sich in Anspruch genommen werden kann. Das Ego kann sich selber einen Meistertitel geben. Es festigt damit seine eingehärtete Position noch mehr. Die Trennung zur Welt durch Definition eines abgekapselten Ich wird dadurch gestärkt und die Selbstbezogenheit kriegt den Freipass, ins Unendliche zu wachsen.

Ebenso kann der Titel für andere verwendet werden («Sie hat die innere Meisterin verwirklicht!»), die dann verehrt und angebetet werden können. Wieder wird eine Trennung aufgestellt, welche die Dynamik effektiv verhindern kann. Goldene Kälber sind sehr verführerisch, um sich in der selbsternannten Unwürdigkeit zu suhlen und das eigene Potenzial nicht verwirklichen zu müssen.

Und doch macht die Bezeichnung der inneren Meisterin auch Sinn. Wenn Karlfried Graf Dürckheim sagt: «Wer reif wird zum Weg und nach dem Meister sucht ... darf wissen, dass er den Meister in sich hat, den inneren Meister.», ist das eine Aussage, die Freiheit gibt. Seine Formulierung «darf wissen» bringt das treffend zum Ausdruck.

Der innere Meister ist nicht ein Wissen. Er ist eine Gewissheit. Das meine ich nicht im moralischen Sinn eines Gewissens. Das moralische Gewissen ist rückwärtsgewandt. Es braucht ein Ereignis, auf das es sich beziehen kann, und sei dies nur ein imaginäres, auf die Zukunft projiziertes. Es muss in diesem Fall erst projiziert sein, «geschehen sein» bevor das Gewissen entstehen kann. Die Gewissheit hingegen braucht kein Ereignis als Initialzündung, sondern ist eine ereignisgestaltende Kraft. Sie ist vorwärts gewandt und visionär. Sie ist ein Impuls.

Dieser Impuls ist potenzialdynamisch. Er verwirklicht also Potenzial. Der potenzialdynamische Impuls ist mehr als ein evolutionärer Impuls, er ist auch ein involutionärer Impuls. Reden wir nur von einem evolutionären Impuls oder von Evolution, schaffen wir eine Trennung zu etwas, das sich nicht entwickelt. Das Universum hat dann nur eine Richtung. Und schon sind wir sehr nahe am platonischen Modell, nachdem sich die Manifestation nach idealen geistigen Körpern richtet (und diese nie erreicht, womit die Manifestation immer unvollkommen bleibt). Dieses Modell hat aber ausgedient. Doch es gibt selbst auf dem Weg zu höherer Komplexität, also auf einem scheinbar linearen Weg, der klar in eine Richtung weist, immer zwei Kräfte, die dazu nötig sind: Evolution und Involution, Eros und Agape, Yin und Yang, Integrität und Intimität.

Mit dem potenzialdynamischen Impuls ist die Moral damit nicht unter den Teppich gekehrt, im Gegenteil. Natürlich ist der Weg des inneren Meisters ein moralischer Weg, doch er ist nicht mit Moral gepflastert, sondern ethisches Sein und Tun ergeben sich aus ihm. Ethisches Sein und Handeln ergibt sich aus dem Impuls, der nicht aus einer Trennung kommt, und das ist der ursprüngliche, unmittelbare, unverfälschte Impuls. Impulse, die aus Trennung und Isolation kommen, schaffen Trennung und Isolation – und damit auch amoralisches Verhalten.

Die potenzialdynamische Gewissheit ist die einer Richtung, jedoch nicht des Ziels. Ein potenzialdynamischer Impuls ist eine Richtung. Wenn wir ein definiertes Ziel haben, sind wir nicht auf dem Weg des Meisters. Meisterschaft ist kein Ziel, sondern ein Weg. Wir erreichen sie nicht, wir praktizieren sie.

—

Der innere Meister ist kein Jemand. Er ist nicht einmal du selbst. Er ist eine innere Dynamik, die aus einem Impuls entsteht, den wir nicht produzieren, sondern nur geschehen lassen müssen. Diese Dynamik ist eng verwoben mit inneren und äußeren Kompetenzen. Kompetenzen sind das Gefährt, welche die Dynamik verwirklichen.

—

Die innere Meisterin ist zwar angekommen, aber immer auf Achse. Wie soll ein potenzialdynamischer Impuls nicht immer auf Achse sein?

Der innere Meister hat eine Praxis und ist eine Praxis. Kompetenz ist eine Praxis. Meisterschaft bedeutet vor allem, dass man weiß, wie man richtig praktiziert. Der innere Meister weiß, wie und was er praktizieren soll.

—

Die innere Meisterin ist eine überpersönliche, evolutionäre Kraft. Wir geben sie uns nicht selbst. Wir erschaffen sie nicht. Sie ist in uns angelegt. Sie wächst langsam und zeigt sich allmählich oder auch ganz plötzlich. Nicht, wenn sie bereit ist, sondern wenn wir bereit sind. Wenn wir unsere Hausaufgaben bis zu einem gewissen Grad gemacht haben. Solange wir nur unsere Engstirnigkeit und unser selbstgeschaffenes Chaos, also unsere Isolation kultivieren, erkennen wir die Meisterin nicht. Sie zeigt sich jenseits unserer zertifizierten Wohlfühlzone und jenseits unserer Ego-Projekte.

Die Wurzel der inneren Meisterin ist da, wo die Quelle unserer Entwicklung entspringt.

Den Weg mit der inneren Meisterin zu gehen heißt nicht, nicht mehr in Inter-Aktion zu gehen und nur noch auf sich selbst zu hören. Die innere Meisterin hat Konzepte als solche erkannt und haftet daher auch nicht mehr dem Konzept von innen und außen an, denn auch hier besteht keine Trennung. Sie betreibt zwar Innenschau, doch diese wird zu Innenbau einer Zensegrity-Struktur und dieser Innenbau wird zu Außenbau und Außenschau. Die innere Meisterin ist konstant im Austausch mit der Außenwelt, hört aufmerksam zu, stellt Fragen und lernt unaufhörlich durch wirkliches und wahrhaftiges Wahrnehmen, Empfinden, Differenzieren, Integrieren, Subtilisieren und Verwesentlichen. Auch wenn sie einen Weg der dreifachen Besinnung geht, entfaltet sich erst durch das Sein und Handeln in und mit der Welt ihre volle, mitgestaltende Kraft, weil sie mit den Menschen unterwegs ist und nicht von ihrem Hochsitz aus auf sie hinab predigt. Der Weg der dreifachen Besinnung ist sowohl besinnlich als auch sinnlich.

Die innere Meisterin erkennt jeden Menschen als Mitmenschen, weil sie erfahren hat, dass wir alle bereits willkommen sind. Das hat sie von ihren Lehrern gelernt: den Verben. Wir sind alle schon von ihnen auserwählt, in ihnen willkommen, niemand wird zurückgelassen. Sie ist mit ihren Mitmenschen unterwegs, weil sie wie alle eine Lernende ist und nie ausgelernt hat. Nicht aus Eigennutz, aber auch nicht aus einem bloßen Gelübde heraus, die anderen zu befreien, geht sie den Weg des Menschen. Und das ist der Weg der inneren Meisterin schlussendlich, ganz einfach, ganz unspektakulär: der Weg des Menschen. Der Weg des Menschen ist ein gemeinsamer Weg. Wenn wir meinen, wir würden andere befreien, ist dies ein Zug der Arroganz. Wir sind immer zusammen unterwegs, und das Wachstum entfaltet sich immer in beide Richtungen, in alle Richtungen. Meinen wir, dies sei nicht so, wir seien erleuchtet und andere nicht, hängen wir einer alten Vorstellung von Erleuchtung an, die vom Kern der Integraldynamik nichts weiß.

Durch die Verben hat sie erfahren, dass sie zwar gesunder Körper ist, aber nicht nur. Dass sie stabile Psyche und starke Persönlichkeit ist, aber nicht nur. Dass sie Seele ist und damit evolutionär- und involutionärdynamische Kraft, aber nicht nur. Dass sie reines Ich-Bin ist, dieses große, stets unberührte, unzeitliche und unfassbare, rein atmende Sein – aber nicht nur. Dass sie das alles ist und nichts, und nicht alles und nicht nichts; sie ist völlig in sich zusammengefallen und im Kosmos auferstanden.

Die Gestalt des inneren Meisters ist die Gestalt des Menschen, der Entwicklungsstufen erkennt und anerkennt, sich selbst und andere darin auf multidimensionale Weise erkennt und entfaltet. Wer den Weg des inneren Meisters geht, geht den Weg seines eigenen Selbst jenseits einer Definition hinein in die Infinition. Potenzial entfaltet sich in jedem eigenen Augenblick und ist nie zu Ende. Der innere Meister ist der alltägliche Mensch, der nicht faul auf der Haut liegt und sich auch nicht erschöpft, der nicht zu wachsen aufhört und kein Wachstum erzwingt. Er ist inspiriert und er inspiriert, ohne daraus einen Event zu machen, denn Meisterschaft ist kein Event, Potenzialentfaltung ist kein Event. Der Meister ist kein Held, er tut einfach, was im Moment getan werden muss. Helden werden nachher gemacht, Events werden zelebriert. Der innere Meister nimmt an all dem Teil, wenn es zur Entfaltung von Potenzial gehört, und wendet sich dem Potenzial zu, wenn es dort nicht zu finden ist.

Er ist nicht verbissen auf Potenzialentfaltung, da er weiß, dass nicht er es ist, der es entfaltet, er steht ihm ganz einfach nicht im Weg, sondern ist Teil davon. Er ist Teil der Dynamik. Teil des Wandels. Er beherrscht die Kunst des Wandels. Des Fließens. Er ist ein Wandlungskünstler, ohne sich so zu definieren – was ein extremer Widerspruch wäre, der alles in sich zusammenfallen lassen würde.

2

PRIMAL

/ˈpraiməl/
ursprünglich, grundlegend

1. So, wie es am Anfang war
2. echt, natürlich, unverfälscht

PRIMAL
befasst sich mit den ursprünglichen Bewegungen und unserer ersten Sprache, die wir sprachen und verstanden: der Körper-Sprache

—

Aufrecht zu stehen ist eine Reise. Wir haben als Individuen nicht aufrecht angefangen. Wir begannen in einer eingerollten Position, um uns langsam zu entfalten wie eine Blume am Morgen. Auch die Menschheit hat nicht aufrecht angefangen. Der aufrechte Gang machte den Menschen zu dem, was er jetzt ist.

Kannst du diesen Weg bewusst nachvollziehen?

—

Was ist meine Grundhaltung? Was verkörpere ich? Was möchte ich verkörpern? Diese Fragen führen uns zu uns hin und auf den Weg.

—

Kaum treten wir in Erscheinung, kommunizieren wir. Der Körper sagt aus, nur schon die Körper-Struktur. Er sagt uns, wie er die Welt wahrnimmt und wie er von ihr gestaltet wird. Er sagt uns, wie wir die Welt wahrnehmen und wie wir von ihr gestaltet werden. Wir sprechen diese Sprache, ohne sie bewusst zu kennen, und wir verstehen sie und deuten ihre Signale meist ebenso unbewusst.

—

Wir sind Experten in Körpersprache. Wir verstehen sie alle, sofort und unmittelbar. Ob dieses Verstehen bewusst ist, ist die Frage. Ob wir sie auch bewusst sprechen, ist eine andere Frage. Damit wir die Körper-Sprache bewusst sprechen und verstehen können, kultivieren wir sie. Sie wird in einem ersten Schritt durch beobachten und empfinden bewusst. Dann wird sie differenziert, integriert, subtilisiert und verwesentlicht.

—

Einige Gesten und Aspekte der Positionierung sind kulturell

bedingt und daher immer im Kontext zu verstehen. Andere scheinen menschlich zu sein (universal nennt man das, obwohl diese Bezeichnung natürlich etwas groß gegriffen ist). Es sind Reaktionen des limbischen Systems, etwa, wenn wir uns die Augen in einer Stress-Situation zuhalten, oder uns beruhigen, indem wir uns kratzen oder streicheln.

Der Vorteil der Bewegungs-Arbeit ist, dass wir auch Bereiche und Aspekte des Menschen kultivieren, an welche Worte nicht heran reichen – also sehr viele Bereiche und Aspekte.

—

Was sage ich gerade? Jetzt, mit meinem Körper?

—

Postur, Position und Positionierung. Sie alle sind Kommunikation. Wie stehe ich da? Mit wie viel Abstand stehe ich zu jemandem? Stehe ich frontal oder stehe ich leicht abgewandt?

Hängen meine Schultern, oder zeige ich meine Brust? Ist mein Hals frei, oder schütze ich ihn mit hochgezogenen Schultern oder gesenktem Kinn? Hals und Brust (hier vor allem die obere Stelle zwischen den Schlüsselbeinen nah beim Hals) sind sehr verletzliche Körper-Regionen. Habe ich Vertrauen oder bin ich so selbstsicher, dass ich sie nicht schütze? Eine andere verletzliche Stelle ist die Innenseite des Handgelenks. Schütze ich sie, oder präsentiere ich sie? Das Präsentieren kann ein Zeichen von Vertrauen sein, oder von offenem Interesse dem Anderen gegenüber.

Habe ich Augenkontakt? Sind meine Augen offen, zu offen (starre, erschreckte Augen) oder etwas geschlossen (prüfende, kritische Augen)? Wie groß sind die Pupillen? Enge Pupillen bei Lichtverhältnissen, in welchen sie eigentlich weiter sein könnten, deuten auf Stress oder starken Fokus hin, vielleicht auch auf Angriff. Weite Pupillen sprechen für Entspannung.

Ruht meine Halswirbelsäule integriert auf der Brustwirbelsäule, oder schiebe ich konfrontierend den Kopf nach vorne? Stehe ich schmal oder breit? Wie viel Raum ich einnehme, sagt dem Gegenüber etwas über den Grad meiner Selbstsicherheit.

Wie weit oder nah ich zu jemandem stehe, sagt viel über den Grad der Vertrautheit aus. Je näher, desto intimer und vertrauter. Aber auch die Themen, die besprochen werden, zeigen sich im Abstand. Persönliche Themen werden näher besprochen als sachliche. Oder man steht sich nah und bespricht ein sachliches Thema, subtil laufen jedoch ganz andere Themen ab.

Sich jemandem ganz zuzuwenden spricht, natürlich, von Zuwendung, Fürsorge und Vertrauen. Alltägliche Begegnungen laufen aber eher etwas abgewandt ab. Abgewandt hat man mehr Spielraum.

Das sind einige ganz einfache Beispiele. Auf wie viele Arten kann der ganze Körper kommunizieren? Wie viele Zeichen hat er zur Verfügung? Es sind tausende. Die Körpersprache ist mindestens ebenso differenziert wie die gesprochene Sprache.

Es ist ungemein wichtig, unsere Körperlichkeit zu entwickeln, denn damit drücken wir uns aus. Je differenzierter unser Körper-Bewusstsein ist, desto differenzierter können wir uns ausdrücken, unser eigenes Wesen, unsere Einzigartigkeit, und desto differenzierter können wir auch in Kontakt treten. Darum praktizieren wir. Es geht nicht um Handstände und ausgefallene Kunststücke. Es geht darum, Bewegung und unser Wesen zu kultivieren. Wir bauen uns dafür ein Bewegungs-Vokabular auf.

Damit ist auch wieder einmal gesagt, dass eine Praxis, die gegen unseren Körper arbeitet, etwas vom Dümmsten ist, was wir machen können. Es ist, als würde man eine Sprache lernen und sich dabei auf die Zunge beißen. Die oberste Priorität in der Praxis hat immer, mit dem Körper und nicht gegen ihn zu arbeiten. Wir praktizieren gewaltfrei.

Wir sprechen mit unserer Haltung, und wir sprechen mit unseren Bewegungen. Keine Bewegung ist nur eine Bewegung. Sie ist Ausdruck, und damit Geste. Selbst Bewegungen, die rein funktional sind, wenn wir uns zum Beispiel von A nach B bewegen, sind vollgeladen mit Gesten, mit Ausdruck. Den Ausdruck sich selbst bewusst zu machen und zu kultivieren ist ein wesentlicher Teil unserer Bewegungs-Kultivation.

Es geht mit PRIMAL nicht einfach nur darum, sich des Körpers und seines Ausdrucks bewusst zu werden. Es geht auch um das Ganz-Andere. Um eine andere Art der Kommunikation, die sich der Worte entzieht. Eine andere Art des Verstehens, des Lernens, der Harmonie, der Resonanz, des Begegnens, der Weitergabe von Erfahrung, der Erziehung, der Tradition. Es geht um den Bereich des Intimen, das nicht intim ist, weil es sich auf intime Körperzonen beschränkt, sondern weil es nur im direkten Austausch geschehen kann: dem denkenden Verstand verborgen, weil er keine Kapazität und keine Kompetenz dafür hat. Verborgen, affektiv, empathisch, persönlich, somatisch. Und doch objektiv.

—

Der Körper ist eine Initiation. Initiation ist immer körperlich. Sie ist ein körperlicher Vorgang.

—

Nehmen wir nur wahr, wofür wir Worte haben? Konzepte?

Die Erfahrung zeigt, dass wir oft so funktionieren. Eine Erfahrung dringt ins Bewusstsein, wird jedoch sofort abgeblockt, da dem Interpretations-System keine Deutungs-Instrumente zur Verfügung stehen. So sinkt das, was sich zeigte, wieder ins Unbewusste, bevor es überhaupt ins Bewusstsein durchgedrungen ist. Der Vorgang hat aber unter Umständen bereits eine Bewegung generiert. Eine unbewusste Bewegung. Ein Kopfneigen, ein Abwenden, ein langes Ausatmen. Indem wir uns der Bewegungen bewusst werden, werden die sie generierenden Vorgänge bewusst. Das ist der eine Mechanismus.

Der andere ist, dass wir das, was sich zeigt, als etwas deuten, das wir verstehen. Ob es tatsächlich der Wirklichkeit entspricht oder nicht, ist nicht die Frage. Der Verstand will Sicherheit, nicht Wahrheit (selbst wenn er uns vorgaukelt, Wahrheit zu suchen und zu produzieren).

Dieser Vorgang ist in uns evolutionär angelegt. Besser, wir halten den Holzstock einmal zu viel für eine Schlange, als einmal zu wenig. Der Vorgang ist also eine lebens-erhaltende Vorsichts-Maßnahme.

Doch es kann nicht sein, dass wir nur wahrnehmen, wofür wir Worte haben. Sonst wäre, nach westlichem Mythos, am Anfang nicht nur das Wort gewesen, sondern die gesamte

Sprache, und nichts hätte sich je entwickelt. Doch Sprache entwickelt sich auch.

Es ist also einerseits wichtig, Erfahrungen zuzulassen, ohne sie verstehen zu müssen. Sie wirken, und das ist wichtig. Zu schnelles Verstehen-Wollen hindert das Entstehen.

Andererseits bilden sich neue Worte für neue Qualitäten.

Und drittens, und das ist zentral, entwickelt sich nicht nur die Sprache, sondern auch die Körper-Sprache. Die Evolution des Bewusstseins zeigt sich im Körper und wie er sich ausdrückt.

Sich mit Körper-Sprache zu befassen, heißt also in keiner Art und Weise, sich mit Primitivem zu befassen. Vielmehr geht es darum, die Evolution zu erkennen und durch Kultivation zu fördern.

Wir kultivieren das Natürliche.

Wir sind unglaublich vielseitig begabt, was Bewegung anbelangt – nun ja, nicht nur was Bewegung anbelangt. Unsere Intelligenz hat uns in der modernen Zeit aber vom Körper weggeführt. Es gibt keine äußere Notwendigkeit mehr, auf Bäume zu klettern oder täglich mehrere Kilometer zu laufen oder zu rennen, um Nahrung zu finden. Wir haben jedoch die Kapazität der Kultivation entwickelt, und diese war vermutlich unser großer evolutionärer Vorteil. Diesen Vorteil können wir nun auf den Körper beziehen und unseren Körper und unsere Bewegungen bewusst kultivieren.

Reaktion führt zu Fragmentierung und Chaos. Es ist eine Abwärtsspirale. Nirgendwo kann man das in einem geschützten Rahmen besser sehen als bei Open Hands.

Wenn eine Reaktion ausgelöst wird, löst sie, wenn sie nicht sofort kultiviert (beobachtet, differenziert, integriert) wird, eine Reihe weiterer Reaktionen aus, von denen jede weiter von der Ganzheit und vom Zentrum wegführt. Diese Verstärkung führt dazu, dass die Reaktion völlig aus dem Radius der Kultivierung herausfällt und sich selbst in unvorhersehbarer Weise negativ beeinflusst.

Diese sich selbst verstärkenden Reaktionen können zu einem Punkt führen, an dem die ursprüngliche Bewegung verschwimmt oder ganz verloren geht, da die Dynamik der Reaktion die ursprüngliche Intention verwischt. Fortschreitende Fragmentierung kann zu stärkeren, heftigeren Reaktionen und Eskalation führen.

Reaktionen überführen Stabilität zunehmend in Instabilität, die durch gefährliche Dynamiken kompensiert wird. Gefährlich deshalb, weil es sich um Eigendynamiken ohne Kultivierung handelt. Dies gilt individuell, physisch, psychisch, aber auch kollektiv. Das Verhalten in einer Paniksituation tendiert dazu, sich zu verschlimmern, wenn Individuen die Panikreaktionen um sie herum wahrnehmen. Eine anfängliche Angst oder Besorgnis kann sich schnell auf andere übertragen und verstärken, was zu einer sich selbst verstärkenden Dynamik führt, in der sich die Panik exponentiell ausbreitet.

Die Kultivation ist das Mittel gegen Reaktion.

—

Ein Trauma ist eine unvollendete Bewegung, nun eingefroren, während das Gehirn immer noch auf Alarm eingestellt ist. Wie sollen wir da in Fluss kommen? Mit neuer Bewegung. Mit Hingabe und Rücksichtnahme praktiziert, wohlwollend und achtsam. Regelmäßig, gleichmäßig. Kultivierend fordernd und fördernd. Wir ent-linken Verbindungen mit Mustern, die nicht mehr funktionieren. Wir dekonstruieren und rekonstruieren. Wir verlinken neu und erschaffen neue neuronale Wege. Das bedeutet integrieren. Wenn wir an der Struktur des Körpers arbeiten, arbeiten wir an der Struktur unserer Wahrnehmung, unseres Geistes, unseres Wesens, unseres Seins. Nichts weniger als das ist integrale Bewegung. Alles Andere ist eine Untertreibung. Auf diese Weise transformieren wir den Körper, den Geist, das Sein und Tun. Wir lösen aus, lösen ab, lösen auf und errichten eine neue Struktur.

Ein Trauma verlangt nach Kontrolle. Denn das Nervensystem ist gefangen in einer Bewegung, die es nicht vollenden konnte. Das System meint andauernd, die Gefahr bestehe noch, denn der erlösende Impuls aus dem Trauma heraus wurde noch nicht gegeben. Das Gehirn hat noch nicht realisiert, dass wir uns bereits aus der Situation heraus bewegt haben, weil die traumatisierende Bewegung noch nicht zu Ende gebracht wurde. Und so müssen wir diesen Stress-Zustand kontrollieren, ihm den Deckel aufsetzen. Das ist richtig und wichtig, bis wir die Bewegung vollendet haben. Doch was bedeutet hier Kontrolle? Wer kontrolliert? Es ist nicht unser denkender Verstand, nicht die Persönlichkeit, nicht der Teil, der sich fürchtet, die Kontrolle loszulassen, und der sich vor allem um einen Image-Schaden fürchtet. Es ist das Nervensystem selbst, das den Zustand des Traumas kontrolliert. Indem wir durch die richtige Art der Bewegung und Begegnung direkt, differenzierend, in einem sicheren Rahmen und ganz sanft auf das Nervensystem einwirken, kann es in Bewegung kommen und seine Konflikte lösen, indem es sie auflösend freisetzt. Sanft, allmählich, natürlich. Das Nervensystem ist nicht dumm. Es weiß, was zu tun ist. Wir müssen es nicht mit unserer Persönlichkeit kontrollieren und ihm sagen, was es machen soll (die Persönlichkeit selbst ist ja nur ein kleiner Teil des Nervensystems). Heilung ist ein Dialog zwischen unserer Natur und unserer Kultur, zwischen Körper und achtsamem Gewahrsein. Die Lösung eines Traumas geschieht nicht durch Kontrolle, sondern dadurch, dass wir kompetent und kultivierend Kontrolle abgeben. Damit erfahren wir den Körper als Positives.

Integrale Bewegung vereint in sich die zwei Wege, wenn es darum geht, ungünstige Muster aufzulösen. Fähigkeiten wie differenzieren und integrieren, subtilisieren und verwesentlichen, bezeugen und empfinden sind in uns angelegt, doch sie müssen entwickelt werden. Wir kultivieren körperliche und geistige Kompetenzen daraus. Sie sind körperlich in uns angelegt und werden durch die Arbeit mit dem Körper zu Fähigkeiten des Geistes subtilisiert. Es sind Fähigkeiten, die unser Großhirn beherbergt. So wie wir körperliche Reaktionen aufdecken, mit denen wir arbeiten, decken wir durch unsere Arbeit Muster des Geistes (oder des Gehirns) auf. Wir können auf diese mit integraler Bewegung auf zwei Wegen einwirken: von unten nach oben, und von oben nach unten. Von unten nach oben bedeutet: Wir wirken vom reptilischen Gehirn auf Muster ein, indem wir mit Bewegung, mit der Atmung und mit Berührung arbeiten. Von oben nach unten wirken wir, indem wir bewusst mit den Verben des integraldynamischen Prozesses vom präfrontalen Kortex her auf die Reaktion des emotionalen Gehirns einwirken. Diesen Vorgang können wir der Einfachheit halber auch als Achtsamkeit bezeichnen, denn die zehn Verben beschreiben die Struktur der Achtsamkeit und der Achtsamkeitspraxis. Es geht also nicht darum, dass wir die Verben wissen und mit Wissen unsere emotionalen Reaktionen kontrollieren, sondern dass wir mit ihnen kultivierend arbeiten. Der Weg von oben nach unten ist also kein Intellektualisieren. Wir müssen unsere Reaktionen nicht belehren, sondern aus ihnen lernen. Sie haben Botschaften, die es wahrzunehmen, zu empfinden, zu differenzieren, zu subtilisieren, zu verwesentlichen und zu integrieren gilt. Oben und unten, reptilisches Gehirn und präfrontaler Kortex, untere Quellen des Empfindens und obere Quellen des Empfindens: das Ziel ist, dass sie alle in Dialog sind, und nicht, dass der eine Teil den anderen dominiert. Wie soll integrale Bewegung integral sein, wenn ein Teil einen anderen dominiert und kontrolliert?

Es geht beim Loslassen darum, Kultivations-Futter freizusetzen. Loslassen ist unser Sauerstoff. Kontrolle ist hier kontraproduktiv. Wir hungern aus. Es ist, als würden wir den Atem kultivieren, uns aber gleichzeitig den Sauerstoff wegnehmen. Wir machen vielleicht eine Weile Yoga, doch wir behalten die Kontrolle und lassen nie los. Unser Yoga wird leer und trocken. Es bringt uns nicht mehr viel und wir wandern weiter zur nächsten Methode. Doch es liegt nicht an den Methoden. Es liegt an den Menschen. An denjenigen, die uns begleiten, und an uns selber. Diejenigen, die uns begleiten, müssen uns heranführen zu uns selbst. Wir selber müssen uns selbst zulassen. Kontrolle abzugeben heißt, sich selber zuzulassen.

Auch bei den Nicht-Traumatisierten ist da oft eine Angst, wenn es um das Loslassen geht. Es ist nicht die Angst vor der

Hölle, die über uns hereinbricht. Wenn wir die Bewegung der Angst ganz genau zurückverfolgen, zeigt sich, dass es bei vielen auch nicht die Angst vor dem inneren Ungeheuer ist, das man sich viel ungeheuerlicher ausmalt, als es denn sein würde. Man malt es sich schwarz aus und sieht bei den Worten «Kontrolle loslassen» nur ein schwarzes Loch. Dabei ist es vielleicht ein Bild eines niedlichen Plüsch-Häschens oder eines zarten Schmetterlings, das wir selber jedoch schwarz überschmiert und unkenntlich gemacht haben. Es ist nicht die Angst vor dem schwarzen Loch. Denn wir wissen, was dahinter ist.

Es ist die Angst, gesehen zu werden.

Doch das ist auch unsere größte Sehnsucht, nicht? Dass man uns so sieht, wie wir sind. Hier haben wir also einen Konflikt. Hier treffen wir auf zwei Kräfte, die sich nicht, wie die anderen polaren Kräfte, denen wir in der Integraldynamik an allen Ecken und Enden begegnen, positiv verstärken, sondern die gegeneinander antreten. Es ist nicht ein negativer selbstverstärkender Zyklus, sondern einfach eine Kollision, dazwischen das Eine. Denn auch diese Kräfte sind im Grunde Eines: «Ich möchte gesehen werden.» Doch während wir darauf hinarbeiten, arbeitet ein Teil in uns gegen uns, indem er die Maske immer mehr verstärkt. Der Teil, der Angst hat, die Kontrolle loszulassen. Der Teil, der sich nicht eigentlich vor dem Ungeheuer fürchtet. Das schiebt er nur vor. Es ist die Angst, in der eigenen Verletzlichkeit gesehen zu werden. Doch die Verletzlichkeit ist zugleich unsere größte Stärke. Sie offenbart unsere Natur am deutlichsten.

Der Atem ist immer der Indikator. Solange er noch fließen oder sich wieder beruhigen kann, ist alles gut. Sobald er zu stocken beginnt oder sich nicht mehr beruhigen kann, überreizt du das Nervensystem.

Der Atem ist sowohl Konstante als auch konstant in Bewegung. Er ist immer da, von A bis Z. Wenn wir das Gewahrsein des Atems als Anker kultivieren, haben wir immer etwas, worauf wir uns beziehen können. Doch er ist nicht nur Anker, er ist auch Bindeglied zwischen verschiedenen Aspekten des Nervensystems. Wir können die Atembewegung beruhigen und damit das Nervensystem beruhigen.

Wenn wir der Natur vertrauen können, können wir uns selbst vertrauen. Vertrauen ist immer eine Beziehungssache. Indem wir den Körper wieder beheimaten, werden wir eingebettet. Der Atem ist dabei eine Konstante. Eine Beziehung zum Atem schafft Vertrauen. Eine Beziehung zum Atem schafft eine Beziehung zum Körper. Dies schafft ein Fundament. Ein Fundament für Bewegung, für Wandel.

Es geht nicht darum, den Atem zu gestalten, es geht darum, die natürliche Gestalt des Atems freizulegen, indem wir die Elemente freilegen, die diese natürliche Gestalt verhindern. Diese Elemente, seien sie auf der körperlichen oder einer subtileren Ebene angesiedelt, werden freigesetzt, indem wir uns wahrnehmend und empfindend dem Atem widmen, ohne ihn nach vorgefertigten Vorstellungen (Vor-Stellungen) verändern zu wollen.

Wir können verschiedene Qualitäten oder Zustände des Atems unterscheiden. Da ist der vitale Atem, also der körperliche Atem. Er versorgt unseren Körper mit Sauerstoff und transportiert Verbrauchtes wieder nach draußen. Der zweite Atem ist der subtile Atem. Er füllt nicht nur die Lungen und weitet nicht nur den Brust- und Bauchbereich wie der vitale Atem, sondern ist spürbar bis in die Arme und Beine, in die Hände und Füße. Der dritte Atem ist der ursprüngliche Atem. Er ist der Atem, der schon vor unserem ersten vitalen Atemzug existiert hat. Er ist überall und nirgends, in jeder Zelle, ohne dass wir ihn, anders als den vitalen Atem, in ihnen wiederfinden können, außer durch die schlichte Tatsache, dass jede Zelle lebt. Die Folge des vitalen Atems ist der Sauerstoffgehalt, die Folge des subtilen Atems ist die tiefe Durchblutung. Die Folge des ursprünglichen Atems ist ganz einfach das Leben selbst.

Spuren-Elemente sind Spuren zu uns selbst, die wir durch die Elemente finden. Darum ist unsere Arbeit elementar. Auch die Elemente gibt es in verschiedenen Qualitäten, wobei ich hier gerne von Oktaven spreche. Eine Oktave ist derselbe Ton höher oder tiefer, also derselbe und nicht derselbe. Die Elemente, die wir hier an diesem wunderschönen Ort vorfinden, sind Luft, Erde, Wasser und Feuer. Die Oktaven sind zum Beispiel Licht, Duft, Klang, Wind, Wellen, Donner, Hitze, und noch höhere (oder tiefere, aber nicht primitivere) Oktaven sind Weite, Tiefe, Klarheit, Stille. Diese nehmen wir zum Beispiel wahr, wenn wir uns auf das Meer einlassen.

Wir finden hier eine Entsprechung zu den drei Zuständen des Atems und zu den drei Grundzuständen, die wir durch integrale Bewegung erfahren.

Da ist der Zustand des vitalen Atems, der den physischen Körper bewegt und stützt. Nur schon die physische Atembewegung hält uns in Bewegung, hält uns fit, ist eine muskuläre Aktivität, die wir spüren. Auf derselben Ebene finden wir im Außen die grobstofflichen Elemente Wasser, Erde, Feuer, Luft. Da ist der subtile Atem, der uns mit subtilerer Energie versorgt, mit Sauerstoff, er füllt nicht nur die Lungen, er füllt die Zellen, den ganzen Körper. Vielleicht spüren wir den subtilen Atem nicht so wie den vitalen Atem, aber wir fühlen ihn in uns, als Strömen, als Wohlbefinden, als Wärme. Entsprechend finden wir subtile Qualitäten wie Licht, Klang und Wärme überall um uns herum. Wir können diese Qualitäten wahrnehmen, doch ist es ein anderes Wahrnehmen als der grobstofflichen Elemente, es berührt uns vielleicht anders, es verlangt eine Bereitschaft, ein Öffnen, es öffnet uns, wir genießen das Licht, die Wärme, die sanfte Berührung des Windes, denn diese Oktaven-Elemente berühren uns so, dass wir sie empfinden. Schließlich ist da der ursprüngliche Atem, der Atem, der vor unserem ersten aktiven Atmen war. Ihn spüren und fühlen wir nicht, wir ahnen ihn vielleicht, wir empfinden eine Qualität, die vielleicht sehr konkret und stark ist, gleichzeitig ist dies aber ein Zustand, der sich der starken Worte entzieht, so wie sich Stille jedes Wortes entzieht, so wie ein Wort die unendliche Weite einengt, so wie ein Begriff nur die Oberfläche der Tiefe berühren kann. Wir lassen uns hier von den Elementen und ihren Oktaven berühren, lassen uns von ihnen durchfluten, weiten, flirten, wir reiten auf ihnen so weit, wie es unsere Sehnsucht zulässt. Wir setzen uns zu ihnen in Beziehung und erfahren uns dadurch neu. Und vielleicht erkennen wir, dass wir nicht getrennt sind. Erde, Wasser, Feuer, Luft, sie alle sind auch in uns.

Dementsprechend bewegen wir uns körperlich, muskulär, koordinieren, choreographieren. Wir bewegen uns subtiler, lassen Impulse durch die Faszien strömen, sich ausbreiten, vollenden. Wir entwickeln dabei innere Stärke und innere Kraft, welche die Effektivität der Muskelkraft bei Weitem übersteigen kann. Subtiler bedeutet kraftvoller, nicht etwa das Gegenteil. Noch kraftvoller werden unsere Bewegungen, wenn wir in die ursprüngliche Bewegung oktavieren. Ursprünglich ist nicht primitiv, denn wir oktavieren nach oben, indem wir wahrnehmend und empfindend differenzieren und integrieren, subtilisieren und verwesentlichen – kurz: kultivieren. Die Bewegungen, die im Ursprünglichen oder Kausalen wurzeln, sich daraus entfalten und wieder darin einfalten, sind innerlich tief, weit, still, klar, leicht und licht. Daher können sie extrem kraftvoll sein. Diese Kraft lässt sich wahrnehmen, wenn wir jemandem zuschauen, der sich in und aus diesem Zustand bewegt. Sie lässt sich jedoch am deutlichsten demonstrieren und selber erfahren, wenn wir jemanden in und aus diesem Zustand stoßen, statt ihn nur mit Muskelkraft durch die Landschaft zu schieben.

Damit eine Saite schwingen kann, darf sie nicht überspannt sein. Darum entspannen wir. Wir sinken, beobachten und bezeugen, und irgendwann ist entspannen da. Wir bewegen uns eine Weile und fragen uns, was wir da machen, oder wir sind mit einem uns noch nicht bekannten Ablauf beschäftigt, und der Typ da vorne sagt die ganze Zeit, auf dies und das solle man auch noch achten, und überhaupt, wir kommen nicht durch unsere innere Lärmwand durch, wir setzen uns vielleicht selber unter Druck, was so förderlich ist, wie wenn wir uns unter Druck setzen, einschlafen zu müssen – und plötzlich ist entspannen da. Etwas entspannt. Stille ist da. Stille strömt ein. In diesem Entspannen ist unmittelbar auch ein Öffnen. Plötzlich ist die innere Lärmwand weg, und unsere Wahrnehmung öffnet und weitet sich. Diese Klänge des Meeres! Dieses Flüstern des Windes! Das Lied der Bäume! Der Duft der Blüten! Mein Atem! Diese Freiheit im Zwerchfell! Wie konnten wir das alles vorher nicht wahrnehmen? Wichtig ist, dass wir auch in diesem Öffnen Ruhe bewahren. Dass wir aus der Fülle des Seins keinen Event machen. Sonst verlieren wir den Zustand wieder, weil wir die Fülle wieder einengen.

—

Wir können uns eine Atem-Achse vergegenwärtigen, die durch alle Zustände und Wahrnehmungen geht. Ähnlich wie ein Liftschacht, der durch alle Stockwerke eines Gebäudes führt. Diese Achse kann das Zentrum des Wahrnehmungs-Feldes bilden, beziehungsweise der Wahrnehmungs-Sphäre. Ob unsere Wahrnehmung auf körperlicher Ebene ist, in subtileren Gefilden, etwa dem Empfinden von Fülle und Fließen, oder ob wir durch verschiedene Zustände wandern: der Atem ist immer bei uns. So haben wir immer einen Präsenz-Anker, wo wir auch sind. Tiefe Wachsamkeit ist das Resultat.

—

Wir sinken von der Idee Körper in die erfahrbare und erfahrene Wirklichkeit Körper. Diese Erfahrung zeigt sich als ein Spüren, Fühlen und Empfinden. Selbst wenn wir beobachten und differenzieren, beobachten und differenzieren wir Körper-Empfindungen. Spüren - fühlen - empfinden bilden eine Abfolge im Subtilisierungsprozess. Der Körper bietet daher nicht nur körperliche Informationen. Er ist ein Empfindungs-Instrument für unser Sein. Gefühle sind körperlich. Zustände wie Müdigkeit und Ruhe, Sammlung und Zerstreuung sind alles körperliche Erfahrungen. Diese Erfahrungswelten sind in keiner Weise voneinander getrennt. Es ist nicht auf der einen Ebene das Körperliche und auf einer anderen eine momentane Stimmung. Die Stufen liegen in der Subtilisierung der Wahrnehmung, nicht im Wahrgenommenen an sich. Der Atem zum Beispiel ist überall. Wenn ich durch Zustände sinke, kann ich die Atem-Achse als Anker nehmen. Die Atem-Achse geht darum durch alle Ebenen, weil es keine Ebenen gibt. Es gibt nur Ebenen der Wahrnehmung.

—

Wo immer ich bin, der Atem ist mit mir.

Die Regulierung des Atems hat neben der Stabilität des Körpers immer Priorität. Atembewegung und Körperbewegung bilden eine Einheit. Verschiedene Atem-Formen unterstützen den Körper und verschiedene Bewegungs-Formen. Eine Bewegung soll nicht den Atem hemmen. Es geht immer darum, den Atem zu befreien. Dann befreit er die innere Kraft der Bewegung.

—

Wir machen aus unserem Körper eine durchlässige und vielfach zentrierte Einheit, bis die Wirbelsäule atmet. Mit jedem Einatmen dehnt sie sich ein wenig aus, mit jedem Ausatmen sinkt sie wieder ein wenig in sich zusammen, ohne ihre Integrität zu verlieren, ohne sich zu verschließen. Diese Bewegung setzt sich in die Arme fort. Dann ist der Körper wie das Meer. Das Meer ist entspannt. Eine Welle bewegt sich durch das Meer fort, weil es entspannt ist. Die Welle bewegt nicht das Wasser, das macht sie erst ganz am Schluss, wenn sie den Strand erreicht. Die Welle bewegt sich durch das Wasser.

Stehe wie ein Baum, bewege dich wie eine Welle. Und in einem zweiten Schritt: Stehe wie eine Welle, bewege dich wie ein Baum. Sei das Meer. Der Wind ist dein Atem, die Welle deine Bewegung.

—

Wir ermöglichen den Rhythmen der Natur, durch uns Kraft zu entwickeln. Mit der Körperatmung werden wir zum Meer, dessen Wellen durch den Wind, den Atem, bewegt werden. Ziel ist, dermaßen zu entspannen, dass sich mit der Atmung der ganze Körper bewegt. Wir beginnen mit großen Bewegungen, die wir «machen», und subtilisieren sie dann in immer kleinere Bewegungen hinein. Es ist ein Potenzieren. Je subtiler sie werden, desto kraftvoller werden sie. Doch das werden sie natürlich nicht, indem wir die Bewegung kleiner «machen». Wir ermöglichen immer mehr, dass sie sich durch uns entfalten, indem wir ihnen das Gefäß bereiten und ihnen nicht im Weg stehen. Sie entstehen, indem wir lassen.

—

Die Atmung ist ein Weg zur inneren Haltung, die innere Haltung ist Gestalt eines befreiten, tiefen, stabilen, verwesentlichten Atems. Ein verwesentlichter Atem gründet in der Stille.

—

Der Herzraum wird gestützt vom Atem. Der Atem ist Ausdruck unseres inneren Impulses. Der Lebens-Impuls, der unseren ersten Herz-Schlag initiierte. Geh zu diesem Moment zurück.

Der Atem ist das erste Einströmen des Raumes, in welchen hinein wir von ihm entfaltet werden. Wir befreien unsere Ur-Bewegung und kultivieren sie – beziehungsweise sie kultiviert uns. Nirgends wird das offensichtlicher als beim Atem. Nicht *ich* kultiviere. Ich werde kultiviert.

Willst du etwas ändern, ändere die Gestalt deines Atems.

Bewegung kann Antwort oder Ausdruck sein. Als Antwort bewegen wir uns auf etwas oder jemanden zu oder von ihm fort. Fortbewegung. Als Ausdruck wird der Körper so intensiv mit einem Empfinden geflutet, dass er bewegt wird. Ein Baby, das sich freut und dabei alle Viere unwillkürlich bewegt, ist ein Beispiel, ein anderes ist der Tanz.

Sowohl Antwort als auch Ausdruck können unbewusst sein, dann sind es Reaktionen. Durch Kultivieren hieven wir diese Reaktionen in einen Differenzierungsprozess. Durch Kultivieren werden sie differenziert, subtilisiert, integriert, verwesentlicht, was jedoch nicht alles im Bewusstsein geschieht. Der Kultivations-Prozess wirkt auch im Verborgenen. Das Bewusstsein ist nur die Spitze des Eisberges. Das meiste ist und bleibt im Verborgenen.

Ausdruck kann dargestellt werden. Es gibt Darstellung ohne Ausdruck, also ohne das entsprechende Empfinden. Darstellung kann hohl oder routiniert sein. Eindrückliche Darstellung ist Ausdruck.

Bewegende Darstellung ist innere Bewegung, welche über das Medium der äußeren Bewegung eine innere Bewegung im Betrachter erzeugt.

Bewegung hat immer einen individuellen, einen sozialen, einen kulturellen und einen umwelt-verbundenen Aspekt.

Um sich variabel, anpassungsfähig, abwechslungsreich und reaktionsfähig zu bewegen, suche, erarbeite oder schaffe deine ureigene Bewegung, das richtige soziale und kulturelle Umfeld und die richtige Umgebung. So kannst du dich nachhaltig bewegen, das heißt, du bewegst dich in einem selbsterhaltenden, selbstverstärkenden und selbst-entfaltenden Netz.

Wenn wir in unsere Bewegung verschiedene Dimensionen des Raumes einbeziehen, beziehen wir verschiedene Aspekte unserer individuellen und evolutionären Entwicklung ein. Wenn wir uns am Boden bewegen, nutzen wir nicht nur andere Dimensionen des Raumes, wir sprechen auch ganz andere Dimensionen unserer Entwicklung und Erfahrungs-Dimensionen an. Entwickeln wir Fluidität in der Bewegung, binden wir uns zurück zu pränatalen Dimensionen. Wenn wir Bewegung kultivieren, kultivieren wir nicht nur den Körper, oder die Wahrnehmung, den Geist. Wir kultivieren das Natürliche, und wir lassen unsere Natur uns kultivieren. Wir kultivieren das Ungetrennte. Gegenwart und Evolution, Individuum und Menschheit, Präsenz und Geschichte, Körper und Geist, Natur und Kultur.

Unsere allerersten Bewegungen waren frei, weil sie im Mutterleib relativ frei schwebend in einem warmen Bad statt fanden. Erste willkürliche Bewegungen in der Welt, die von Schwerkraft dominiert wird, waren liegen und den Kopf heben, den Kopf drehen, greifen, den Körper drehen, rollen, sich aufstützen, kriechen, auf alle Viere kommen und darauf Distanzen überwinden, aufsitzen, hocken, aufstehen und fallen.

Mit dem Aufstehen auf zwei Beine begannen wir die menschen-spezifische Reise (denn rollen, kriechen, sich auf vier Beinen bewegen und sitzen tun auch andere Lebewesen). Wir begannen zu stehen, zu gehen, zu rennen, zu tragen – auf den Hüften, den Armen, dem Rücken, den Schultern, dem Kopf – und zu werfen. Wir begannen, diese Grund-Bewegungen den Umständen und der Umgebung anzupassen. Durch Adaption wurde unser Körper gestaltet. Wir erweiterten unser Repertoire und begannen zu hüpfen, zu springen und zu landen. Wir dehnten unsere Bewegung auf andere Elemente aus und begannen zu schwimmen, zu hängen und zu klettern. Bewegung wurde auch interaktiver mit anderen Menschen. Wir begannen zu kämpfen. Tiere kämpfen auch, doch der Mensch entwickelte raffinierte Techniken. Gleichzeitig entwickelten wir feinmotorische Qualitäten, denn schließlich hatten wir durch den energiesparenden Gang auf zwei Beinen zwei Hände frei. Es entstanden Werkzeuge für die Jagd und den Kampf, und es entstanden Kultur-Objekte. Die einen, wie Töpfe, dienten dem Gebrauch in dieser Welt. Andere, wie Tonfiguren, wiesen auf andere Dimensionen der Realität hin.

Wir begannen, uns nicht nur fortzubewegen und Werkzeuge herzustellen, sondern uns auch auszudrücken. Wir begannen, zu tanzen. Der Tanz war nicht nur Ausdruck, sondern auch ein

Gefährt in – wie wir heute sagen würden – andere Bewusstseins-Zustände. In andere Dimensionen der Realität. Wir begannen uns als vieldimensionale Wesen zu bewegen. Entsprechend begannen wir, unsere Körper zu gestalten, zu bemalen, zu tätowieren und zu kleiden. Aus der Natur entstand Kultur. Natur und Kultur waren die meiste Zeit der Menschheit nicht getrennt.

Mensch sein genügt. Voll Mensch sein. Allein das menschliche Bewegungsspektrum bietet sehr viel: liegen und drehen, rollen, sich aufstützen, kriechen, krabbeln, aufsitzen, hocken, aufstehen und fallen, stehen, gehen, rennen, hüpfen, springen und landen. Heben und tragen. Werfen und fangen. Ziehen und stoßen. Kämpfen und tanzen. Und das ist nur der physische Solo-Part von Menschsein. So viel, und so viel mehr!

Wunderbar!

Sich zusammen bewegen, zusammen tanzen, zusammen sich einem Ritual oder einer Bewegung hingeben und dabei eine Kraft erfahren, die über das Individuum hinaus verbindet: *kollektive Efferveszenz*, oder kollektive integrale Bewegung.

So wie individuelle Bewegungen den Körper geformt haben, formte kollektive Bewegung das Rituelle, das Religiöse, das Spirituelle, das Kulturelle. Dies prägte natürlich wieder das Individuum positiv.

Kollektive integrale Bewegung kann eine Kraft entfalten, die Menschen zusammenbringt, positive Emotionen wie Ehrfurcht und Freude fördert und zu pro-sozialem Verhalten anregt.

Finde, ermögliche, erschaffe deine ureigene Bewegung.

Finde, ermögliche, erschaffe kollektive integrale Bewegung.

Diese beiden Prozesse sind nicht getrennt.

3

MOVEMENT

/ˈmo͞ovmənt/
Bewegung

1. Die Ortsveränderung mit der Zeit
2. Affine Drehung oder Drehspiegelung im Raum
3. Das Richtungsverhältnis zweier Stimmen untereinander
4. Soziale Bewegung, auch Widerstand
5. Fortbewegung, Lokomotion, die Ortsveränderung von Lebewesen
6. Taxis, die Bewegungsausrichtung von Lebewesen auf ein Ziel
7. Körperliche Aktivität

MOVEMENT
befasst sich mit den verschiedensten Möglichkeiten der Bewegung in Bezug auf den Raum, die Zeit (Tempo) und die körperlichen Gegebenheiten

—

Atme wann immer möglich durch deine Nase. Die Zunge ruht hinter den Zähnen am Gaumen.

—

Natürliche Bewegung ist die funktionelle Bewegung, die in deinen Körper eingebettet ist. Integrale Bewegung ist die Qualität, wenn sich der ganze Mensch, und nicht nur der Körper, als Einheit bewegt.

Natürliche Bewegung beinhaltet primäre, evolutionär gewachsene Bewegungsformen wie stehen, gehen, rennen, werfen und tragen. Unsere individuelle Bewegungs-Entwicklung beziehen wir ebenso ein: liegen, rollen, aufrichten, hocken, kriechen, hüpfen, springen und landen und so weiter. Natürliche Bewegung umfasst Stabilität, Agilität, Flexibilität, Elastizität, Mobilität und Fluidität. Sie ermöglicht dir, dich mühelos und kontinuierlich zu bewegen und dabei Stärke, Kraft und Ausdauer zu entwickeln.

Integrale Bewegung ist deine Ganzheit, die sich bewegt, fließt und wächst wie ein Fluss. Hier wird auch die soziale und kulturelle Bewegungs-Entwicklung nachvollzogen: einerseits im Ausdruck, in der Geste, im Tanz; andererseits vom Spiel über den Kampf hin zur Kampfkunst. Bewegung, Empfindung, Zustand und Interpretation bilden ein differenzierbares, aber untrennbares Ganzes. Integrale Bewegung löst die scheinbaren Trennungen oder Reduktionen von Körper und Geist auf und lässt dich erleben, wie ungetrennt du bist.

Natürliche Bewegung entfaltet sich durch Expansion und Kontraktion, oder differenzierter, durch einen Prozess des Zentrierens, Öffnens, Ausweitens, Verschmelzens und Integrierens. Wir nennen diesen Prozess die Köbi-Dynamik (coebi).

Integrale Bewegung wird durch Wahrnehmung kultiviert, durch einen Prozess des Beobachtens und Empfindens, Differenzierens und Integrierens und des Subtilisierens und Verwesentlichens. Wir nennen dies die Kultivationsdynamik.

Beide Dynamiken bilden zusammen ein Ganzes ohne Hierarchie. Wir nennen es Integraldynamik (siehe auch das Buch). Das größere Stück im Kuchen? Integrieren, da Integration in beiden Dynamiken vorkommt.

Natürliche Bewegung entfaltet die Funktionalität deines Körpers und deiner Bewegungen. Integrale Bewegung entfaltet den Sinn deines Seins und die Bedeutung deines Lebens.

Beide Bewegungen verbinden. Natürliche Bewegung verbindet die verschiedenen Körperteile zu einer starken Struktur und kraftvollen Bewegung. Integrale Bewegung verbindet alle Aspekte deines Seins in einen kohärenten Prozess, der sich mit anderen und der Welt verbindet.

—

Leicht, natürlich und einfach. So kann Bewegung sein. Diese drei Qualitäten sind nicht getrennte. Sie sind ineinander verwoben, sie sind drei Aspekte einer Qualität: der Bewegung.

Leichtigkeit beinhaltet die Flow-Qualität, und die Flow-Qualität beinhaltet die zentralen Elemente der Stabilität, Agilität, Adaptivität, Mobilität, Flexibilität, Elastizität, Fluidität, Stärke, Kraft und Ausdauer. Doch Leichtigkeit geht darüber hinaus. Denn Flow beschreibt eine gewisse Form der Bewegung. Die Leichtigkeit jedoch ist eine Qualität, welche in jeder Bewegungsform aufscheinen kann. In jeder normalen, alltäglichen Bewegung, selbst im Unbewegten, in einer Sitzhaltung etwa, oder in der Atembewegung, in der Struktur. Diese Struktur ist von Räumen durchwoben und wird vom Atem gestützt.

Leichtigkeit ist frei von Sentimentalität, entfremdeter Tradition, von physischem und metaphysischem Ballast, von Bewegungs-Schablonen und -Stereotypen. Leichtigkeit ist frei vom Alten, Fremden und Unauthentischen. Leichtigkeit ist einfache Bewegung, ungeschmückt, ungeschnörkelt, frei. Sie zeigt sich unmittelbar. Leichtigkeit ist, natürlich, das Gegenteil der Schwere. Auch der Bedeutungsschwere.

Die Leichtigkeit kommt aus der Natürlichkeit, der Stimmigkeit, den Rhythmen, der Spirale. Sie kommt aus der integrierten Struktur, aus faszialer Kraftübertragung, aus der Nicht-Trennung von Atembewegung und Bewegung des ganzen Körpers. Sie kommt aus dem Wahrgenommen-Sein. Sie ist beobachtet, ohne bewertet zu sein, empfunden, ohne dramatisch oder romantisch zu sein. Leichtigkeit ist das bewegte Leben, wie es ist, ohne große Gesten und poetische Aufladung, und doch unmittelbar berührt und berührend. Sie entsteht in jedem Moment, einfach, friedvoll, kraftvoll und doch unspektakulär, selbst im komplexen und konfliktgeladenen Umfeld. Wir erreichen diese Leichtigkeit durch all dies. Durch das Weglassen all dessen, was nicht leicht ist.

Wir kultivieren das Natürliche. Das scheint vielleicht ein Widerspruch zu sein, doch es ist keiner. Kultivation produziert nicht Künstlichkeit. Durch Kultivation lassen wir das Unnatürliche sein, das Schablonenhafte, Unauthentische, Aufgesetzte, das Imitierte. Dadurch kann sich das Natürliche entfalten. Das Natürliche ist das Von-Selbst-So-Seiende, das Unverfälschte.

Die Verfälschung entsteht durch Nicht-Bewegung, natürlich zumeist in einer Sitzhaltung. Sitzen deformiert. Schablonenhaftes entsteht durch eine nicht kultivierte Inkulturation, in welcher Muster unreflektiert übernommen werden. Imitation ist ein wichtiger Schritt im Lernprozess, jedoch nur der erste. Es folgen im Kultivationsprozess Integration und Kreation.

Nicht jede Bewegungsform und nicht jede Position ist für jeden Körper. Die natürliche Bewegung ist individuell und daher authentisch. Sie ist abhängig vom allgemeinen Körperbau, von den Proportionen, und vom Geschlecht.

Die Einfachheit nennen wir eigentlich besser Simplizität. Mit diesem etwas gehobenen Wort können wir bereits implizieren, dass Einfachheit nicht einfältig oder primitiv bedeutet. Wir brechen nichts herunter auf einen gemeinsamen Nenner, wir nivellieren nicht, wir vereinfachen nicht in diesem Sinn. Echte Einfachheit kann die Komplexität in sich aufnehmen, ohne sie kompliziert zu machen. Einfachheit führt auch hin zur Würde der ungeteilten Aufmerksamkeit. Wenn wir uns nur bewegen, und nur das, nichts anderes, wenn wir ungeteilt aufmerksam sind, dann kultivieren wir Einfachheit.

—

Tensegrity ist das Selbsttragende. Durch das Selbsttragende entsteht Leichtigkeit und all ihre physischen Qualitäten, die wir damit verknüpfen: Stabilität, Agilität, Flexibilität, Elastizität, Mobilität, Fluidität, innere Kraft, Ausdauer. Das Gegenteil von physischer Leichtigkeit ist nicht die Schwere, sondern der Körper als aufeinander gestapelte und einander belastende Bauklötze: das Schwerfällige, das, was «schwer fällt», wenn es fällt. Wohingegen Leichtigkeit aufrichtet. Eine selbsttragende Struktur schafft Raum und richtet entspannt auf. Wenn die Leichtigkeit fällt, fällt sie federnd.

—

Obwohl Integration eine Dynamik ist, die umfassendere Ebenen und Höhen und Tiefen und Komplexitäten und Vielschichtigkeiten freisetzt, wird das Ganze dadurch nicht größer, gewaltiger, komplizierter, schwerer und bedeutungsschwanger, im Gegenteil. Es wird ganz natürlich. Natur ist leicht. Sie setzt frei, nicht auf. Diese Qualität birgt auch kreatives und visionäres Potenzial in sich. Hier kommen Ideen. Ideen sind Bewegungen. Bewegungen, denen nichts aufgesetzt sind, denen nichts Fremdes oder Entfremdetes anhaftet, sind leicht. Sie entfalten Raum und entfalten sich im Raum. Ein Ausdruck dieser Bewegungen ist die Freude.

—

Die Leichtigkeit entsteht nicht durch das Fehlen von Spannungen, sondern durch die optimale Verteilung der nötigen Spannungen. Diese Leichtigkeit hat viel Raum. Leichtigkeit in der Bewegung entsteht, wenn innerer und äußerer Raum in Resonanz gehen.

—

Die Leichtigkeit entsteht durch das Natürliche. Das Seinlassen des Tuns ist eine Kompetenz, nicht ein Unterlassen.

—

Stehe. Verbinde deine Füße fest mit dem Boden. Lass sie nicht einsinken, aber vor allem: entspanne sie. Lass das Becken ein wenig sinken. Entspanne deinen unteren Rücken. Wenn du weißt wie und Erfahrung hast, aktiviere den Beckenboden. Halte deine Arme locker und leicht gerundet, als würdest du eine große Schüssel halten. Lass die Schultern auf deinen Hüften ruhen. Die Schulterblätter verschmelzen mit dem Rücken, die Schultern öffnen sich ein wenig vorne. Entspanne dich. Immer: entspannen. Dein Nacken ist die natürliche Verlängerung deines Rückens. Dein Scheitel sehnt sich nach dem Himmel, als würde er wie ein Magnet angezogen, während du wie eine Sanduhr innerlich nach unten sinkst. Oder als ob du unter einem sanften Wasserfall stehen würdest. Oder unter der Dusche. Alles rieselt nach unten. In den Boden. Tief in den Boden hinein.

Entspanne dich. Wieder und wieder. Immer wieder aufs Neue, tiefer, differenzierter.

Dein Körper wird offenbaren, wo er noch angespannt ist. Wo etwas noch nicht in das Gesamtgefüge integriert ist. Du kannst versuchen, in solche engen Räume hinein zu atmen. Stell dir vor, es gibt einen Luftballon, den du mit deinem Einatmen sanft aufbläst. Du kannst innerlich zwischen einem angespannten Bereich und der Gesamtstruktur, die im Großen und Ganzen entspannt ist, hin und her pendeln, egal wo du auf deinem Weg zur integrierten und dynamischen Entspannung stehst. Verschiebe einfach sanft deinen Fokus. Hin und her.

Versuche immer, dich in eine Struktur fallen zu lassen, die dich trägt und aufrichtet. Leide nicht. Sinke, lass dich durch das Loslassen der Spannung öffnen, dehne dich aus, verbinde deine Hände wieder mit deinen Füßen; ein integriertes Ganzes.

Die Chancen stehen gut, dass sich dein Atem vertieft. Lass ihn dich stützen und aufrichten, während du immer weiter nach unten sinkst. Werde leicht. Oberer Teil leicht, unterer Teil schwer.

Bewegung wird durch zehn Verben beschrieben: zentrieren, öffnen, weiten, vernetzen, integrieren, differenzieren, beobachten, empfinden, subtilisieren, verwesentlichen. Sie beschreiben eine Gesamtbewegung, welche in jeder Beziehung auf Integration zusteuert. Das Kurzwort dafür ist «Bewegung». Diese Bewegung wirkt in allen Bereichen, auf allen Ebenen, wie auch immer wir sie zur Befriedigung unseres Bedürfnisses nach Rationalität unterteilen: Körper, Kognition, Wahrnehmung, Interpretation, Seele, Geist. Im Innen, im Außen, im Ich, im Wir.

Daraus ergeben sich die Qualitäten, die im Folgenden beschrieben werden. Die Qualitäten sind nicht das Ziel, sondern Aspekte der konkreten Bewegung. Das «Ziel» ist die Bewegung selbst. Diese Aussage macht aber nur Sinn, wenn wir Bewegung unbedingt im Sinne der zehn Verben verstehen und nicht auf körperliche Bewegung reduzieren. Körperliche Bewegung kann nicht Selbstzweck sein. Sie kann nicht isoliert geschehen oder praktiziert werden. Körperliche Bewegung ist immer eingebettet in ein komplexes, vielschichtiges Ganzes, welches im weiteren Sinn wiederum durch die zehn Verbenfamilien beschrieben wird. In einem größeren Ganzen kann zum Beispiel zentrieren heißen: Nahrung besorgen. Unterkunft finden. Die Sicherheit der Familie gewährleisten. Zur Ruhe kommen. Besinnen.

Nun also die Qualitäten, die sich durch Bewegung ergeben. Sie werden hier dargelegt, um die eigene Praxis und Bewegung immer wieder daraufhin zu überprüfen. Sie sind Möglichkeiten und Potenziale.

Stabilität, Agilität, Flexibilität, Elastizität, Mobilität, Fluidität, Stärke, Kraft, Ausdauer. Dies sind unmittelbar sichtbare Aspekte der Praxis.

Intention, Fokus (engl. attention), Raum sein, Container sein, gewollter Ausdruck. Dies sind eher verborgene Aspekte der Praxis. Sie zeigen sich in der Wirkkraft.

Adaptivität, Rezeptivität, Inter-Agilität, Inter-Fluidität, Responsivität. Dies sind Aspekte des Begegnens und der Interaktion. Sie sind direkt sichtbar.

Alle diese Aspekte sind nicht Getrennte. Sie bilden ein differenziertes Ungetrenntes. Daher sind die Begriffe nicht immer klar abzutrennen. Wir üben sie, indem wir uns im Pool der zehn Verben der Integraldynamik in einem vielseitigen Umfeld einzeln und in Partner-Settings bewegen.

Stabilität ist die Fähigkeit, dass keine ungewollten oder ungünstigen Bewegungen geschehen. Sie gewährleistet die Integrität und Funktionalität einer Struktur oder einer Dynamik. Das Training von Stabilität kann das Training von Muskelkraft beinhalten, oftmals geht es aber vor allem auch um neuromuskuläre und neurofasziale Umschulung und um fasziale Stärke.

Agilität ist die Fähigkeit, Wandel angemessen und schnell zu vollziehen, zu initiieren oder zu nutzen. Einzelteile (Gelenke und Wirbelsäule) in einem integrierten Ganzen können relativ unabhängig voneinander agieren, ohne die Integration zu gefährden, im Gegenteil, diese wird gefördert. Agilität zeigt sich in der Fähigkeit zur Isolation in der Integration. Jedes Gelenk besitzt möglichst hohe Grade der Freiheit, jedoch reizt Agilität den Bewegungsradius und Bewegungsumfang selten aus.

Flexibilität ist die Fähigkeit des Gewebes und des Nervensystems, Länge und Weite zu schaffen, nachzugeben.

Elastizität ist die Fähigkeit, Energie zu speichern und wieder freizusetzen.

Mobilität ist Beweglichkeit. Dies bezieht sich auf den ganzen Körper, einzelne Gelenke bis hinunter zu jeder einzelnen Zelle. Ebenso ist damit die Bewegungs-Fähigkeit im äußeren Raum gemeint.

Fluidität ist die Fähigkeit, sich fließend zu bewegen. Vernetzung steht dabei im Vordergrund. Koordination führt zur Fluidität hin. Fluidität übersteigt jedoch Koordination bei Weitem. Fluidität verlangt ein großes Maß an Entspannung und das richtige Maß an Grund-Spannung. Fluidität bedingt Elastizität zwischen den Gelenken.

Fluidität ist zudem eine gestaltende Kraft. Sie ist die beste Methode, um Bewegung aus sich selbst heraus entfalten zu lassen. Sie ist der Weg, auf welchem sich Bewegung durch Bewegung selbst kultiviert, wenn wir sie dem Fluss übergeben können, fließen und genießen (empfinden).

Stärke ist die integrierte Faszien-Struktur, welche trag- und leitfähig ist und sich als Tensegrity-Struktur weitgehend selber stützt, stabilisiert und trägt. Das Training dieser Struktur wird stark von Subtilisierungsprozessen geprägt. Natürlich werden in einem ersten Schritt Faszien entklebt und wieder geschmeidig gemacht. Die neuromuskuläre und neurofasziale Ausbildung und Vernetzung ist jedoch genauso entscheidend. Die Propriozeption und Interozeption ist dabei maßgebend und wird stark differenziert und subtilisiert.

Kraft gibt es als Muskelkraft und als Stärke in Bewegung. Stärke in Bewegung ist der ganze Körper in Bewegung, was in der Regel faszialer, kraftvoller, elastischer und fluider ist als wenige isolierte Muskeln in Bewegung. Kraft wird idealerweise durch Stärke weitergegeben und übertragen, statt isoliert produziert zu werden.

Ausdauer besteht aus Dauer. Sie bezeichnet, wie lange Bewegung geschehen kann, ohne sich zu erschöpfen. Die Herz-Kreislauf-Leistung ist hier ebenso entscheidend wie Faktoren, die sich als Müdigkeit zeigen: Demotivation, Schlafmangel, Überreizung, Erschöpfung. Demotivation entsteht, wenn der Sinn nicht klar ist oder verloren geht. Dies kann durch zu wenig positives Feedback geschehen, oder dadurch, dass etwas sich tatsächlich als nicht mehr sinnvoll erweist. Schlafmangel, Überreizung und Erschöpfung dämpfen die Sinne und weisen auf fehlende Integrationsmöglichkeiten hin.

Intention ist ein Zustand der Ausrichtung. Sie schafft Weite, Raum, Horizonte. Raum plus Ausrichtung setzen etwas in Bewegung.

Fokus ist zielgerichtet und doch sanft, dann wirkt er klar. Er durchdringt Raum.

Raum sein bedeutet nicht anzuhaften.

Container sein bedeutet, nicht ungefiltert auszudrücken. Er umfasst den Raum und alles, was darin ist. Das ist vor allem wichtig, wenn wir in der Praxis an eine Grenze kommen.

Ausdruck ist Verkörpern der Empfindungen. Ausdruck ist Geste. Ausdruck gibt es in unkultivierter und kultivierter Form. Die Kultivation fördert integrativen, gewollten Ausdruck.

Adaptivität oder Adaptabilität ist die Fähigkeit, sich auf Veränderungen einzustellen. Es gibt sie im Mikro und im Makro. Im Mikro ist es der Körper, der sich in jedem Moment auf die sich verändernden Gegebenheiten der Umgebung, etwa der Bodenbeschaffenheit, oder auf Veränderungen der Körper-Gestalt einstellt. Im Makro ist es der ganze Mensch, der sich auf Veränderungen seiner Umwelt einstellt. Adaptivität ist die treibende evolutionäre Kraft. Sie bedarf einer flexiblen Körper- und auch Kognitions-Struktur, beziehungsweise fördert diese. Adaptivität ermöglicht alternative Bewegungen und eröffnet Spielraum und Raum. Adaptivität ist eine Anpassung im potenzialorientierten und integraldynamischen Sinn. Anpassung als eine gestaltende, kreative Kraft. Das Gegenteil sind festgefahrene Haltungs-, Bewegungs-, Reaktions- und Handlungsmuster, ebenso Denkmuster und starre Meinungen.

Rezeptivität ist die Fähigkeit zu empfangen, im Gegensatz zum Abblocken oder Umformen.

Inter-Agilität besteht wie die Agilität aus einem integrierten Ganzen, hier aus zwei integrierten Ganzen, die zusammen wieder ein Ganzes bilden. In diesem Ganzen können sich Einzelelemente weitgehend isoliert bewegen, ohne die Integration zu gefährden, im Gegenteil, diese wird gefördert.

Inter-Fluidität ist die Fähigkeit, zusammen zu fließen.

Responsivität ist die Fähigkeit zu antworten. Diese Antwort

ist spontan und integrativ, im Gegensatz zu einer reflexiven oder unkultivierten Reaktion oder einer Konfrontation.

—

Schaffe Raum. Keine Bewegung ohne Raum.
Raum lädt Bewegung ein. Bewegung schafft Raum.

—

Differenziere das Raum-Bewusstsein. Nimm den Raum wahr, fühle ihn. Entwickle ein Bewusstsein für Koordinaten: transversal (rechts – links), longitudinal (oben – unten), sagittal (vorne – hinten). Bewege dich in diesen Ebenen.

—

Richte dich nach den acht Richtungen aus, wie wenn du in einem Quadrat stehen würdest. Vier Wände, vier Ecken.

In einem zweiten Schritt stehst du in einem Würfel. Vier Wände, zwölf Kanten, acht Ecken. Oben und unten. Flächendiagonalen, Raumdiagonalen.

—

Bewege dich in allen Dimensionen und in alle Dimensionen. Aufsteigend, absteigend, vorwärts, rückwärts, seitwärts. Linear, kreisförmig und die Kombination davon, spiralförmig. Bewege dich wellenförmig und immer als Ganzes. Bewege dich von A nach B und weite dich in alle Richtungen. Falte aus, falte ein. Zentriere, öffne, weite, verbinde, integriere. Bring beim Einfalten den Raum in dein Zentrum.

Bewege dich groß und klein. Potenziere Bewegungen, indem du sie verinnerst, den Raum, die Zeit.

Bewege dich in verschiedenen Tempi: so langsam wie der Mond, langsam, normal, schnell, überhaupt nicht, explosiv, fließend, ununterbrochen und unterbrochen, rund und kantig.

Bring innere und äußere Bewegung in Einklang. Bewege dich ungeteilt. Körper, Atem, Ausrichtung, Intention, Energie – alle zusammen als kohärenter Prozess.

Bewege dich in Beziehung zum Boden, zum Raum, zur Zeit, zu dir selbst, zu anderen, zu deiner Umgebung.

Für Raum-Bewusstsein ist die Bewegung mit Gegenständen

und Partnern essenziell. Es geht um eine Weitung der Wahrnehmung, und diese ist nicht nur visuell. Subtileres Raum-Bewusstsein nimmt mit dem ganzen Körper wahr.

—

Raum-Bewusstsein ist Beziehungs-Bewusstsein. Seine Initiations-Zündung in unserer Entwicklung entstand, als wir uns aufrichteten. Sofort war da Raum, war Distanz, war eine Positionierung und Position, war ein Gegenüber – und ein Interesse, ein Sein (esse) dazwischen (inter). Raumbewusstsein ist Interesse. Interesse an der Beziehung von Ich und dem Anderen. Wir können uns situieren und orientieren.

—

Raum ermöglicht erst Bewegung. Ein Fluss braucht Raum und schafft sich Raum. Wenn du eingezwängt bist, kannst du dich nicht bewegen. Wenn die inneren Körperräume eingeengt und verklebt sind, kannst du dich nicht optimal bewegen. Wenn dein Geist eingeengt ist, kann er die freie Bewegung des Körpers hemmen, obwohl rein physisch gar keine Einschränkung vorliegt. Der Geist kann die Bewegungsfreiheit des Körpers unbewusst und effektiv beeinträchtigen. Oftmals ist es das Nervensystem, das Sicherheit erfahren muss, um Bewegung zulassen zu können.

—

Raum braucht Zeit. Wir stützen und weiten den Herzraum und stärken seine Verlängerungen und Verbindungspunkte.

Die Schultern, die Arme. Wir schaffen Räume nicht nur im vorderen und hinteren Herzraum, sondern in den Schultern, im Nacken, an der Schädelbasis (dadurch lassen wir das Kinn sanft sinken). Wir stellen uns vor, dass die Wirbelsäule erst am Scheitel endet. Dort tritt das Wirbelseil, welches am Himmel hängt, in den Körper ein. Das Becken hängt als Gewicht an diesem Seil, und das Wirbelseil-Engelein über uns macht den ganzen Tag nichts Anderes, als sanft an diesem Seil zu ziehen, um uns aus- und aufzurichten.

Integrale Bewegung ist Raum-Arbeit. Wir schaffen Innenräume, indem wir aufräumen. Wir schaffen Freiräume, indem wir Verspannungen loslassen. Es entstehen neue Atem-Räume, und damit neue Lebens-Räume. Wo Atem ist, ist Leben. Raum schaffen heißt dem Leben Raum geben. Innen und außen. Eine Bewegung wird zur Geste, zur Einladung ins Größere.

Raum strömt in uns ein, wir strömen in den Raum hinein. Wir sind Resonanz-Raum, Bewegung des Raumes.

«Wie ist mein Verhältnis zum Raum?» stellt die Frage nach Beziehung und Positionierung. «Was ist dieser Raum, in welchem ich mich bewege?» Diese Frage bezieht die Natur des Raumes ein, und damit auch die Natur mit ihren Elementen selbst. Mit den Elementen meine ich nicht nur die vier grobstofflichen Elemente, sondern auch ihre Oktaven wie Licht, Wind, Düfte, und tiefere Qualitäten (Oktaven) wie Tiefe, Weite, Stille und Frieden.

Sobald wir uns bewegen, bewegen wir uns in einer Umwelt. Sobald wir uns in Beziehung setzen, bewegen wir uns in einer Mitwelt. Integrale Bewegung umfasst also auch jene Qualitäten, die wir sozial, politisch, ökonomisch und ökologisch nennen.

—

Finde in der Körperhaltung Raum und klare Linien.
Schaffe in der Bewegung Bögen und Spiralen.

—

Wenn wir einen durchlässigen, geschmeidigen, offenen, vernetzten Körper haben, brauchen wir weniger Kraftanstrengung um eine Bewegung zu erreichen, da wir nur einen Impuls setzen müssen, der sich dann ungehindert ausbreiten kann, als wenn wir die ganze Bewegung produzieren würden. Wir «machen» die Bewegung nicht mehr, wir «initiieren» sie und werden Gefäß dafür.

—

Das Subtile zu kultivieren bedeutet: innere Verbindungen statt äußerer Konstrukte.

Die subtilen Bewegungen sind nicht äußerlich kompliziert, sondern innerlich komplex.

Entdecke diese inneren Qualitäten, ohne dich in äußeren Quantitäten zu verlieren.

—

Das Bewegungsspektrum ist die Anzahl der verschiedenen Bewegungen, die wir machen.

Der Bewegungsradius beschreibt den Raum, den unsere Bewegungen einnehmen.

Der Bewegungsumfang beschreibt die Ausdehnung unserer Bewegung.

Die Bewegungsmenge beschreibt, wie viel wir uns bewegen.

—

Isoliere und integriere. Integriere nicht, ohne zu isolieren. Isoliere nicht, ohne zu integrieren.

—

Mikro-Spezialisierungen haben ihren Platz im Ganzen. Wenn wir differenzieren, können wir integrieren. Wenn wir integral unterwegs sind, können wir differenzieren, ohne zu Spezialisten zu werden. Praktiziere in Abschnitten, praktiziere einzelne Aspekte. Und gliedere sie immer wieder ein in das Ganze.

—

Praktiziere Qualitäten, nicht Bewegungen. Praktiziere öffnen, praktiziere Reaktion, praktiziere Tempo, Timing, Koordination, weiten, integrieren und so weiter. Wenn du so praktizierst, kannst du auf ein Detail, einen Teil-Aspekt fokussieren, ohne dich darin zu isolieren.

—

Verkörpere das Unvorstellbare, indem du es dir zuerst vorstellst. Dann surfe auf der Welle der Vorstellung. Verkörpere nie das Unmögliche, aber bewege dich nah am Unmöglichen.

—

Drück in deiner Bewegung aus: Integrität, Intimität, Präsenz, Fülle und das unberührbare Zentrum, innere Stärke, innere Kraft, strukturierte Spontaneität, Kreativität.

—

Wichtig ist, dass wir uns bewegen. Dass wir in Bewegung bleiben. Dass wir bewegt werden. Dass wir uns bewegen lassen. Dass wir bewegen. Dass wir uns zu etwas bewegen. Dass wir zu etwas bewegen.

—

Weite dein Bewegungsspektrum und halte es schlicht. Einfach, simpel. Vermeide Show und leere Kunststücke. Sie werden dich nicht weiterbringen.

—

Bewegung ist kein Konzept. Bewegung ist Natur. Kultivierte Bewegung ist kultivierte – bewusst gemachte, vom Unnötigen gereinigte – Natur. Ein isolierter Muskel ist ein Konzept, denn Muskeln sind nicht isoliert. Bewegung aber ist keine Idee. Sondern ganz einfach unsere Realität. Unser Sein.

—

Phase 1: Zum Körper kommen. Die Wahrnehmung zurücknehmen. Vom nach außen Schauen zum Hören kommen. Vom Zuhören zum Hinhören. Vom Hören zum Lauschen. Wir richten den Blick nicht wirklich nach innen, wie es manchmal beschrieben wird. Denn der Körper ist nicht innen. Er ist einfach da. Wir kommen zum Da.

Phase 2: Den Körper wahrnehmen. Spannungen und Verspannungen, Integriertes, Stabilität, Brüchigkeit, Kontinuität, Fluidität, Isolation. Wärme und Kälte, Fülle und Leere, Fließen und Stagnation, und so weiter.

Phase 3: Mit dem Körper wahrnehmen. Mit dem ganzen Körper. Den Zustand, in welchem ich mich befinde. Ruhe und Unruhe, Sammlung und Zerstreutheit, Dasein und inneres Rasen, Tiefe und Untiefe. Weite, Friede und Unfriede, Eingebettet-Sein und Isolation und so weiter. Die verschiedenen Empfindungen in verschiedenen Körper-Regionen verorten.

Dadurch kann sich Bewegung und Stille entfalten.

—

Wisse, was du tust. Vor der ersten Bewegung ist schon der Kultivations-Zustand aktiv: beobachten und empfinden, differenzieren und integrieren, subtilisieren und verwesentlichen. Es sind nicht sechs Tätigkeiten, es ist ein Zustand.

Alle Bewegungen sollten vom Zustand einer klaren Ausrichtung begleitet werden.

Sobald wir uns kultivierend bewegen, ist die Frage nicht nur «Wie bewege ich mich?», sondern auch «Woher bewege ich mich?» und «Wohin bewege ich mich?»

Die Beweggründe sind mannigfaltig. Von der unmittelbaren Notwendigkeit (die uns heute abhanden gekommen ist) über Mangel bis zur reinen Freude an der Bewegung liegt da alles drin. «Was bewegt mich?» ist eine wichtige Frage, die in einer integralen Bewegungspraxis ihren Platz hat.

Integrale Bewegung faltet sich aus und sie faltet sich wieder ein. Wenn wir diesen Prozess etwas genauer betrachten, sehen wir, dass die Bewegung im Unbewegten beginnt, und zwar meist mit einer Abwärtsbewegung, einem Sinken. Aus diesem Sinken entsteht durch Entspannung und Elastizität ein Öffnen des Körpers. Bewegung geschieht in diesem Sinn also nicht durch Spannung, sondern durch Entspannung. Dieses Öffnen führt in ein Weiten, und hier beginnt die eigentliche, sichtbare Bewegung des Körpers in den Raum hinein. In der Phase des Zentrierens und Sinkens haben wir Raum geschaffen, indem wir Enge und Spannung loslassen. In der Phase des Öffnens wurde dieser Raum geweitet, und nun weiten wir uns in den Raum. Kaum kommt dadurch der Körper in Bewegung, kommt der *ganze* Körper in Bewegung. Kein Teil bewegt sich isoliert. Das Ganze in Bewegung kultiviert weitere Verbindungen und Kommunikations-Wege. Innere Flüsse entstehen. Es geschieht Vernetzung. Diese Bewegung führen wir früher oder später – und mit jedem Ausatmen in einer Mikro-Bewegung – zum Ursprung und zum Zentrum zurück.

Diese Dynamik der Entfaltung und Einfaltung nennen wir die Köbi-Dynamik, nach coebi: center, open, expand, blend, integrate.

—

Entspannen heißt, ein Gleichgewicht der Kräfte herzustellen. Entspannen führt uns in eine offene, durchlässige, elastische, sich selbst regulierende Struktur, dehnt uns aus, richtet uns auf. Durch das Gleichgewicht der Kräfte wird Vernetzung möglich. Die Vernetzung wird möglich durch ein Ausdehnen, ein Wegfallen der Isolation. Vernetzen ist also die natürliche Folge des integrativen Entspannungsprozesses.

—

Wir stehen nie still. Wir sind die Verkörperung einer Qualität, die Raum, Fluss und Rhythmen manifestiert. Wir sind voller Rhythmen, Räume und Flüsse: der Herzschlag und der Blutkreislauf, die Atmung, der craniale Rhythmus, die Verdauung, die Lymphtätigkeit, die Interzellularräume mit der Interzellularflüssigkeit, die Aktivität des Nervensystems. Dazu die neuralen, gedanklichen, emotionalen, geistigen Räume, Rhythmen und Flüsse. Es gibt im Leben keinen Stillstand. Selbst unbewegt sind wir Bewegung. Also müssen wir nicht das Unbewegt-Sein üben. Wir kultivieren das Natürliche.

—

Ent-Stehen bedeutet, dass etwas aus der Starrheit (oder auch Sturheit) in Be-Weg-ung kommt. Das Stehen wird zum Weg. Stehe und nimm wahr, was ist und was sich ändert. Ruhe dich nicht darauf aus (be-sitzen), sondern bleib offen und dynamisch stehen. Auch in Bewegung, setze dich innerlich nie auf deine Erfahrungen. Ruhe dich nicht darauf aus.

—

Beginne beim Üben mit größeren Bewegungen und reduziere sie auf kleinere. So werden sie vollkommen kompakt.

—

Wesentliche Bewegungen sind funktional sinnvolle Bewegungen. Wesentliche Bewegungen sind auf ihr Wesen gebrachte Bewegungen ohne Schnickschnack, ohne Schablonen, Stereotypen und Klischees. Wesentliche Bewegungen sind klare Bewegungen. Körperliche, energetische, psychische, geistige Klarheit ist das Resultat des Verwesentlichens. Das Wesentliche zeigt sich, wenn wir das Unwesentliche wegfallen lassen.

—

Wir gehen von den Grund-Qualitäten aus, die den körperlichen Menschen auszeichnen. Er steht, er geht, er rennt und trägt auf zwei Beinen. Er wirft als einziges Lebewesen auf diesem Planeten. Wenn wir unsere Bewegung kultivieren, gehen wir den Weg der Evolution.

—

Jede Reaktion (eine Re-Aktion, nicht ein Reflex) ist Ausdruck einer Fragmentierung. Im Laufe des Lebens haben wir unseren Körper – und auch unsere Wahrnehmung – aufgespaltet in Einzelteile. Diese reagieren unabhängig voneinander, denn sie wissen nichts mehr voneinander. Jeder versucht, sich selber zu retten. Durch natürliche Bewegung lernen die Einzelteile wieder voneinander, und sie bilden allmählich wieder ein Bewusstsein des Ganzen, das sie schon immer waren.

—

In integraler Bewegung sinken wir, um in der formlosen Tiefe die Quelle zu finden, aus der die Bewegung entsteht. Und damit ist nicht die physische Tiefe gemeint, sondern die Tiefe eines Zustandes. Wir sinken um Gefälle zu sein, damit der Fluss fließen kann. Damit die schöpferische Bewegung sich ungehindert in die Welt entfalten kann, ohne dass wir ihr im Weg stehen.

—

Wir bewegen uns nicht nur deshalb viel von unten nach oben, weil damit am meisten innere Kraft und Stabilität generiert wird. Sondern weil das der Weg der Evolution ist, unser ureigener Weg, den wir mit jeder Bewegung neu gehen. Wir waren an Ort, wir krabbelten, wir richteten uns auf, entdeckten damit den Raum und begannen ihn zu erforschen, und dazu stellten wir uns schließlich auf zwei Beine. Bewege dich aus der Tiefe deiner Wurzel und gib ihr die Kraft der spontanen Kreativität. Ha! Was für eine Bewegung!

Manchmal üben wir, langsam und zentriert zu gehen, was ein anders Gehen ist, als das geläufige Vorwärts-Gehen. Wie beim Stehen könnte man meinen: «Keine große Sache.» Nun ja. Wenn wir das Gewicht wirklich hundert Prozent verlagern, das hintere Bein nach vorne bringen, indem wir zuerst die hintere Hüfte nach vorne bringen, damit das Knie unter die Hüfte fallen kann, dann den Fuß ohne Gewicht wieder aufsetzen, das Gewicht verlagern, ohne dass es dabei nach oben kommt und darauf achtend, dass die Ebene, die durch das Becken verläuft, sich nicht neigt, nicht nach vorne, nicht nach hinten, nicht nach links, nicht nach rechts – nun dann stehen viele erst mal als Narren da und können keinen Schritt mehr machen. Doch wir müssen durch die Narrenphase, um in der Weisheitsphase anzukommen.

Wir arbeiten durch integrale Bewegung an einer integralen Struktur und umgekehrt. Was allmählich entsteht, ist eine tragfähige Struktur. Das geschieht, weil sich vormals isolierte Einzelteile wieder begegnen und sie den Weg in ein Ganzes finden. Man spricht von faszialen Leitbahnen, von miteinander durch den ganzen Körper verbundenen Faszien. Von diesen können wir uns tragen lassen, wenn wir gegen innen ausdehnen. Es entstehen Vernetzungen und Freiräume, wenn wir Innenraum schaffen.

Wir dehnen aus, indem wir differenzieren. Das Ausdehnen

hat zwei Richtungen, nach innen und nach außen. Das Ausdehnen nach innen differenziert unsere internen Verbindungen. Ich spreche in der Regel nicht von Koordination, weil koordinieren für uns nah beim Organisieren ist. Doch eigentlich bedeutet es das, was wir machen: die Dinge auf die Reihe kriegen. In unserem Fall die Glieder eingliedern. Eingliedern, ein wichtiges Wort auch des Integrierens. Die Gelenke sind aufgereiht wie an einer Perlenschnur, wie es die chinesischen Klassiker sagen. Die faszialen Leitbahnen sind funktionsfähig, sagen wir zeitgemäß. Die Dinge sind zusammen in Ordnung: koordinieren.

Das Meer ist entspannt. Eine Welle bewegt sich durch das Wasser fort. Sie bewegt nicht das Wasser, sie bewegt sich durch das Wasser. Erst ganz am Schluss, wenn die Wellenenergie das niedrigere Wasser am Strand erreicht, das diese Kraft nicht mehr unbewegt aufnehmen kann, bewegt sich das Wasser – die Welle schiebt das Wasser nach vorne. Die Welle bricht.

Genauso stoßen wir im Open Hands, wenn wir eine Frage stellen. Unser Körper ist das Meer. Ein Impuls fließt vom Boden her durch den Körper und bricht in der Hand. Der größte Teil des Stoßes ist nicht sichtbar, und der kleine Teil, der sichtbar wird, kann nicht erklären, warum das Gegenüber so weit weggestoßen wird. Obwohl der Fokus des Open Hands vielmehr darauf liegt, unter allen Umständen in kreativem, wohlstrukturiertem Kontakt zu bleiben, als jemanden wegfliegen zu lassen, macht diese Technik Sinn. Denn sie gibt uns Feedback, wie gut wir intern vernetzt sind. Wie sehr wir tatsächlich Meer sind.

Beziehungen können wir nach innen und nach außen fördern. Wir können von «interconnection» nach außen und von «intraconnection» nach innen sprechen. Nach innen zu verbinden heißt, die Gelenke aufzureihen «wie an einer Perlenschnur». Der ganze Körper bewegt sich als dynamische Einheit. Sprunggelenk, Knie, Hüfte, Schulter, Ellbogen und Handgelenk werden durch eine Welle aktiviert. Die Welle bewegt sich durch die Gelenke, beziehungsweise durch das sie verbindende Bindegewebe. Das Becken dient als der große Koordinator.

Wir können es auch so formulieren: «Die Arme bewegen sich nicht». Sie bewegen sich nicht, weil sie bewegt werden. Bewegt werden sie von den Beinen, der Bauchmitte und dem Rumpf. Als einfache Regel gilt: die Schultern werden von den Hüften bewegt, die Ellbogen werden von den Knien bewegt, die Handgelenke werden von den Sprunggelenken bewegt.

Wenn sich das Handgelenk bewegt, wird diese Bewegung im Sprunggelenk initiiert – oder führt dahin zurück. Eine Bewegung der Hand ist die Folge einer inneren Wellenbewegung des ganzen Körpers entlang der Gelenke. Damit schaffen wir eine vernetzte, stabile Basis.

Beziehungen schaffen Stabilität.

Netzwerke sind Kraftwerke. Durch diese innere Vernetzung und Kommunikation entsteht innere Stärke und, wird diese innere Stärke in Bewegung versetzt, innere Kraft, welche etwas ganz Anderes ist als isolierte Muskelkraft.

Auf der körperlichen Ebene ist eine kreative Bewegung eine freie Bewegung. Je flexibler und vernetzter wir sind, desto größer ist unser Bewegungsspektrum, durch das wir kreative Impulse umsetzen können. Das ist vergleichbar mit der Palette eines Malers. Obwohl er eigentlich nur die Grundfarben braucht - blau, rot und gelb, was unserer Dreiheit strukturieren, öffnen und ausdehnen zahlenmäßig gleich steht -, kann er daraus alle Farben mischen und kreativ werden. Je mehr Farbensinn er hat und je passendere Farben er daher mischen kann, desto vielschichtiger und tiefer wird sein Bild.

Stell dir einen angespannten Tänzer vor. Er wird viele Bewegungen nicht ausführen können oder sich verletzen. Je größer unser Bewegungsspektrum, desto größer unser kreatives Ausdruckspotenzial.

—

Spannung ist etwas, das wir uns wünschen. Wir lesen keinen Kriminalroman, wenn er nicht spannend ist. Spannung hält eine Beziehung lebendig. Wir fühlen uns in einem spannenden Beruf wohl. Wir spannen auf einem Segelschiff die Segel um fahren zu können. Wenn wir beim Klettern jemanden sichern, spannen wir das Seil, nicht zu fest und nicht zu locker, damit der Kletternde sicher ist.

Die Sache ist, dass Spannung überspannt werden kann. So wie unser Körper Belastung braucht um sich zu entwickeln und gesund zu bleiben (für Astronauten im All muss die fehlende Belastung durch die Schwerkraft anderweitig kompensiert werden um Degenerationen zu vermeiden), brauchen wir die Spannung um uns zu entwickeln, um zu lernen, ja, um gesund zu bleiben.

Während Belastung für Gesundheit grundlegend ist, ist

Überlastung ihr abträglich. Etwa durch Übertraining ohne die Regenerations- und Aufbauphasen zu beachten, oder wenn wir ein zu schweres Gewicht heben, was zu Zerrungen oder einem Bandscheibenvorfall führen kann.

Spannung bringt uns vorwärts, bringt Kraft und Richtung, Überspannung bringt uns zum Stillstand. Wenn die Seile reißen, die den Masten auf dem Segelschiff stabilisieren und der Mast bricht, kommen wir nicht mehr weiter.

Um nochmals auf das Beispiel des Kletterns zurück zu kommen: Wenn der Kletternde sich ausruhen muss, spannt der Sichernde das Seil straff an, damit der Kletternde loslassen kann, ohne an Höhe zu verlieren. So kann er entspannen. Die Spannung wird bei diesem Vorgang vom Innern des Körpers nach außen auf das Seil verlagert (und eine Überspannung und Überbelastung des Seils, etwa durch falsche Sicherung, wäre fatal). Das ist ein anschauliches Beispiel dafür, dass mit Entspannung nicht das Gegenteil oder das Fehlen von Spannung gemeint sein kann, sondern ein Gleichgewicht der Kräfte im jeweiligen System.

Spannung braucht zwei Pole oder Endpunkte, zwischen denen sie sich auf- und abbauen kann. In unserem Beispiel sind das der Kletternde und der Sichernde. In unserem Körper sind es zwei Knochen, die durch einen Muskel durch Ursprung und Ansatz verbunden sind. Wenn Sie ein spannendes Buch lesen, einen Film schauen oder eine Musik hören, sind die zwei Pole das Medium und Sie selbst.

In einem solchen System besteht also eine Beziehung, etwas, das dazwischen ist, lateinisch inter-esse, Interesse. Die Beziehung zwischen zwei Polen kann gemessen werden und mit spannend, gespannt, angespannt, überspannt, verspannt oder entspannt benannt werden. Jedes Wort beschreibt eine andere Art der Beziehung.

—

Stabilität, Mobilität, Flexibilität bilden eine kraftvolle Dreier-Dynamik, in welcher wir uns bewegen. Sie zeigt sich in Agilität, Elastizität und Fluidität, ebenso in innerer Stärke und innerer Kraft. Die Rigidität ist die Folge des Fehlens dieser Dreier-Dynamik.

—

Stabilität, Agilität, Mobilität, Fluidität, Elastizität, Flexibilität, Kraft und Ausdauer. Das ist ein ganz einfaches Raster, mit dem man die eigene Praxis strukturieren oder überprüfen kann.

—

Stabilität hat Priorität.

—

Stabilität könnte als Gegenpol zur Bewegung angeschaut werden, doch das wäre die Starrheit. Selbst wenn wir uns nicht bewegen, ist Bewegung da. Stabilität ist nicht starr, sie zeichnet sich eben gerade durch Mikro-Bewegungen aus. Dieses Mikro bringen wir ins Makro, in Bewegungen des ganzen Körpers im Raum. Stabilität ist das Fundament der Bewegung.

—

Es wird gerne zu viel Gewicht auf Flexibilität gelegt. Flexibilität ist ein Show-Faktor, spektakulär. Doch viel wichtiger ist die Mobilität. Wie weit man sich bewegen kann, ist nicht so sehr der Punkt, sondern dass man sich bewegt. Natürlich wollen wir Mobilität erhalten und erhöhen, und Flexibilität spielt hier eine Rolle, ebenso die Belastung und das Bewegen an der Grenze. Doch unsere individuelle Struktur gibt uns einen Rahmen vor. Manche Menschen sind natürlich flexibler als andere, denen von Knochen-Strukturen oder durch Eigenschaften der Faszien schneller Grenzen gesetzt werden. Alle aber können mobil sein. Und alle können die Mobilität erhöhen.

—

Flexibilität und Elastizität sind zwei wichtige Partner. Durch zu viel Flexibilität verlieren wir die Fähigkeit der elastischen Kraft, Energie zu speichern und wieder abzugeben.

—

Ganz grob gerastert kann man sagen: Der untere Teil des Körpers bietet Stabilität. Der obere Teil Mobilität. Die Wirbelsäule mit den Bewegungs- und Belastungspotenzialen der einzelnen Segmente und Wirbel ist dafür ebenso ein Beispiel wie die unterschiedliche Ausgestaltung von Hüftgelenk und Schultergelenk oder Hand und Fuß.

Dieses grobe Raster gibt uns eine Orientierung für die Praxis, das wir dann natürlich fortwährend ausdifferenzieren können.

—

Was auch immer unten ist, muss die Stabilität gewähren.

—

Belaste deine Füße so, dass sie Stabilität geben. Dasselbe gilt für die Hände, wenn sie am Boden sind. Bei den Füßen gewährt das Dreieck der zwei Zehenballen und der Ferse Stabilität. Die Aktivierung der Zehenballen (das heißt, der bewusste Kontakt mit dem Boden) erzeugt die Querwölbung des Fußes. Die Aktivierung der Ferse in Verbindung mit dem großen Zehenballen erzeugt die Längswölbung des Fußes.

Bei den Händen ist es das innere Dreieck, das primär belastet wird: Fingergrundgelenk des Zeigefingers, Daumengrundgelenk und Daumenballen. Diese drei Punkte sollen wie drei starke Magnete am Boden haften, sobald die Hand Kontakt mit ihm macht. Schaffe eine klare und direkte Verbindung zwischen den Knochen des Unterarms und dem Boden.

—

Beziehungen schaffen Stabilität. Belaste nie ein einzelnes Gelenk. Belaste immer Beziehungen.

Bewege den ganzen Körper, bewege nie etwas isoliert.

Bewege einen Einheits-Körper. Die Hände haben Füße. Die Extremitäten haben eine Mitte. Das Außen hat ein Innen. Bewegung hat Struktur.

Erlaube jedem Gelenk die ihm zustehende Mobilität. Oftmals ist man mobiler, als man meint.

Druck auf eine einzelne Körper-Stelle muss immer durch das Ganze nach unten kanalisiert werden können.

—

Die Zehen zeigen immer dorthin, wo das Knie hingeht. Die Kniescheibe ist wie eine Lampe, die den Zehen den Weg leuchtet.

—

Wenn du stehst, halte das Becken zwischen deinen Füßen. Wenn du das Gewicht auf ein Bein verlagerst, verlagert sich die Wirbelsäule über die Mitte des Fußes. Die Wirbelsäule ist wie ein Laserpointer. Der Laserstrahl, der am Damm austritt und einen Punkt auf den Boden zeichnet, verlagert sich beim Verlagern über den Fuß. Halte also die Wirbelsäule gerade, sonst ist der Punkt nicht über dem Fuß.

—

Die Wirbelsäule ruht auf dem Becken.

—

Die Wirbelsäule ist im Stehen, Gehen, Rennen und Sitzen und Tragen ein Wirbelseil, welches am Himmel hängt. Das Becken hängt als Gewicht daran.

—

Wenn die Wirbel der Wirbelsäule spiralförmig wirbeln,

bleibt das Zentrum stabil wie die Achse einer Drehtüre.

Schlüssle Bewegungen auf in einzelne wichtige Aspekte. Praktiziere nicht komplexe, schwierige Bewegungen, sondern ihre fassbaren Einzelteile. Vielleicht arbeitest du am Spiral-Potenzial der Wirbelsäule, an der Kraft der Oberschenkel und der stabilen Flexibilität der Schultern, weil eine komplexe Bewegung oder Haltung diese Kern-Elemente voraussetzt. Geh den Bewegungen immer auf den Grund. Schaffe die optimalen Bedingungen.

Bewege nicht Einzelteile. Entfalte die Bewegung von unten nach oben und von innen nach außen. Falte sie von oben nach unten und von außen nach innen ein. Setze klare Impulse, als würdest du einen Stein ins Wasser werfen. Lass die Bewegung sich dann natürlich ausbreiten.

Ganzheit bedeutet Integrität und Präsenz. Integrität entsteht durch integrieren. Integrieren ist einerseits die Folge von zentrieren, öffnen, weiten, vernetzen, andererseits von beobachten und empfinden, subtilisieren und verwesentlichen und von differenzieren.

Präsenz ist die Kurzform für diesen Gesamtprozess, der in jedem Augenblick abläuft.

Bewege dich integer und präsent.

—

Als Koordination bezeichnen wir den Vorgang, wenn wir zwei oder mehr getrennte Elemente zu einer Bewegung verbinden. Diese Definition ist wichtig, um sie von natürlich fortlaufenden Bewegungen – auch folgerichtig genannt – zu unterscheiden.

Die Betonung liegt hier auf getrennte Elemente. Lassen wir eine Bewegung zum Beispiel von unten nach oben und von innen nach außen durch den Körper fließen und sich folgerichtig entfalten, ist das eine einzige Bewegung und benötigt keine Koordination, beziehungsweise nur einen kurzen, gezielten Koordinations-Impuls. Koordination kommt dann zum Zug, wenn die Bewegung aus verschiedenen Bewegungen besteht, oder aus einem choreographierten Bewegungs-Ablauf. Oder wenn wir uns zu einem äußeren Element, einer Partnerin oder zu Musik bewegen, auf das unsere Bewegung an sich keinen Einfluss hat, es aber in uns einfließt.

Der Übergang von Koordination zu fließen kann fließend sein. Wichtig ist aber, Fluss nicht mit Koordination zu verwechseln. Eine kraftvolle Bewegung zum Beispiel beginnt tatsächlich im Fuß und setzt sich fließend bis in die Hand fort. Es ist nicht nur die geschickte Koordination von Beinen und Oberkörper.

—

Der Koordinations-Impuls gibt einem Fluss eine Richtung. Er geschieht vor allem im Becken, wenn die hochsteigende Kraft aus den Beinen in den Oberkörper verteilt werden muss.

Koordination an sich ist eine fortdauernde Sache. Der Koordinations-Impuls ist eine ganz kurze Sache.

Bewege einen Finger. Oder eine Hand. Einen Arm. Woher kommt die Bewegung? Aus den Muskeln. Woher bewegen sich die Muskeln? Durch Impulse, die vom Gehirn gesteuert werden. Wo? Vielleicht in einer bestimmten Gehirn-Region. Woher wird diese Region genau aktiviert? Vielleicht aus einer anderen Region. Und diese?

Und dann: Woher entsteht der allererste Impuls? Antworten wie «Aus dem Ich» sind Konzepte. Zeige mir dieses Ich, das den Finger bewegt.

Die Bewegung kommt aus dem Ganzen. Dem *Ganzen.*

Wer will sich hier womit identifizieren?

Wenn du dich bewegst, lass keinen Gedanken dazwischen kommen. Wenn der Gedanke an sich eine Bewegung ist, ist das nicht ein Thema. Aber Gedanken blockieren oft Bewegung, hemmen sie.

Was stoppt mich? Oftmals sind es nicht anatomische Gegebenheiten, sondern psychologische. Gedanken sind Trennungen. Es sind – mehr oder weniger geglückte – Reflexionen. Wenn du dich bewegst, steh nicht einfach am Wasser und schau dir die Reflexionen an. Tauche ein.

Flow

/floʊ/
fließen

1. Durchfluss von Flüssigkeiten in entsprechenden Gefäßen des Körpers
2. Zustand höchster Konzentration und völliger Versunkenheit in eine Tätigkeit
3. Fluss von Bewegungen in entsprechenden Dimensionen des Raumes

FLOW
befasst sich mit der Bewegungsqualität und dem dialogischen Verhältnis zum Zustand, in welchem wir uns bewegen

---

Flow beginnt nicht mit fließen. Flow beginnt mit der Realisation der eigenen Stagnation. Von da aus wirst du Schritt für Schritt die Stagnation ins Fließen abgeben.

Flow ist ein schwierig zu definierender, aber leicht zu erkennender Teil von Bewegung. Denn Flow ist kein Aspekt, sondern das Zusammenspiel aller Bewegungs-Faktoren: Stabilität, Agilität, Mobilität, Fluidität, Elastizität, Flexibilität, Kraft und Ausdauer. Bewusstheit und *Kultivationsgrad* sind weitere Faktoren. Dazu kommt der authentische Ausdruck. Und doch ist Flow mehr als die Summe dieser Teile.

—

Alles ist immer in Bewegung. Selbst das, was nicht in Bewegung ist. Denn es ist nur als Isoliertes nicht in Bewegung. Stell dir ein Schachspiel vor. Kaum wird die erste Figur bewegt, ist das Ganze in Bewegung. Selbst wenn sich eine einzelne Figur sehr lange nicht bewegt, durch ihre Nicht-Bewegung prägt sie die Bewegung anderer Figuren. Jede Figur ist eingebettet in ein sich bewegendes Netz. Und so ist auch das Nicht-Bewegte entscheidend an der Bewegung des Ganzen beteiligt, aktiv, nicht nur passiv.

Beziehungen. Es sind immer Beziehungen. Flow ist Beziehung, Flow ist Ganzheit.

—

Wenn wir uns als ganze Menschen bewegen, entwickeln wir einen Sinn für Ganzheit. Wenn Bewegungen sich frei durch den Körper entfalten können, erfahren wir uns nicht mehr als Fragmente, sondern als eine Ausgestaltung von vernetztem Freiraum.

Wir können diesen Sinn für Ganzheit dann sogar in eine spezifische Bewegung kanalisieren. Wir können uns spezialisieren, ohne zu fragmentieren.

—

Natürliche Bewegung geht von innen nach außen oder von außen nach innen. Sie startet im Zentrum und breitet sich fließend aus oder startet an der Peripherie und verdichtet sich ins

Zentrum. Dies setzt voraus, dass der Körper ein integriertes Ganzes ist, und nicht eine Ansammlung isolierter Teile, die sich irgendwie und unabhängig voneinander bewegen. Deshalb ist die Integration, die gesunde Körperstruktur und die Verbindung der einzelnen Körperteile miteinander essenziell. Nur in einem integrierten Körper kann sich fließende Bewegung natürlich entfalten. Und natürlich auch anders herum: fließende Bewegung führt zu einer integrierten Struktur. Eine Bewegung, die im Zentrum startet und nach außen fließt, oder eine Bewegung, die im Außen startet und nach innen fließt, fördert ein integriertes Ganzes. Struktur und Bewegung sind nicht getrennt. Die vereinigende Kraft ist das Fließen.

—

Wave

/wāv/
Welle, Woge, Schwingung, winken

WAVE
befasst sich mit der natürlichen Kraftentfaltung durch eine tragfähige und leitfähige Struktur

—

In jeder Bewegung:
Finde die Verbindung von den Händen und Füßen.
Zwischenstufen sind die Verbindungen von Hüften und Schultern, Knien und Ellbogen.
Finde den Weg der Kraftübertragung.

Finde die Welle.
Finde das Öffnen und Schließen.

Wenn wir gleichzeitig innerlich sinken und öffnen, entsteht innere Kraft. Das Sinken lässt innere Stärke entstehen. Das Gewebe entspannt und integriert sich. Wir fallen ins Lot. Unsere Struktur wird stabil und agil, ausgerichtet, vernetzt, verwurzelt. Aus diesem Sinken entsteht das Öffnen. Wenn wir nun nicht erst sinken und dann öffnen, sondern beides gleichzeitig, bringen wir die Stärke in Bewegung. Es entsteht Kraft. Diese «innere» Kraft kann viel länger anhalten als isolierte Kraft einer einzelnen Muskelgruppe. Sie erschöpft sich kaum. Denn sie basiert auf innerer Stärke. Sie ist innere Stärke in Bewegung. Sie ist das Resultat eines Flusses. Sie ist die Gestalt des Strömens.

Innere Kraft ist Stärke in Bewegung. Wenn im Köbi-Prozess das Öffnen in Ausdehnen übergeht, ist das die Geburt der Bewegung. Die Struktur wird in Bewegung versetzt, und da es eine integrierte Struktur ist, wird innere Kraft generiert. Eine optimale Bewegung fördert sowohl eine kugelförmige 3D-Ausdehnung als auch eine Wellenform und integriert die Wirbelsäule so, dass sie eine Spirale «auswerfen» kann.

Das klingt jetzt vielleicht ein wenig komplex. Doch viele Bewegungen haben alle diese Qualitäten in sich – wir müssen sie nur freisetzen, indem wir in einem ersten Schritt diejenigen Hindernisse freilegen, welche die Äußerung dieser Qualitäten verhindern. In einem zweiten Schritt kultivieren wir dann die

Qualitäten ganz gezielt.

—

Dynamische Bewegung ist kraftvolle Bewegung.
Kraftvolle Bewegung verleiht sich selbst Nachdruck.
Ein dynamischer Mensch ist ein kraftvoller Mensch.

—

Eine Welle hat eine einzige Richtung. Sie wechselt ihre Richtung nicht. Dadurch kann sie Energie aufbauen.

—

Die Welle ist nicht sich bewegendes Wasser, sondern Energie, welche sich durch das Wasser bewegt. Erst, wenn die Wassertiefe zu knapp wird, um die Energie aufzunehmen und weiter zu führen, bewegt sie das Wasser vorwärts und bricht.

—

Wellen können sich kreuzen, und jede geht unbeirrt weiterhin ihres Weges. Sie kollidieren nicht. So können wir mehrere Wellen gleichzeitig durch den Körper schicken, die keinen Konflikt erzeugen.

—

Die Welle kriegt die Koordinaten (die Gelenke) auf die Reihe. Wörtlich. Die Welle setzt sich also durch das Sprunggelenk in das Knie fort, in die Hüfte, in die Wirbelsäule, die Schultern, Ellbogen und die Handgelenke. Dies sind die Koordinaten. Diese sind faszial vernetzt. Die Welle ist eine fortlaufende Kraftübertragung in den Faszien.

Bei Bewegungen, deren Impuls von oben kommt, setzt sich der Impuls nach unten fort. Auf jeden Fall sind die sechs Koordinaten in einer linearen Abfolge miteinander verbunden.

—

Eine kraftvolle Wellenbewegung entwickelt sich oft von unten nach oben (aber nicht immer). Der Ursprung definiert, ob der Impuls aus beiden Beinen oder aus einem Bein kommt. Die Lenkung im Becken definiert, ob sich der Impuls in beide Arme oder in einen Arm fortsetzt. Wir können mit der Welle experimentieren und kommen auf die grundlegenden Wellenformen: diagonal, vom linken Fuß in die linke Hand, vom rechten Fuß in die rechte Hand, von einem Fuß in beide Hände, von beiden Füßen in eine Hand, von beiden Füßen in beide Hände.

—

Die Spirale ist die kraftvollste Wellenbewegung. Sie integriert alle räumlichen Dimensionen und viele polare Impulse in eine einzige Bewegung. Sie vereint die lineare Welle mit einem kreisförmigen Impuls. Sie vereint eine vertikale Bewegung (meist von unten nach oben) mit einer horizontalen Bewegung (meist von hinten nach vorne). Idealerweise geht das mit einem Öffnen einher, welches sich in den langen Körperteilen (Beine, Wirbelsäule, Arme) als Länge zeigt.

In der Spirale vereinen sich fünf Dynamiken zu einer einzigen Bewegung: linear und zyklisch, vertikal und horizontal und das Öffnen in 3D. Die vertikale Dynamik vereint sich mit der linearen Dynamik, die horizontale mit der zyklischen. Daraus ergibt sich die Gleichung:

Vertikale Welle + horizontaler Impuls = Spirale

Die Spirale entsteht durch einen vertikalen Impuls und eine horizontale Lenkung.

Auch wenn die Spiralbewegung eine komplexe Bewegung ist, ist sie nicht kompliziert, wenn wir sie nicht kompliziert machen, sondern sie sich durch diese zwei Elemente entfalten lassen.

Wir können es auch so formulieren:

Vertikal impulsieren, horizontal lenken, dreidimensional vollenden.

Ein vertikaler Impuls (hier von unten nach oben, auch umgekehrt ist möglich) geschieht, wenn wir uns vom Boden abstoßen. Wenn wir kein Interesse daran haben, zu hüpfen oder zu springen, bleiben wir dabei ganz einfach auf dem Boden. Das Prinzip ist aber genau dasselbe.

Wenn wir einen vertikalen Impuls geben, stoßen wir uns ab. Wenn wir dadurch vom Boden abheben, hebt die Kraft den gesamten Körper hoch. Damit der gesamte Körper hochgehoben wird, ist eine (dem Kontext angemessene) Anspannung des Oberkörpers wichtig.

Was geschieht nun, wenn wir uns zwar abstoßen, uns jedoch entscheiden, auf dem Boden zu bleiben? Um dies zu schaffen, entspannen wir den Oberkörper. Die Kraft, die eigentlich unseren Körper hochheben würde, setzt sich nun in ihm fort. Jetzt ist unser Oberkörper wie das Wasser, nachdem ein Stein aufgetroffen ist: Das Wasser an sich bewegt sich nicht. Die Energie bewegt sich in Form einer Welle durch das Wasser.

Wir lenken die Kraft im Becken und vollenden sie in einen Arm, einen Tennisschläger, einen Speer, ein Schwert, ein Golfschläger oder im Kampfsport in einen Gegner.

Der vertikale Impuls ist linear. Er fließt von A nach B, zum Beispiel von Fuß nach Hüfte, durch das Bein hoch. Eine Spirale entsteht, wenn wir dieser geradlinigen Energie einen kreisförmigen Impuls hinzufügen. Dies geschieht im Becken durch eine Drehung. Da die Drehung nicht isoliert geschieht, sondern zur richtigen Zeit dem von unten kommenden Impuls quasi dem I das Tüpfelchen aufsetzt, beschreibt das Becken nicht nur eine Drehbewegung, sondern auch eine Vorne-Hinten-Bewegung.

Damit wir horizontal lenken können, müssen wir die beteiligte Hüfte erst nach hinten bringen, sonst kann sie keinen ausreichenden Impuls nach vorne setzen. Indem wir die Hüfte nach hinten bringen, entsteht im Bein bereits eine Rotation. Durch Elastizität speichern Faszien die Energie, als würde eine Spiralfeder gedreht. Wir müssen die «Feder» erst aufdrehen, um sie dann loslassen zu können. Genau genommen ist der vertikale Impuls also nicht ganz linear. Die Spiralbewegung beginnt bereits im Bein. «Vertikal impulsieren und horizontal lenken» gilt jedoch nach wie vor.

—

Die Spirale ist eine Bewegungsform, welche die Dimensionen des Raumes nutzt. Die Vollendung der Spirale, ihre volle Ausformung, braucht kein Tun. Getan haben wir mit dem Impuls und der Lenkung. Nun müssen wir lediglich den Ausklang begleiten. Wir nehmen die Vollendung der Spirale wahr und empfinden sie. Damit schaffen wir den Raum, in dem sie sich von selbst vollenden kann. Entspannen.

—

Die vier Äußerungen sind: entspannte Stärke, entspannte Kraft, rezeptiv entspannte Stärke, rezeptiv entspannte Kraft.

Entspannt sind alle vier Äußerungen, weil ihr Fundament die Entspannung ist. Damit wir dies nicht vergessen und beginnen, harte Kraft zu kultivieren (ob isoliert oder vernetzt), nennen wir alle Äußerungen «entspannt». Wir können auch von vernetzter Stärke und vernetzter Kraft sprechen, von faszialer Stärke und faszialer Kraft, von elastischer Stärke und elastischer Kraft oder von innerer Stärke und von innerer Kraft. Jeder dieser Begriffe setzt den Fokus (beobachten und empfinden) etwas anders. Es ist sinnvoll, in der Praxis mit diesen vier Begriffen zu arbeiten.

—

Entspannte Stärke und entspannte Kraft sind Bewegungen

des Raumes.

Stärke : Der Raum dehnt sich in den Körper aus.

Kraft: Der Körper dehnt sich in den Raum aus.

Stärke macht das Sein effektiv.
Kraft macht das Tun effektiv
Stärke ist ein Dauerzustand.
Kraft ist ein kurzzeitiger Zustand.
Stärke ist. Kraft wird aktiviert.
Stärke ermüdet nicht. Kraft ermüdet.

Entspannte Stärke: sinken und öffnen. Die entspannte Stärke entsteht aus dem integrierten, zentrierten, sinkenden Körper, dem faszialen Tensegrity-Netz und dem Öffnen. Wir öffnen den ganzen Körper in einer sanften Weise, als würden wir einen Softball, den wir zuvor zusammengedrückt hatten, loslassen.

Entspannte Kraft: Wellendynamik. Die entspannte Kraft entsteht durch die Kraft der Vernetzung. Entspannte Stärke bedeutet, dass sich gewissermaßen ein Ballon in alle Richtungen gleichzeitig (passiv, ohne Impuls) ausdehnt. Die entspannte Kraft entsteht dagegen durch eine wellenartige Vernetzung des Bindegewebes. Grundlage dafür ist eine entspannte Koordination. Die Welle entsteht durch einen Impuls nach vorne.

Eine Welle hat eine klare Richtung. Sie ändert ihre Richtung nicht. So hat auch die innere Kraft eine klare Richtung.

Rezeptiv entspannte Kraft: dynamisch loslassen. Grundlage der rezeptiv entspannten Kraft ist das Aufnehmen, Speichern und Wieder-Loslassen von Energie. Damit dies geschieht, muss das fasziale Netz locker und geschmeidig sein und im richtigen Spannungsverhältnis stehen. Dies nennen wir Elastizität. Elastizität ermöglicht das Speichern von Bewegungsenergie oder Momentum.

Rezeptiv entspannte Kraft bedeutet aufnehmen, speichern und loslassen.

Dynamisch loslassen geschieht folgendermaßen: Wir sind zentriert und offen (das bedeutet: empfänglich). Wir nehmen an, absorbieren, die Struktur wird komprimiert. Nun öffnen wir ein zweites Mal, und dieses zweite Öffnen ist ein ausdehnendes Öffnen. Wir öffnen alle Gelenke. Wir nennen dies Dekompression. Durch die Dekompression wird die Kraft der Kompression, die in der Elastizität gespeichert ist, freigesetzt und nach außen projiziert.

Ausdehnendes Öffnen geschieht durch einen Dekompressionsimpuls. Es gibt einen passiven und einen aktiven Dekompressionsimpuls, je nach dem, wie die Tensegrity-Struktur komprimiert wird. Geschieht eine axiale Kompression, d.h. um die vertikale Achse (sprich: um das Wirbelseil), werden die elastischen Faszien gedehnt und speichern so kinetische Energie. Als würde eine aufgedrehte Spiralfeder losgelassen, können wir diese Energie durch loslassen wieder freisetzen. Deshalb ist dies der passive Dekompressionsimpuls. Wir lassen dynamisch los.

Der passive Dekompressionsimpuls setzt die gespeicherte Energie einer Drehung durch reines Loslassen frei.

Dasselbe gilt für eine ganz kurze (kürzer als eine Sekunde) Kompression ohne axiale Drehung. Wird die Tensegrity-Struktur als Ganzes ohne axiale Drehung über längere Zeit komprimiert, müssen wir aktiv einen Dekompressionsimpuls setzen, damit die Öffnung durch den Widerstand hindurch geschehen kann. Wichtig ist, dass dieser aktive Dekompressionsimpuls wirklich nur ein Impuls ist, keine andauernde Kraftanstrengung, und dass dieser Impuls nach unten geht wie bei der entspannten Stärke. Wenn wir den Impuls nach unten setzen, kann er nach oben wirken, indem er die in der Elastizität gespeicherte Energie freisetzt. Da wir ihn nach unten setzen und nach oben wirken lassen, ist er ein aktives Loslassen.

Wird der aktive Dekompressionsimpuls nach unten gesetzt, wirkt er nach oben.

Wird der aktive Dekompressionsimpuls nach hinten gesetzt, wirkt er nach vorne.

—

Kombinationsbewegungen: vernetzte Kraft und vernetzte Stärke. Kombinationsbewegungen sind Bewegungen, bei denen vernetzte Kraft und vernetzte Stärke zu gleichen Teilen beteiligt sind. Diese Bewegungen beschreiben einen weiteren Aspekt der stehenden Welle: Dabei ist jeder Körperteil bereits von Anfang an direkt mit allen anderen Teilen aktiviert und vernetzt. Welle, Spirale und Öffnen vereinen sich zu einer einzigen Bewegung.

4

PLAY

/plā/
Spiel, spielen, Spielraum, Theaterstück, darstellen

PLAY
befasst sich mit der Dynamik, die entsteht, wenn wir uns nicht solo bewegen

—

Wir bewegen uns in vielerlei Hinsicht nie alleine. Bewegung (und Leben, und wahrnehmen und erkennen) ist ein Kreislauf von Outputs und dadurch generierten Inputs. Wir geben ein Signal in die Welt, es wird von der Umwelt geformt (und formt die Umwelt). Es wird von der Umwelt verarbeitet und zurückgeworfen und wiederum verarbeitet, was zu weiteren Kreisläufen führt. Bewegung, Leben und Kognition (Wahrnehmung und deren Verarbeitung) sind ein fortwährender Prozess mit der Absicht, die bestmöglichen Bedingungen zu schaffen. Bewegungs-Räume, Lebens-Bedingungen, Wachstums-Bedingungen.

Am einfachsten können wir sagen: Bewegung bedingt Raum.

Bewegung ist ein Dialog mit den Möglichkeiten und Potenzialen des Raumes.

Zudem wissen wir, dass Bewegung durch die Integraldynamik, also den Dialog der Köbi- und der Kultivations-Dynamik entsteht und gedeiht. Dies ist nicht nur ein Dialog, sondern eine dynamische Dreiheit, denn was sich in diesem Fall bewegt, ist der Mensch. Köbi, Kulti und Mensch bilden eine unaufhaltsame Dreiheit.

Als Bewegende, ja als Menschen, sind wir immer schon Handelnde, Gestaltende, Fragende und Antwortende. Selbst wenn wir uns solo bewegen, ist Bewegung immer eine vielschichtige, sich selbst verstärkende Dynamik auf autopoietischer (selbsterhaltender), evolutionärer, körperlicher und kognitiver Ebene, und dies bis in die höchsten Ebenen der Kultivation. Der eben beschriebene Prozess beschränkt sich also nicht auf einfache biologische und niedere kognitive Vorgänge. Das lässt sich mit der Integraldynamik direkt empirisch nachweisen. Denn der Mensch wird als Ganzes involviert: körperlich, kognitiv, psychisch, seelisch, geistig.

Doch nicht nur das. Schon im wortwörtlichen Alleingang wird durch die Bewegung in der Mitwelt ebenso die systemische und soziale Komponente von Anfang an einbezogen. Dies wird um so offensichtlicher und gewichtiger, sobald wir uns nicht mehr allein bewegen.

Gute Bewegung ist Interaktion.

Spiele und variiere. Du wirst wachsen.

—

Spiel geht nicht ohne eine gewisse Risikobereitschaft. Das oberste Prinzip ist jedoch immer Kultivation, und von der Bewegung her die Stabilität und damit die Sicherheit. Spielen ist nicht Tollkühnheit, Dummheit oder ein Ego-Projekt.

—

Wettbewerb ist optional.

—

Solange wir spielen können, haften wir nicht an. Wenn wir nicht mehr spielen können, produzieren wir Konzepte, die nicht umgesetzt werden.

—

Ein großer evolutionärer Vorteil des Menschen war seine Fähigkeit zur Kooperation. Wir sind darauf ausgerichtet, als soziale Wesen optimal zu funktionieren, nicht als Individualisten.

Der gemeinsame Weg ist in unserem Körper verankert.

—

Spielen ist nicht schauspielen. Spielen bedeutet, zu werden wie die Kinder. Kinder spielen nicht kindisch, und sie spielen keine Rollen. Sie sind das, was sie spielen. Sie werden es, sind es. Sie sind eingebettet in die Realität. Total versunken, in einer offenen, kreativen Konzentration. Kindliches Spielen ist Versenkung. Diese Art der Versenkung ist das, was unser innerer Kern braucht, damit von innen her eine Bewegung entstehen kann, die nährt statt zehrt. Diese Art der Versenkung ist Ressource und Nahrung.

Kinder lernen mit dem Körper und durch den Körper. Sie sind das, was sie spielen. Sie sind Käfer, die sie im Garten finden. Sie sind die Schiffe, mit denen sie die Weltenmeere bereisen. Die Körper sind alles. Natur, Kultur, alles finden sie im Körper. Kinder lernen sich und die Welt körperlich kennen. Von Anfang an integrieren sie. Die Separation von Wissen und Erfahrung, Geist und Körper, Lernen und Spass, Therapie und Spiel, das wird ihnen erst in der Schule mitgegeben.

Ich kann noch so lange solo praktizieren und meinen, ich würde mich integriert bewegen, oder ich sei entspannt, verwurzelt, ich hätte meine eingefleischten Muster gelöst. Ob dem so ist, zeigt sich erst in der Interaktion. Und viele Muster lösen sich erst in der kultivierten Interaktion. PLAY ist nicht optional.

Es gilt für jede Kultivation, doch im Bereich des PLAY, wo

Lüste nach Gewinnen und anderen Ego-Projekten vermehrt – wenn auch versteckt – auftreten können: Es geht nie um Tricks. Wir erarbeiten uns hier keine Trickkiste. Wir sind nicht im Zirkus. Wir gehen einen Weg. Einen Weg, den wir alle zusammen gehen. Einen Weg, den wir nicht alleine gehen können.

PLAY läuft in Entwicklungs- oder Kompetenzstufen. Diese zeigen sich in zwei Aspekten: der integrativen Kraft und der Dynamik. Diese zwei Aspekte sind wichtig, einer allein ist nicht genügend. Ansonsten kann eine integrative Kraft jegliche Dynamik zum Erliegen bringen oder die Dynamik eine Integration verhindern.

Die Stufen sind Choreografie, Koordination/Kommunikation, Adaptivität, Rezeptivität, Responsivität, Inter-Agilität und Inter-Fluidität. Diese Stufen integrieren die vorherigen Stufen, wobei PLAY die erste Stufe, die Choreografie, meist weglässt. Diese ist ohnehin ein Bindeglied von der Solo-Bewegung in die Begegnung und noch nicht strikt dem Begegnen zuzuordnen, schließlich gibt es auch Solo-Choreografien. Dennoch macht es Sinn, die Choreografie in die Kompetenzstufen des Begegnens aufzunehmen, namentlich um aufzuzeigen, dass Interaktions-Praktiken, die auf dem gemeinsamen Praktizieren von Patterns beruhen, auf der ersten Stufe angesiedelt sind und das Potenzial nach oben noch sehr offen ist.

Koordination und Kommunikation sind Aspekte, die in der Praxis mehr und mehr subtilisiert werden. Nach anfänglicher notwendiger verbaler Kommunikation «spielt sich das Team ein». Es werden subtilere, non-verbale Signale gesendet und gelesen, bis schließlich die Trennungen von Sender und Empfänger wegfallen und eine Bewegung des Ganzen geschieht

(Holomovement). Es geschieht eine gemeinsame Konzentration und Ausrichtung, es geschieht eine gemeinsame Versenkung/eine gemeinsame Ungeteiltheit und daraus eine Einheitsbewegung. Interessant und gleichzeitig nicht überraschend ist nebenbei, dass diese Stufen Parallelen zu Solo-Wegen wie dem Achtfachen Pfad des Yoga aufweisen, vor allem die oberen Stufen der Konzentration, Meditation und der non-dualen Erkenntnis. Diese Aspekte erhalten im Gemeinsamen jedoch ganz andere Dimensionen. Eine gemeinsame Ausrichtung hat ganz andere Qualitäten als eine individuelle Ausrichtung. Eine gemeinsame Versenkung ist auch eine Vernetzung. Die gemeinsame Einheitserfahrung ist eine Verschmelzung, ein Miteinander, was etwas Anderes ist als die individuelle Erfahrung von Non-Dualität.

Deshalb spielen wir: weil damit ganz andere Erfahrungs-Welten und Erfahrungs-Dimensionen eröffnet werden. Die zudem an der Wurzel unserer Kultur liegen.

Adaptivität, Rezeptivität, Responsivität, Inter-Agilität und Inter-Fluidität sind Aspekte des Begegnens und der Interaktion.

Adaptivität oder Adaptabilität ist mehr als Anpassung. Sie ist ein integraldynamischer Prozess, strebt also vorwärts hin zur Integration. Diese kann sich in Ruhe und in Dynamik zeigen. Adaptivität ist erst einmal die Fähigkeit des Körpers, sich anzupassen. Weiter ist sie die Fähigkeit, richtig zu handeln. Tiefer und vor allem in Interaktion ist sie die Fähigkeit, aus einem großen Repertoire das Richtige entstehen zu lassen. Adaptivität geschieht spontan und kreativ. Kreativ aber pragmatisch kann genau das entstehen, was gerade gebraucht wird.

Rezeptivität ist die Fähigkeit zu empfangen. Empfangen ist das Gegenteil von entgegnen und abblocken. Annehmen, wirken lassen, integrieren – und erst dann allenfalls wieder etwas nach außen geben. Im physischen Austausch zeigt sich Rezeptivität als die Fähigkeit zur internen und externen Neutralisation. Bei der internen Neutralisation wird Energie innerlich, das heißt faszial, gespeichert und/oder abgeleitet. Bei der externen Neutralisation wird Energie durch eine äußere Bewegung umgeleitet. Auch bei der externen Neutralisation muss sie zuerst empfangen werden. Rezeptivität hat auf anderen Ebenen mit einem offenen Geist zu tun, der nicht alles sofort umformen muss. Sofort umformen bedeutet, dass man die Dinge so deutet, dass man sie versteht – oder schnell etwas darauf erwidern kann, um nicht verstehen zu müssen.

Responsivität ist die Fähigkeit zu antworten. Diese (hier körperliche) Antwort ist spontan und integrativ, im Gegensatz zu einer reflexiven oder unkultivierten Reaktion oder gar einer Konfrontation oder von Widerstand. Responsivität ist also mehr als ein Reflex und als eine Reaktion. Responsivität ist ein kultivierter Prozess.

Inter-Agilität besteht aus zwei integrierten Ganzen, die zusammen wieder ein Ganzes bilden und sich innerhalb dieser Struktur möglichst frei bewegen. Die Strukturen können sich dabei in zwei Arten begegnen und die Inter-Agilität fördern:

1. Zwei Strukturen bleiben je eigenständig, etwa im Open Hands. Jede Struktur ist und bleibt in sich zentriert und integer. Würde hier ein Spieler wegfallen, würde der andere immer noch eigenständig dastehen.

2. Zwei Strukturen werden zu einer Struktur. Das einfachste Beispiel ist, wenn zwei Menschen aneinander lehnen. Würde der eine Spieler wegfallen, fällt die gesamte Struktur in sich

zusammen und beide fallen.

In beiden Szenarien können sich Einzelelemente im Ganzen auf einander beruhend ineinander verwoben trotzdem selbständig bewegen, ohne die Integration zu gefährden, im Gegenteil, diese wird durch die Inter-Agilität erst ermöglicht und gefördert.

(Natürlich gibt es noch eine dritte Art der Struktur-Verbindung, die Intimität. Diese innere Qualität kann in den beiden genannten Formen geschehen oder auch nicht im direkten Kontakt und hat daher keinen unmittelbaren Einfluss auf die Inter-Agilität, beziehungsweise, Intimität kann Inter-Agilität sowohl fördern, als auch hemmen, als auch keinen Effekt darauf haben.)

Inter-Fluidität ist die Fähigkeit, zusammen zu fließen. Auch dieses Fließen kann in beiden Struktur-Verbindungen geschehen. Das Gesamte ist mehr als die Summe der Einzelteile, die Kompetenz und Intelligenz, ja der ganze kognitive Prozess und die Spontaneität entstehen nicht so sehr durch Kommunikation, sondern durch Kommunion (ein Miteinander). Kommunikation und Koordination sind eine erste Phase, und Anfangs ist diese auch verbal. In der Kommunion, also in der Gemeinschaft, wird Inter-Fluidität durch das holographische Ganze erzeugt. Hier trifft der Begriff *Holomovement* zu, ein dynamischer, verflochtener Prozess eines ungeteilten aber differenzierbaren Ganzen. Dieses Ganze ist holosomatisch und holopneumatisch. Das bedeutet, dass die Körper- und Kognitions-Vorgänge verwoben werden. Es entsteht eine einzige Bewegung, ein einziger Fluss. Diese Qualität geht weit über eine geschickte Koordination oder eine perfekt eingeübte Choreografie hinaus.

—

Die vier essenziellen Impulse der Interaktion:
Vergiss nicht, was du bereits gelernt hast. Und vergiss dann alles.
Empfange das Unerwartete
Werde vielschichtig
Verschiebe das K von reaktiv zu kreativ

Wir erarbeiten uns Bewegungs- und Begegnungs-Qualitäten. Mit Ballspielen etwa schulen wir die Ganzkörper-Wahrnehmung, die Propriozeption, die Interozeption, das Verhältnis zum Raum, in welchem die Bewegung und Begegnung geschieht, das Verhältnis zu anderen Körpern, eine offen fokussierte Wahrnehmung.

Wir lassen uns durch andere formen und kommen dadurch in Positionen, in welche wir uns selbst nie begeben würden. Dadurch wiederum können wir neue Aspekte unseres Selbst entdecken. Wer bin ich in dieser Position? Zu wem macht sie mich?

Im integraldynamischen Prozess steuert alles immer auf Integration hin. Denn in beiden Dynamiken, die zusammen diese große Dynamik bilden, kommt die Integration vor. (Köbi, die Dynamik der Entfaltung: zentrieren, öffnen, weiten, begegnen, integrieren. Kulti, die Dynamik der Kultivation: beobachten und empfinden, subtilisieren und verwesentlichen, differenzieren und integrieren.) PLAY verkörpert auf deutlichste und differenzierteste Weise diese Integrationsdynamik. Wir erschaffen einen offenen Integrationsraum, in welchem ganz viel geschehen kann. Wir verkörpern gemeinsame Bewegung, nicht nur unsere eigene. Wir verkörpern empathische Bewegung. Wir sind offen, ermöglichen ein gemeinsames Fließen, sind beziehungsfähig. Dabei verlieren wir nie unsere Autonomie, unser eigenes Zentrum, unsere Integrität.

Das bedeutet nun in keiner Weise, und das ist der gängige Kurzschluss, dass wir im PLAY nur noch integrativ miteinander umgehen und immer beide die Harmonie suchen. Dies führt zu oberflächlichem Kontakt. Vielmehr geben wir unseren Partnern und Partnerinnen Integrationsfutter, indem wir sie auch und immer wieder vor Aufgaben stellen, die ihnen Integrationskompetenzen abverlangen und deshalb diese fördern. Wir initiieren Konflikte oder deuten auf Konflikt-Potenziale hin, damit wir damit arbeiten können. Wir ermöglichen eine dynamische Spannung. Genau so, wie wir dies in der individuellen Bewegung kultivieren, praktizieren wir es in der gemeinsamen Bewegung. Wir bringen innere Kraft und innere Stärke ein, indem wir sie in den Raum und in Beziehung bringen. Man muss uns neutralisieren und integrieren, während wir dasselbe tun.

Das ist meilenweit entfernt von Wohlfühl-Romantik und statischer Ganzheit. Und so viel dynamischer, fortwährend werdender, tiefer und integrativer.

Jede Bewegung ist ein Dialog. Sei es der Dialog zwischen den zwei gestaltenden Dynamiken (Köbi und Kulti), sei es innerhalb eines vernetzten Körpers, sei es der räumliche Dialog zwischen dem Hier und dem Dort, sei es in der Vernetzung mit jemand Anderem. Doch das bedeutet nicht, dass es keine

Abgrenzung gäbe, kein Stopp, kein Nein. Dialog bedeutet eine gemeinsame Ausrichtung.

Dialog entsteht nicht dann, wenn wir dasselbe Bewusstsein haben. Er entsteht darum, weil wir denselben Bewusstseins-Inhalt haben, dieselbe Ausrichtung. Weil wir gemeinsam etwas umkreisen und entdecken. Die spannendsten Dialoge entstehen zwischen verschiedenen Bewusstseins-Ebenen. Die Bewegung des Dialogs ist kreisend, spiralförmig, vernetzend.

Das Wunderbarste und Wertvollste an den Partner-Settings, die wir im Rahmen von PLAY verwenden, ist, dass sie Teil eines Wegs sind, den wir nicht alleine gehen können. Alle anderen Wege können unsere Illusion nähren, wir wären alleine unterwegs. Solo oder nicht, wir sind nie alleine unterwegs. Wir entwickeln uns nicht isoliert. Kultivierte Bewegung ist immer ein Dialog. Mal mit dem Raum, mal mit dem Boden, mal mit der inneren Wahrnehmung. In Partner-Settings ist es der Dialog mit anderen Menschen, welche dieselbe Ausrichtung haben. Unersetzlich.

Der Weg des heutigen Menschen ist ein Weg der Interaktion, der Gegenseitigkeit, der Vernetzung. Wir müssen lernen, uns über Grenzen wie Kontinente und Kulturen miteinander im weitesten Sinn zu bewegen, anders lassen sich die Probleme der Menschheit nicht lösen. Im Gegensatz zu den vielen anderen spirituellen Bewegungs- und Meditations-Disziplinen hat PLAY den unermesslichen Vorteil, ein gemeinsamer Weg zu sein, er kann gar nicht alleine begangen werden.

Es gibt diese zwei Phänomene: Einerseits sind wir uns und anderen immer auch ein Rätsel. Andererseits ist der/die Andere uns irgendwo immer auch nah, wir sind uns nicht gänzlich unverständlich, selbst wenn wir uns nicht verstehen.

Ein Rätsel oder fremd sind wir uns, weil so vieles unbewusst abläuft. Es ist immer nur die Spitze des Eisbergs sichtbar, oder die Oberfläche des Ozeans.

Nah sind wir uns, weil wir zur selben Spezies gehören (und darüber hinaus, spezies-übergreifend, weil wir Ausgestaltung desselben Phänomens, des Lebens, sind). Die Fähigkeit zum Miteinander ist in uns angelegt.

Wir kommen aus dem Überleben. Erstmals ging es darum, lange genug zu leben, um Nachkommen zu haben und dafür zu sorgen, dass diese lange genug überleben, um wiederum Nachkommen zu haben. Dieser Impuls ist immer noch in uns. Darum ist unsere erste Reaktion in einer Begegnung, die nicht durch und durch gewohnt und geregelt abläuft, eine impulsive, instinktive: Widerstand, Kampf oder Unterwerfung. Auch wenn diese Reaktions-Muster subtil und psychisch ablaufen, sie sitzen in unserem Körper.

Hier kommt die Kultivation ins Spiel. Der Homo Sapiens ist ein Kultur-Wesen. Vielleicht hat er den Neandertaler verdrängt, weil er kommunikativer, kooperativer und kreativer war. Diese drei Aspekte – und viele mehr, natürlich – kultivieren wir im Spiel. Kultivation ist unser klarstes Charakteristikum. Kultur war und ist unser großer evolutionärer Motor. PLAY bietet diesem Motor das richtige Fahrzeug.

Es geht nicht darum, schneller zu sein. Möchtest du schneller sein, hast du verloren. Denn es gibt immer jemanden, der/die noch schneller ist. Timing is everything, aber Timing bedeutet, das Gefühl für Fluss und Kontext zu entwickeln. Das Gefühl für Fluss und Kontext entwickeln wir in einem ersten Schritt durch differenzierte Eigenwahrnehmung. Diese Differenzierung weiten wir dann auf weitere und weitere Bereiche.

Es muss einfach geschehen. Versuche nicht, schneller zu sein. Geschehe.

Eigenständigkeit und Beziehung bilden ein dynamisches, sich selbst verstärkendes Ganzes.

Integrale Bewegung ist integrale Begegnung. Beides ist ein offener Prozess. Diese Offenheit des Prozesses liebe ich auch, wenn ich mit den Teilnehmern Open Hands praktiziere. Wenn dieses direkte Begegnen der reine Unterricht ist. Die Teilnehmer erfahren so empfindungsmäßig den Unterschied zwischen externer Neutralisation, interner Neutralisation, Widerstand, innerer und äußerer Kraft und so weiter. Das Empfinden etwa der internen Neutralisation werden sie dann nach und nach wieder abrufen können und im eigenen Körper verkörpern lernen.

So gefällt mir das Lehren. Kein Konzept, keine Theorie. Nur erfahren. Und integrieren.

—

Die Erfahrungen, die wir im Open Hands machen, sind körperlich und gestalten direkt unser Nervensystem und unsere Kognition. Ein Transfer ist damit nicht nötig.

—

Open Hands ist in seiner Einfachheit (und Paradoxie, denn wie kann Entspannung Härte neutralisieren? Selbst wenn man es sieht, versteht man es nicht) darauf angelegt, den denkenden Verstand völlig zu überfordern. So kann die verkörperte Weisheit, die strukturierte Spontaneität, die Führung übernehmen.

—

Open Hands bietet Differenzierung und Integration zugleich. Es zeigt offensichtlich, wo die Arbeit getan werden muss, wo die individuellen Potenziale liegen, wenn wir es positiv formulieren möchte. Es braucht dazu niemanden von außen, keinen Lehrer, keinen Meister, keinen Experten, sondern lediglich die Fähigkeit, das was sich zeigt, anzunehmen. Zeigen tut es sich offensichtlich, da gibt es nichts zu rütteln.

Natürlich kann man für die Differenzierung und für weitere Schritte Rat holen bei denjenigen, die wissen, wie man die individuellen Potenziale erkennt und fördern kann. Niemand sagt, man könne oder müsse diesen Weg alleine gehen (im Gegenteil, niemand kann diesen Weg alleine gehen). Das Entscheidende ist aber, dass die Potenziale nicht von außen aufgedeckt werden müssen. Somit können sie auch nicht als Interpretation des Lehrers interpretiert werden. Die Potenziale präsentieren sich offensichtlich und unmittelbar auf dem Tablett.

Open Hands ist die perfekte Lehrerin, wenn es um die Klärung der Frage geht: Was soll ich tun? Woran soll ich arbeiten? Was sind meine Potenziale? Wie kann ich mich freier bewegen? Wie kann ich mit dem Leben fließen?

Und weiter: Was sind meine mir eingefleischten Muster, die ich unablässig produziere und doch nie sehe? Und das, obwohl sie so offen-sichtlich sind? Wie kann ich sie dekonstruieren und neue, förderliche Muster rekonstruieren bzw. freilegen? Wo sind meine – physischen, psychischen – Blockaden? Wo ist zu viel, wo ist zu wenig? Wie kann ich einen Angriff ohne Widerstand annehmen, ohne mich dabei aber manipulieren zu lassen? Wie kann ich meine primitiven Fight-Flight-Freeze-Reaktionen abbauen, und was bleibt mir dann? Wie kann ich unter Druck entspannen? Wie kann Entspannung dynamisch werden? Wie kann ich das K von reaktiv nach kreativ verschieben? Wie kann ich stabil und agil zugleich sein? Was heißt es, innerer Raum zu sein? Sich frei zu bewegen und frei in Kontakt zu gehen? Was ist Elastizität, Adaptivität, Responsivität? Was heißt empfangen, wenn ich es verkörpere? Wie ist das Weiche stärker als das Harte? Wie wirkt sich eine klare Absicht (Intention) aus? Wie generiere ich entspannte Kraft?

Wie kann ich die Kraft eines Angriffs speichern und wieder freisetzen und dabei transformieren? Wie kann ich präsent sein und bleiben? Was heißt volle Präsenz? Wie verbinde ich mich mit einem Gegenüber, und von wo? Wie können wir ein Gemeinsames aufbauen, mit einem starken Zentrum, um das sich eine unglaubliche Dynamik entwickeln kann?

Die Art und Weise, wie ich mich bewege, gestaltet die gemeinsame Bewegung. Durch gemeinsame Bewegung kann ich mich erst wirklich frei bewegen, weil ich mich nicht nur aus mir heraus bewege.

Beides zur selben Zeit.

Es ist manchmal ein Running Gag, dass wir nicht von «Gruppe» sprechen. Eine Gruppe gibt es nur aus dem Außenblick. «Schau, dort ist eine Gruppe.»

Zu einer Gruppe gehört dann Konformität, Uniformität. Schnell sind wir beim Gruppendruck und Gruppenzwang. Unter dem Deckmantel von Gruppendynamik muss man Dinge tun, die man nicht tun will. Man muss jemand sein, der man nicht sein will.

Natürlich sind wir Individualisten. Und mein Ansatz hier, dass wir eine Gemeinschaft sind, in welcher jeder und jede sein kann, wie er/sie sein möchte, fördert den Individualismus. Doch der Individualismus ist vor allem eine kulturelle Prägung. In uns angelegt ist, dass wir soziale Wesen sind. Sonst hätten wir in der Evolution nicht die Nase vorne. Wir sind sowohl Individuen als auch soziale Wesen. Und das zu gleichen Teilen und zur selben Zeit.

PLAY bietet uns das Gefäß, uns in den Kompetenzen des Antwortens zu üben. Welche Antwort ist jetzt angemessen, wie bleibe ich dabei in meinem Zentrum, wie grenze ich mich ab ohne abzulehnen, und so weiter. Es geht aber nicht darum, sich einander anzugleichen oder sich abzugleichen. Es geht um ein gemeinsames Zentrum, das uns beiden die Möglichkeit gibt, uns voll zu entfalten.

Raumfluss ist essenziell. Wenn wir uns öffnen, kreieren wir im Raum ein Vakuum, in das Raum einströmt. Ganz natürlich, ohne dass wir etwas Anderes tun müssen als öffnen zuzulassen.

Wir können uns vorstellen, dass mit diesem Raumfluss, der durch das «Vakuum» kreiert wird, unser Gegner mit in uns hinein gesogen wird, als befände er sich auf einem kleinen Boot in einem Wasserstrudel. Unaufhörlich wird er in unsere Mitte gesaugt. Bevor wir ihn auch nur berührt haben, ist er in unserer Mitte und damit von uns steuerbar.

Mit dem Ausdehnen kehrt sich der Raumfluss um und strömt nun aus uns heraus. Damit dehnen wir uns in den Raum hinaus aus. Nun sind wir es, die auf dem Strom des Raumflusses mitsurfen. Wir strömen nun in unseren Gegner hinein, der bereits in uns ist.

Mit dem Öffnen umfassen wir den Gegner innerlich, sein inneres Zentrum wird zu unserem Zentrum. Mit dem Ausdehnen umfassen wir den Gegner äußerlich, wir umhüllen ihn, strömen über ihn, um ihn herum und durch ihn hindurch wie eine Welle.

Damit vereinen wir innen und außen. Was kann uns da noch passieren?

Wichtig ist nun, uns daran zu erinnern, dass wir weder den inneren Aspekt noch den äußeren Aspekt produzieren. Er ergibt sich ganz natürlich und ohne unser Zutun, indem wir die Köbi-Dynamik zulassen. Zulassen ist ein Akt des Bewusstseins.

Je bewusster wir sind, und je differenzierter dieses bewusste Sein ist, desto umfassender und differenzierter ist das Zulassen. Doch es bleibt dabei: Wir produzieren nichts, wir ermöglichen.

Wenn nicht, ist das fatal. Solange wir diese Dynamik produzieren, sind wir unausstehlich. Der Kontakt wird kein angenehmer sein, und wir outen uns als Kontrollfreaks oder Psychopathen. Wir sind nicht mit dem großen Fluss des Seins verbunden, sondern stecken in unserem eigenen kleinen Handeln fest. Wir zeigen dem Gegner damit unsere größte Schwäche: Dass wir kein Vertrauen in die universalen Gesetze und deren universale Entfaltung haben.

Wir mögen vielleicht durch unsere verfeinerte, eingeübte Kontrolle diesen einen Kampf oder auch viele Kämpfe gewinnen. Den wichtigsten Kampf werden wir aber jedes Mal verlieren. Jedes Mal, wenn wir die natürliche Dynamik nicht zulassen, kämpfen wir gegen die Natur. Und damit gegen unsere Natur. Und damit gegen uns selbst. Wir lassen unser Potenzial sich nicht entfalten, wir lassen unsere Größe nicht zu.

Es geht in keiner Weise darum, durch die Kunst des Begegnens unser isoliertes Wesen und willkürliches Handeln zu kultivieren. Es geht darum, mehr und mehr dem natürlichen Fluss zu vertrauen, die natürlichen Prinzipien zu verkörpern und ihre Entfaltung im gegenwärtigen Moment zuzulassen.

Die Stärke des Raumflusses nach außen, die Stärke der Welle

also, mit der wir den Gegner umfassen, umfließen, umhüllen, ist abhängig von der Raummenge, die wir in der Öffnungsphase aufgenommen haben. Die Welle nach außen ist die Folge der Welle nach innen. Die Welle nach außen ist die Welle nach innen.

Es ist wie bei einem Tsunami. Wenn sich das Wasser zurückzieht, lässt sich erahnen, wie groß die Welle sein wird, die darauf folgt.

Das gemeinsame Zentrum ist mehr als zwei individuelle Zentren. Durch uns werden wir mehr. Wir entfalten uns. Und bleiben doch auch immer zentriert und geerdet, bleiben individuell, auch wenn wir uns gemeinsam gestalten, auch wenn wir je eine individuelle und auch eine gemeinsame Gestalt annehmen.

Wenn wir in einer Partnerübung zusammen arbeiten, dann ist die Gefahr da, dass wir unseren Partner zu einem Objekt machen, dass wir unseren Partner als Objekt gebrauchen. Wir benutzen ihn für unsere Selbstverwirklichung. Dann ist der andere mein Objekt. Schauen wir, dass wir dies tunlichst vermeiden. Lassen wir uns ein.

Es geht nicht um Selbstverwirklichung. Diese ist ein Resultat integraler Bewegung.

Es ist essenziell, dass wir unsere Partner nicht als Mittel zum Zweck gebrauchen, so wie wir unsere Körper auch nicht als Mittel zum Zweck gebrauchen. Unsere Partner sind keine Objekte, sondern Subjekte. In beiden Bereichen geht es um einen Dialog. Der Dialog ist ein offenes sich Einlassen auf den Partner mit einer gemeinsamen Ausrichtung.

Wir verbinden uns nicht, «um zu...» gewinnen etwa, oder sich selbst oder den Andern besser kennen zu lernen, sondern der Verbindung wegen. Dass wir uns auch besser kennen lernen, liegt auf der Hand, ist aber im Rahmen integraler Bewegung genau genommen ein Nebeneffekt.

Wenn wir den Partner zum Objekt machen, machen wir ihn zum Platzhalter. Damit machen wir auch uns selbst wahrscheinlich zu Platzhaltern. Es ist eine Grundsatzentscheidung, wie man leben will: Bin ich ein Platzhalter? Objektiviere und gebrauche ich mich und meine Umwelt?

Machen wir den Partner zum Objekt, nehmen wir auch dem Moment das Potenzial. Denn auch dieser ist dann nicht mehr einmalig, sondern nur eine Vorbereitung auf den einmaligen Moment – der so nie kommen wird. Denn der einmalige Moment ist schon da. Nur das müssen wir erkennen.

Ein Dialog entsteht dann, wenn die Diskussion aufhört, wenn aus der Konfrontation ein offener Austausch wird, in welchem beide Seiten offen sind. Ein Dialog strebt nicht nach einer schnellen Lösung, er entfaltet seine eigene Gestalt.

—

Je nach Setting und Übung ist es wichtig, nach einer Partner-Übung Gelegenheit zum Austausch zu geben, sei dies zu zweit, sei dies als ganze Gruppe.

Dieser Austausch ist so wertvoll wie heikel. Ich habe in meiner Ausbildungszeit immer wieder ganz unförderliche Situationen erlebt und beobachten müssen, weil von den Leitern nicht darauf geachtet wurde. Das soll hier nicht geschehen. Es nützt nichts, wenn wir die Anweisungen geben, von sich selbst und in der Ich-Form zu reden. Dann kann ich sagen: «Ich hatte das Gefühl, dass du...», und schon rede ich über die andere Person, und zudem ist es kein Gefühl, sondern eine Interpretation. Gleich doppelt verwurstelt also, und das benötigte nur eine Sekunde. Das wird, ganz ohne böse Absicht, schnell einmal übergreifend, bevormundend oder manipulierend. Sprich nur davon, was du bei dir erlebt hast. Spricht von deinem Spüren, Fühlen, Empfinden, das sich in deinem Körper-Sein zeigt, und differenziere diese Qualitäten von Interpretationen.

Wer diese Anweisung nicht befolgen kann, bleibt still.

—

Es gibt kein isoliertes Ich. Es gibt eine Fülle von sich überlagernden Bewegungen – die Urbewegungen, unser Herzschlag, unser Atem, die Bewegungen des Körpers, die Farben, Rhythmen und Klänge des Meeres, der Wind, die Düfte, die Wärme der Sonne, unser Beobachten, Empfinden, unsere Bewegungen des Denkens, die Emotionen, und irgendwo in diesen Prozessen zieht eine Instanz eine Grenze und unterscheidet in «Ich» und «alles Andere». Dieser Grenzsetzungsprozess wird durch integrale Bewegung allmählich aufgedeckt und die Grenze als willkürlich erkannt. Dann beginnt die Umerziehung des Grenzsetzers, der meint, er sei jemand. Doch in Wahrheit ist auch er nur ein Prozess, ein Algorithmus sozusagen, ein Wind in den Pinienästen.

—

Wann bist du bereit, an Konflikten nicht zu zerbrechen, sondern daran zu wachsen?

Wann bist du bereit, dich von Konflikten nicht bremsen,

sondern beflügeln zu lassen?

Wann bist du bereit, Ordnung im Chaos zu entdecken?

Ist das wirklich eine Frage, die man sich stellen muss?

Wenn du dich entscheiden kannst, ob du ein vorwärts gerichtetes, kreatives Leben führen willst, oder ein rückwärts gerichtetes, ohnmächtiges Leben in der Opferrolle leben willst, was ist deine Antwort?

Wie kannst du dich entscheiden?

Ich kann dir verraten, was kein Geheimnis ist: Man entscheidet sich immer und immer wieder. Von Konflikt zu Konflikt. Ein inneres Ja, heißt, sich immer und immer wieder dafür zu entscheiden. Egal, was unsere Persönlichkeit, unsere inneren Stimmen, unser niederes Selbst, unser inneres Opfer sagt, sich immer und immer wieder für die Freiheit, die Vision, für Sinn, Wachstum und Vernetzung zu entscheiden.

Wie radikal kannst du dich immer und immer wieder entscheiden? Und was heißt radikal? In unserer Zeit heißt es nicht, was es früher war. Früher hieß eine radikale Entscheidung oft, sich von der Welt abzuwenden. Man ging ins Kloster, bezog die Einsiedelei, verschrieb sich der Armut. Heute ist es in mancher Hinsicht das Gegenteil: Man wendet sich voll und ganz der Welt zu, ohne die Augen zu verschließen vor den Schattenseiten, vor der Armut, den drohenden Katastrophen.

Was heißt es, radikal in Begegnung zu gehen? Es heißt, sich voll und ganz in Begegnung zu bringen, ohne sich in der Begegnung zu verlieren. Wir verlieren uns nicht, indem wir uns selbst kennen.

Die Herausforderungen unserer Zeit sind umfassend. Ebenso müssen die Lösungen umfassend sein.

Kontexten: Die effizienteste Verteidigung etwa ist die, welche sich direkt mit dem Kontext befasst. Nicht mit dem Angreifer, nicht mit dem Körper des Angreifers, nicht mit der Energie des Angreifers, sondern mit dem Kontext, den der Angreifer geschaffen hat, und in dem er sich bewegt.

In der griechischen Mythologie ist Harmonia, die Göttin der Eintracht, die Tochter von Ares, dem Kriegsgott, und Aphrodite, der Göttin der Liebe und Schönheit. Harmonie entsteht demnach aus der Verbindung oder Vereinigung sehr gegensätzlicher Qualitäten.

In der Musik ist das harmonischste Verhältnis zweier Töne die Oktave. Hier bezeichnet also Harmonie ein Verhältnis mit möglichst wenig Reibung. Wenn wir unter der Harmonie, die wir uns sehnlich wünschen, den größtmöglichen Einklang oder das kleinstmögliche Reibungsverhältnis verstehen, was wäre das für eine Musik? Immer nur dieselbe eine Oktave? Und analog: Was wäre das für eine Beziehung? Spannungslos, ohne Dynamik? Wer wünscht sich das? Der Reiz der Musik besteht darin, dass Töne untereinander in verschiedene Spannungsverhältnisse gesetzt werden. Dadurch entstehen Leben, Tiefe und Menschlichkeit ebenso wie Transzendenz. Ein Moll-Akkord, der uns oft tiefer berührt als ein Dur-Akkord, besitzt wesentlich komplexere Spannungsverhältnisse als der Dur- Akkord. Und im dauernden Wechselspiel von Dur und Moll, von verschiedenen Spannungsverhältnissen, entsteht Schönheit, die uns zu Tränen der Ehrfurcht rührt oder uns freudig tanzen lässt.

Dies ist die Harmonie der Kunst des Friedens. Es sind nicht Beziehungen, die jegliche Dynamik und Spannung einer flachen Harmonie opfern. Die Kunst des Friedens ist lebendig und dynamisch, sie sucht das Leben und stirbt in ewiger

Scheinharmonie. Ab einer gewissen Stufe ist die Kunst des Friedens Leidenschaft und Hingabe.

Wir sind Menschen, die Begegnen kultivieren. Die lernen, einander zu begegnen. Offen und vorbehaltlos, ohne eine oberflächliche Scheinharmonie kreieren zu müssen und dann darauf achten zu müssen, dass niemand diese stört. Wir lernen, Menschen offen und vorbehaltlos zu begegnen, die wir nicht mögen. Deren Ansichten den unseren widersprechen. Wir sind offen zu lernen, haben aber gleichzeitig unser Zentrum, unseren Standpunkt. Und wir sind bereit, ihn gewaltlos zu vertreten. Wir können uns abgrenzen, ohne abzulehnen.

Wenn jemand partout sich nicht bewegen will, lade ich ein zur Bewegung, indem ich mich bewege. Wenn jemand einfach nicht entspannen will, lade ich ein zur Entspannung, indem ich mich und die Situation entspanne. Wir komplementieren uns. Dynamisch wird dieser Prozess, wenn sich beide darauf einlassen. Und sofort wird es auch spannend: Was braucht es, was muss ich in mir aktivieren, damit wir ganz werden? Schon beginnt der Dialog durch Interesse, denn ich muss ja Fragen stellen, muss kennen lernen, Informationen erhalten. Fragen stellen wir mit unseren hörenden Händen und Körpern. Sie stellen intelligente Fragen: zuerst etwas oberflächliche, nette, unverbindliche, dann immer mehr auf den Kern hin, zur Sache. Wir müssen daher wissen, wie wir Fragen stellen. Wir weiten unser Fragen-Spektrum. Das machen wir, indem wir unser eigenes Bewegungsspektrum weiten. Daraus kann sich ein weiteres Interaktionsspektrum entfalten.

Open Hands und andere Partner-Settings sind ein Tanz, der uns herausfordert, an der Grenze zu tanzen und diese auszudehnen. Wir lernen, offen und vorbehaltlos auf Menschen zuzugehen, ihnen wirklich zu begegnen, in Dialog zu sein und allfälligen Konflikt, sei dieser strukturell oder dynamisch, in eine höhere Ordnung freizusetzen.

Wir lernen unsere im wahrsten Sinne des Wortes eingefleischten Reaktionsmuster kennen und sie zu dekonstruieren und durch kreative, aber wohl-strukturierte Spontaneität zu ersetzen. Wir ersetzen damit Muster durch Antworten und bleiben im eigenen Zentrum, in der Selbstverantwortung. Diese Antworten kommen nicht primär aus dem intellektuellen Bereich (und damit auch aus dem Bereich der Konzepte, Kategorien, Ideen, Wunschvorstellungen, Ideologien und der Selbstverblendung), sondern sie kommen aus dem Körper und sind somit erst einmal ein Entworten, ein Freiwerden von starren Begriffen und von körperlicher Starre. Somit können wir uns ergreifen lassen ohne aus dem Zentrum zu fallen. Diese Settings sind unmittelbare Feedbacksysteme, die uns unser Erdungs-Potenzial und den Grad seiner Verwirklichung schön aufzeigen. Doch sie sind noch viel mehr als Feedback. Denn Feedback ist monologisch. Sie sind meiner Meinung nach Ausformungen des wichtigsten Weges der Transformation, den die Menschheit in unserer Zeit gehen kann: den Weg des Dialogs, des dynamischen, konstruktiven, engagierten, zulassenden, gestaltenden Miteinanders.

Ein Dialog ist ein offenes sich aufeinander Einlassen mit offenem Ausgang. Es geht nicht darum zu gewinnen, Recht zu behalten oder sich kein bisschen bewegen zu lassen. Sondern es geht darum, sich gemeinsam zu bewegen, einen Fluss und Einfluss zuzulassen und zu kultivieren, der mich, dich, uns und das zwischen uns durchströmt. Wenn also ein Dialog ein doppeltes Offenes ist (offen sich einlassen, offener Ausgang), dann braucht es dafür in einem gewissen Sinn auch zwei Zentren. Die zwei Zentren sind das Beobachten und das Empfinden. Dadurch nehmen wir bereits zwei Perspektiven ein, und keine Perspektive wird absolut gesetzt. Durch diese Art des Zentrierens vertreten wir zwar einen Standpunkt, doch dieser ist nicht starr. Wir beziehen Stellung, doch diese ist veränderbar. Daraus entsteht das Öffnen, dadurch das Ausdehnen. Wir berühren uns offen und zentriert, beobachten, empfinden. Dadurch ändert sich die Gestalt, und wir erlauben ihr, Gestalt durch uns anzunehmen. Wir differenzieren und integrieren. Dadurch ändert sich die Gestalt wieder. Wir subtilisieren und verwesentlichen. Wieder ändert sie sich. Es entsteht ein Gestalt-Fluss. Wir stoßen an Grenzen, dehnen sie aus, wahren und weiten gleichzeitig. Wir erkennen starre Muster und eingeübte Reaktionen, dekonstruieren sie und rekonstruieren eine wohl-strukturierte Spontaneität, die keinen fixen Mustern folgt, sondern die natürlichen Prinzipien verkörpert. Ein Dialog ist kein Interview und kein Feedback. Unsere Feedback-Kultur ist der Tod des Dialogs. Die strukturierte Spontaneität kennt keine starren Rollenzuweisungen. Wir stellen Fragen, wir antworten, wir erforschen gemeinsam, unser Begegnen ist ein unaufhörliches, kreatives, ausgelassenes sich aufeinander Einlassen. Vielleicht entsteht auch ab und zu ein Missverständnis, doch dieses hat ein großes kreatives Potenzial, indem andere Bedeutungsschichten freigelegt werden.

Wenn wir uns die Praxis heilig halten, nehmen wir nicht

unser Mobilgerät mit auf die Matte. Wir praktizieren die Würde der ungeteilten Aufmerksamkeit. Denn durch ungeteilte Aufmerksamkeit entsteht die Würde. Durch ungeteilte Aufmerksamkeit geben wir uns und anderen und auch unserer Praxis die Würde, die uns allen zusteht. Wie entwürdigend ist es doch, mit jemandem zu sprechen, der gleichzeitig noch ein, zwei oder wie viele Gespräche auch immer mit Personen führt, die gar nicht anwesend sind. Dadurch, dass wir unerreichbar sind, werden wir erreichbar für diejenigen, die jetzt gerade in diesem Moment mit uns sind.

—

Wenn wir mit Bewegungs-Dialog beginnen und die ersten Unsicherheiten und Hemmungen mal ruhen lassen, wird es oft dynamisch. Doch die Dynamik hat damit zu tun, dass wir andauernd ineinander fallen. Wir verlieren unsere Zentren, hängen uns aneinander. Lernen wir dann, unser Zentrum zu behalten, erstillt tendenziell die Dynamik. Es entsteht manchmal eine Distanziertheit, die nicht sein müsste. Diese lösen wir auf in einem Miteinander, welches ein gemeinsames Zentrum und eine gemeinsame Dynamik erschafft.

—

Ein Bewegungs-Dialog: Mein Partner oder meine Partnerin muss mich nicht vervollständigen, denn ich bin in mir ganz. Er/Sie muss nicht meine Leere füllen, wenn ich als Ganzes in Beziehung trete. Ich kann mir zuerst selber geben, was ich von meinem Partner/meiner Partnerin erwarte (den Quellen des Empfindens nach): Stabilität, Offenheit, Vertrauen, Liebe, Ehrlichkeit, Vorsicht und Weitsicht, Ausgerichtetsein. Nur zentriert kann ich Zuneigung geben und empfangen, ohne dass die Neigung zu Instabilität führt. Das ist das Fundament für eine stabile Beziehung. Zwei ganze Menschen, die sich begegnen und dann aus zwei einzelnen Strukturen eine gemeinsame Struktur errichten.

Die Kraft des Begegnens entsteht nicht dadurch, dass wir ein Yin und ein Yang aufeinander loslassen und dann mal schauen, ob etwas und was passiert. Die Kraft des Begegnens entsteht vor allem durch ein Drittes. Dieses Dritte kann zum Beispiel die Begeisterung für integrale Bewegung sein. Je größer die Begeisterung dafür, desto stärker wird sich das Begegnen entfalten. Darum versuche ich hier, euch die Tragweite aufzuzeigen, die diese von außen betrachtet seltsame Partner-Übung hat. Die dritte Kraft wird noch viel wichtiger, wenn wir uns im Dialog-Yoga intimer begegnen, wenn wir uns zum Beispiel Rücken an Rücken setzen. Das kann ganz schön persönlich und nah werden. Wenn wir nicht ein Drittes haben, auf welches wir uns in dieser Verbindung beziehen und welches uns gestaltet, können wir uns in einer exklusiven Intimität verlieren. Die Kraft des Begegnens entfaltet sich nicht nur durch gemeinsame Begeisterung, sondern auch durch ein gemeinsames Ausgerichtetsein, eine gemeinsame Intention. Im Bewegungs-Dialog möchten wir erstens einen Begegnungsraum eröffnen und halten, welcher ein Lernfeld ist. Zweitens möchten wir ein gemeinsames Zentrum erschaffen, aus welchem und um welches sich Dynamik entfalten kann. Drittens möchten wir möglichst kompetent Feedback geben und Feedback erhalten (durch hörende Hände, mit hörenden Händen). Nie geht es ums bloße Gewinnen, Besser-Sein oder sonstige oberflächlichen Befriedigungen. Einen Begegnungsraum eröffnen wir, indem wir uns verneigen. Wir sagen damit ja zu unserem gemeinsamen Lern-Feld. Den Raum halten wir durch ungeteilte Aufmerksamkeit. Ich schaue nicht links und rechts, um zu sehen, was die anderen so machen. Ich frage nicht: «Wann können wir endlich wechseln?». Ich gebe meinem Gegenüber die Würde, die er/sie verdient: die Würde der ungeteilten Aufmerksamkeit. Und sie wird mir auch gegeben. Ein gemeinsames Zentrum erschaffen wir auf verschiedene Weisen. Kaum berühren wir uns, verbinden wir die Strukturen so, dass jeder von uns vier Füße hat. Das machen wir durch Magnet-Hände, die mit den eigenen Füßen verbunden sind. Klingt seltsam, ich weiß, ist aber einfach eine Praxis, die vom Seltsamen zur selbstverständlichen Realität wird. Wenn wir eine Übung mit einem Fokus machen, haben wir eine gemeinsame Ausrichtung. Wenn es ein freies Open Hands ist, sind die drei eben genannten Punkte unsere gemeinsame Ausrichtung. Wir «pushen» nicht im Open Hands, wir stellen Fragen und hören, auch wenn das von außen manchmal wie ein Stoß ausschauen kann. Wir lernen, die richtigen Fragen zum richtigen Zeitpunkt in der richtigen Formulierung und Dosierung zu stellen. Damit wir eine möglichst differenzierte Reaktion erhalten. Diese Reaktion machen wir sichtbar. Wir stoßen nicht, wir machen Reaktionen sichtbar. Wir machen das Unbewusste bewusst. So erhält die Reaktion die Gelegenheit, reflektiert, dekonstruiert und rekonstruiert zu werden. Ein Kultivationsprozess. Die unbewusste Reaktion wandelt sich zur bewussten Antwort.

Das innere Dreier-Lernfeld: Begegnungsraum eröffnen, ein Zentrum erschaffen, Feedback austauschen. Das ist eine Trilogie, in welchem wir uns im Bewegungs-Dialog bewegen. Es ist das äußere Dreieck. Es ist die Äußerung eines inneren Prozesses, der schon vor dem Verneigen beginnt. Wir erschaffen ein inneres Lernfeld durch ein inneres Dreieck.

Hier entsteht die wahre Kraft des Begegnens. Steht euch gegenüber, schließt die Augen. Erstens: Geh in deinen inneren Tempel, ins Herz des Herzens. Dahin, wo du schon immer Ja gesagt hast. Dahin, wo du dich selbst willkommen heißen kannst. Komm an in diesem Willkommen und weite es. Falls du diesen Ort nicht finden kannst, weil du noch zu selbstkritisch bist mit dir, oder wenn verinnerlichte, aber ursprünglich äußere Stimmen dir den Zugang noch versperren: Ich sage in meinem Herzen Ja zu dir. Solange du den Platz noch nicht in deinem eigenen Herzen findest, findest du ihn in meinem Herzen. Du kannst hier wohnen, bis dein eigener Tempel sich dir zeigt. Du kannst also den Weg über mich machen. Wenn du den Tempel nicht in dir findest, findest du ihn in mir. Zweitens: Löse dich von Vorstellungen, wie die kommende Begegnung sein müsste oder sollte oder könnte. Löse dich von Überresten von der vorherigen Begegnung. Löse dich von Ideen, wie dein neuer Partner ist, vor allem, wenn du ihn schon kennst. Gerade dann ist es besonders wichtig, dich zu öffnen, damit er sich neu zeigen kann. Ansonsten lenkst du ihn sofort wieder in Bahnen und verwehrst ihm die Möglichkeit, sich dir neu zu offenbaren. Richte dich ganz im Jetzt ein. Werde zum unbeschriebenen Blatt. Das bedeutet nicht, wieder naiv zu werden und blind und ahnungslos in eine Begegnung zu laufen. Natürlich hast du alle deine Erfahrungen mit dieser Person irgendwo im Hinterkopf. Man muss ja denselben Fehler nicht immer wieder machen. Trotzdem: Du bist offen und öffnend, ein Gefäß für das, was kommt. Drittens: Richte dich aus auf das, was dich an dieser Praxis interessiert. Was möchtest du lernen? Was ist dein Ziel in dieser Begegnung? Was möchtest du kultivieren? So eröffnen wir ein inneres Lernfeld. Öffne deine Augen. Wenn dein Gegenüber auch bereit ist, verneigt euch als äußeres Zeichen der Eröffnung des Lernfeldes und beginnt. Zwei Lernfelder werden zu einem. Zwei Dreiheiten werden zu einem Hexagramm. Das ganze Universum hat darin Platz. Wann immer du beobachtest, dass du dich in der Dynamik, einer Technik oder in Meinungen und Urteilen zum Geschehen verlierst, besinne dich wieder auf den Aspekt oder die Aspekte aus der Einstimmung, die du verloren hast.

Eine einfache Berührung reicht schon, um in uns eine ganze Maschinerie an Mustern in Gang zu bringen und einen Prozess, der eigentlich gar nichts mit der tatsächlichen Situation zu tun hat. Wir reagieren dabei *auf* etwas und *etwas*, trennen uns davon und halten das Ganze für die Wirklichkeit. Wir reagieren auf einen Trigger und re-agieren, also re-produzieren ein Muster. Dies geschieht zum großen Teil verborgen und unbewusst.

Eine Antwort hingegen ist etwas ganz Anderes. Eine Antwort hat mit Ver-Antwortung zu tun. Ich übernehme meine Verantwortung für mein Tun. Ich bin nicht das Opfer des Anderen. Ich bin in meinem Zentrum verankert. Niemand zwingt mich zu einer bestimmten Reaktion. Es ist meine freie Entscheidung, ob ich reagiere oder antworte.

Eine Teilnehmerin hat mich einmal gefragt, wie ich mich gegen alle diese Prozesse und Projektionen, die in solchen Tagen laufen, abgrenzen würde. Auch das ist ein wichtiger Aspekt des Begegnens. Des Zentriertseins im Begegnen. Die Kunst ist, sich abzugrenzen ohne abzulehnen. Ich möchte und muss ja als Leiter und auch als Mensch allen und allem gegenüber offen bleiben, ja noch mehr, möchte öffnen sein. Es gibt Menschen, die Grenzen sich ab, indem sie die Flucht nach vorne antreten und grenzenlos offen sind. Früher oder später werden sie aber verletzt, und da sie gar keine Grenzen besitzen, sind sie sehr verletzlich. Die einfachste Art sich abzugrenzen ist das Teflon-Ei, das man um sich herum aufbaut. Solche Abgrenzungen gehen aber von einem isolierten Ich aus. Ich gehe lieber von Anfang an von einem Wir aus und schaffe mir eine innere Klarheit, die ich bestmöglich nach außen trage, sei es energetisch und mental oder sei es auch verbal. Die innere Klarheit entsteht nicht dadurch, dass ich mir einen Sinn zusammen bastle oder eine komplexe Begegnung auf einen simplen Nenner reduziere, sondern durch ein starkes, stabiles und agiles Zentrum. Wir können in verschiedene Zentren zentrieren. In die Erde, in das Becken, unseren körperlichen Schwerpunkt, in das Herz oder in die vertikale Mitte. Diese vertikale Mitte ist auf der körperlichen Ebene die Wirbelsäule. Ich fokussiere auf die – wie ich sie nenne – goldene Linie, eine Linie, die den Erdmittelpunkt, das Becken, das Herz, das dritte Auge und den Universum-Mittelpunkt miteinander verbindet. Das koordiniere ich mit der Atmung, daher der technische Ausdruck Atmung der Goldenen Linie. Das Empfinden, welches der Zustand, den ich dadurch erreiche, begleitet, ist eine starke innere Mitte und Klarheit auf allen Ebenen. Das ist meine Abgrenzung. Durch diese Mitte geschieht öffnen, ausdehnen, begegnen und integrieren in einem einzigen Akt des Seins. Diese Linie ist es auch, die unsere Interaktionen im Open Hands potenziert, denn es ist auch die Intentionslinie, und Intention ist die Klarheit der Absicht, welche diesem tiefen Zustand und nicht einer egoischen Idee entstammt.

Eine tiefe Ausrichtung, die uns aus der Tiefe aufrichtet, auch physisch strukturell.

—

Open Hands bedeutet, dass man sich mit offenen Händen, offenen Armen und somit schlicht und einfach offen begegnet und aus diesem Begegnen (begegnen) eine natürliche Dynamik entstehen lässt. Äußerlich gesehen stehen sich immer noch zwei Menschen gegenüber und werden sich stoßen. Doch die Voraussetzung ist eine andere. Es geht nicht mehr um Wettbewerb und gewinnen, es geht um Lernfeld und lernen.

Wir sind zentriert und offen und gehen von da aus in Kontakt. Dieser Kontakt ist einzigartig, und wenn wir tatsächlich offen und in Kontakt (begegnen) sind, wird sich sofort eine natürliche Dynamik zu entwickeln beginnen. Diese Dynamik ist einzigartig.

Dies ist der Schritt von traditionellem Push Hands (Tui Shou) zu Open Hands. Es ist dasselbe und ist es nicht. Wenn du nur lernen willst, wie du jemanden möglichst schnell möglichst weit weg stößt, dann lernst du Push Hands. Wenn du auch noch lernen möchtest, wie du unter allen Umständen entspannt und potenzialdynamisch in Kontakt bleiben kannst, lernst du Open Hands. Wenn du lernen möchtest, dich zu verteidigen, lernst du Push Hands. Wenn du lernen möchtest, dich nicht verteidigen zu müssen, lernst du Open Hands.

—

Natürlich ist Open Hands die gemeinsame Realisierung der Köbi-Dynamik: zentrieren, öffnen, weiten, begegnen, integrieren. Jegliche Techniken, die daraus entstehen, sind nur momentane Verfestigungen auf Grund eines Fokus im Lernprozess. Es werden jedoch von Anfang an keine Techniken gelehrt. Es wird die Köbi-Dynamik differenziert, integriert, subtilisiert und verwesentlicht. In der freien Interaktion, und dahin führt Open Hands immer wieder, kann es keine Techniken geben.

Nun. Dazu muss gleich etwas gesagt werden, ein Gegengewicht gesetzt werden: Wir lernen nicht, uns zu begegnen, indem wir uns positiv darauf einstellen. «Die Kunst des Begegnens» klingt zwar abgedroschen. Heute gibt es für alles eine «Kunst». Doch der Begriff hilft uns trotzdem. Kunst basiert auf solidestem Handwerk. Ein anderes Wort für Handwerk ist Kompetenz. Wir kultivieren durch Open Hands verschiedenste Kompetenzen. Die Kompetenzen sind die integralen Bewegungskompetenzen, die bis in die tiefsten/höchsten/weitesten Aspekte des Seins subtilisiert und verwesentlicht werden. Die Kompetenzen rauben dem Moment nicht die Magie, sie ermöglichen sie. Wenn wir uns nicht den Kompetenzen widmen, und damit dem Handwerk, und damit den Techniken, engen wir unser Bewegungs- und Interaktionsspektrum ein und bringen es nicht zur Entfaltung. Es besteht eine Tendenz, die Kompetenzen ob der Magie oder auch der persönlichen, der kulturellen, interkulturellen und politischen Dimensionen, die Open Hands annehmen kann, zu vergessen. Tun wir das nicht. Alles braucht ein Fundament der Kompetenz.

Die Kultivierung der Begegnungsqualität. Etwas, das in unserer zunehmend vernetzten Welt extrem wichtig werden wird, und wo es noch an allen Ecken und Enden fehlt. Denn was nützt uns Vernetzung, wenn wir uns nicht wirklich begegnen können?

Das Begegnen in der Köbi-Dynamik (zentrieren, öffnen,

weiten, begegnen, integrieren) ist unser natürlicher Zustand.

Wir können die Köbi-Dynamik also auch so lesen: Aus dem Begegnen geschieht ein Integrieren, eine Integration in das ursprünglich Ganze. Dieses verdichtet sich in einem Akt der Konzentration in ein Zentrum, welches ein individuelles Zentrum ist. Wir Individuen sind also Verdichtungen der Ganzheit.

Dies ist dann auch eine Erklärung dafür, warum aus dem zentrieren Öffnen geschieht. Der verdichtete Zustand strebt dem Urzustand zu, weil er von diesem nicht getrennt ist, ja, er diesen Zustand in sich trägt und verkörpern will. Dadurch kann Ausdehnen geschehen, bis wir, die nie getrennt waren, uns wieder begegnen.

Die Kunst des Begegnens heißt, sich schon begegnet zu sein, bevor man sich begegnet. Die Kunst des Begegnens bedeutet, dieses Bewusstsein zu kultivieren.

Wenn wir einen Schritt auf den Angreifer hin machen und ihm den Arm entgegenstrecken, ist das keine Reaktion und keine eigenständige Aktion. Diese Bewegung ist die ganz natürliche Folge davon, dass wir, zentriert und offen, die Bewegung des Anderen in uns einströmen lassen und sie zur eigenen Bewegung wird. Wir «machen» keinen Schritt und «strecken» keinen Arm entgegen. Die Bewegung, die durch uns passiert, ist die Bewegung des Angreifers.

Lass mich das kurz bildlich darstellen: Wenn wir in einen Ballon blasen, dehnt er sich aus. Mit der Ausdehnung dehnt sich zumindest ein Teil davon auch in unsere Richtung aus. Dieses Ausdehnen in unsere Richtung ist die direkte Folge der einströmenden Luft (und keine Reaktion darauf). Wir haben also eine Bewegung in zwei unterschiedliche Richtungen.

Wenn wir in ein schön gerundetes Weinglas zu schnell einschenken, kommt uns der Wein während des Einschenkens bereits wieder entgegen.

Wir sind bei einem Angriff ebenso ein (zentriertes, offenes, empfangendes) rundes Gefäß. Solange der Angreifer sich auf uns zu bewegt, werden wir auf ihn zubewegt. Wenn er stoppt, werden wir gestoppt. Wenn er uns stoßen will, stößt er sich durch uns. Wenn er uns schlagen will, schlägt er sich selbst.

—

Wenn ich angegriffen werde und ich wende die Prinzipien des Open Hands an, dann biete ich meinem Gegner absolut keinen Widerstand und auch nichts, was er angreifen könnte. Es kommt in keinem Moment zu einem Konflikt. So sehr uns Open Hands bis in die Zellen hinein Konfliktlösung lehrt, lehrt es uns noch mehr, gar keinen Konflikt entstehen zu lassen und trotzdem für unser Recht einzustehen. Das Ergebnis ist, dass der Angreifer nach einigen erfolglosen Versuchen erschöpft und verwirrt das Weite suchen wird.

Dies kann nicht überbetont werden, denn dadurch wird klar, dass Open Hands jeder kämpferische Aspekt fremd ist, ohne Konflikt zu verneinen. Das macht Open Hands zu einer zutiefst spirituellen und menschlichen Disziplin.

—

Statt die Kunst des Kämpfens kultiviert Open Hands die Kunst des Antwortens und damit der Selbstverantwortung.

Statt die Kunst des Gewinnens kultiviert Open Hands die Kunst des In-Kontakt-Seins.

Statt einen Konflikt zu lösen setzt es das höhere Potenzial für alle Beteiligten im Kern des Konflikts frei.

Statt Dominanz kultiviert es Dialog.

Es macht den Schritt von der Selbstverwirklichung zur Weltverwirklichung.

Wir sind eigen-ständig und in Beziehung zugleich. Wir pendeln zwischen Eigenständigkeit und Vernetzung. Eigenständigkeit ist nicht Unabhängigkeit, denn wir sind immer in Beziehung. Wir sind nie unabhängig. Der westlich geschulte Verstand mag hier intervenieren, doch halte einfach so lange wie möglich die Luft an. Der Körper wird dir innert kürzester Zeit zeigen, wie abhängig du von Sauerstoff bist. Das ist kein schlaues Besserwissen, das bedeutet, ein verkörperter Mensch zu sein.

Sich wundern. Das ist die Art, wie wir uns im PLAY begegnen. Nicht die negative Art des Sich-Wunderns des Erwachsenen, sondern Sich-Wundern als ein Offen-Sein und Offen-Bleiben. Das Gegenüber nicht einfrieren, nicht verdinglichen, nicht festhalten, nicht objektivieren, sondern den Raum offen halten, in welchem wir beide und fortwährend wandeln.

Identität findet sich nicht im Individuum, sondern in der Raum-Beziehung, in der Beziehung, und verändert sich daher fortdauernd. Du erfährst das, wenn du mit verschiedenen Partnerinnen und Partnern dieselbe Übung oder Bewegung praktizierst.

Kaum bewegen wir uns, ist der Raum ein entscheidender Faktor. Kaum bewegen wir uns gemeinsam, werden im Raum ganz neue Qualitäten freigesetzt: Beziehungs-Qualitäten. Der Raum bekommt neue Bedeutungen. Dem traditionellen westlichen Denken sind diese Räume verschlossen und daher unerschlossen. Der Bewegung aber offenbaren sie sich. Trotzdem müssen wir schauen, dass das traditionelle westliche Denken uns diese Welt nicht sogleich wieder verschließt und sie nur in einem undifferenzierten Empfinden zulässt (zulassen muss).

Erst Raum schafft Beziehung. (Das Weiten führt ins Begegnen.) Beziehung setzt Raum voraus. Es benötigt Raum, um sich ausrichten zu können. Raum ermöglicht erst, dass aus dem Da-Sein ein Ja-Sein wird. Das Da-Sein ist zeitlich begründet, das Ja-Sein beziehungs-räumlich. Raum ist, was wir zusammen sind, und worin wir sowohl zusammen als auch als Individuen entfaltet werden. Raum ist nicht statisch, sondern ein Gewebe. Am deutlichsten spürbar wird das, wenn wir uns gegenüber stehen oder mehrere Menschen im Kreis stehen.

Lerne, das Schwert zu führen. Lerne, es nicht zu gebrauchen.

Wir erarbeiten uns hier Methoden, um uns abzugrenzen, damit wir uns abgrenzen können, wenn es sein muss. Und vor allem, dass wir uns entscheiden können, ob wir uns abgrenzen oder nicht. Wenn wir uns aus purer Inkompetenz nicht abgrenzen und immer integrativ sein möchten, ist das keine integrative Kraft.

Wenn wir uns die Kompetenz erarbeiten, uns abzugrenzen, erarbeiten wir uns die Kompetenz der Entscheidung. Wir entscheiden uns aus innerer Stärke heraus für eine Abgrenzung, wenn sie nötig ist.

In diesen Prozess ist eingebunden, dass wir unsere eigene Kraft entdecken. Das ist das Wunderbare daran. Der Prozess gibt uns alles, was wir brauchen, wenn wir bereit sind, es anzunehmen. Es ist alles da. Wir suchen Einigkeit und Ganzheit nicht in einem ausgewählten Außen, sondern finden sie in uns. Wenn wir damit dann nach außen treten, formen wir damit ein ganz anderes Außen.

Und so können sogar zwischendurch die Fetzen fliegen. Wir müssen uns nicht mit Samthandschuhen anfassen, weil wir keine Püppchen sind. Durch die Erfahrung der inneren Kraft und Stabilität und durch unsere Kompetenz, zu entscheiden, ob wir unser Schwert einsetzen wollen oder nicht, entsteht der wahre Integrationsraum. Ein Integrationsraum, in welchem Dynamik Dynamik sein kann, nicht festgehalten, definiert und verurteilt wird, sondern wirklich frei fließen kann. Auf die Integration hin, die durch den Raum schon gegeben ist. Selbst, wenn es im Moment gar nicht danach ausschaut.

Wie bewegt sich mein Partner/meine Partnerin? Wie ist ihre Struktur, ihr Flow? Wie betritt sie meinen Raum? Wie verlässt sie ihn?

Wie viel wiegt sie? (Wichtig, wenn ich sie vom Boden lösen

oder auffangen möchte.)

Wie verbindet sie sich? Wie atmet sie?

Können wir uns so miteinander verbinden, dass sich unsere Atemflüsse zu einem Fluss verbinden? Dass unsere Raum-Flüsse sich verbinden, sie verschmelzen? Können wir hören, folgen, führen? Wie viel Spannung und Entspannung brauchen wir, um den maximalen Flow zu erreichen? Wie viel Widerstand und Nachgeben brauchen wir? Können wir die Rollen sich auflösen lassen, indem die Wechsel im Einzelnen und im Gemeinsamen fließend sind? Können wir unseren gemeinsamen Raum ausgestalten und uns unsere einzigartige Gestalt geben?

Kaum bewegen wir uns, sind wir Rhythmen in Bewegung. Bewegungen zu zweit sind oft arhythmisch, chaotisch, nicht antizipierbar. Die Fähigkeit, im direkten Kontakt mit dem Unvorhersehbaren zu sein, ist eine der großen Fähigkeiten von Kampfkünstlern. Um dies zu lernen, ist es wichtig, mit den Rhythmen fließen zu können.

Wir können den Weg nicht nur nicht alleine gehen.

Er ist auch nie nur für uns alleine.

Das Unendliche Spiel

Drehen wir den Spieß um. Nicht die Erforschung unserer Bewegungen soll im Vordergrund stehen. Erforschen wir die Bewegungen, die unser Leben prägen. Und dieses Erforschen muss ein Ringen sein. Ich glaube wirklich, dass wir ringen müssen.

Ringen mit uns selbst und mit anderen, mit Umständen - individuellen und globalen - und Ideen, mit Vorstellungen, mit Werten, mit Perspektiven und auch mit unseren Instinkten, mit unserer Vielschichtigkeit und Widersprüchlichkeit. Harmonie ist nicht ein Zustand, in dem wir leben. Sie ist etwas, das wir immer anstreben und nie erreichen werden. Es gibt kein statisches Gleichgewicht, und doch ringen wir darum, und das ist gut so. Das ist das Unendliche Spiel. Das bedeutet, Realität zu realisieren.

Ist es nicht interessant, dass im Verb «ringen» der Ring, das Runde, der Kreis steckt? Und dass wir, wenn wir «wringen», in einer kreisenden Bewegung etwas herauspressen? Man kann es so sehen, dass das Herausgewrungene etwas Existenzielles, Essenzielles, Wesentliches ist, oder man kann es als etwas Fremdes betrachten, das wir loswerden.

Wir arbeiten wahrhaftig und ehrlich mit unseren eingefleischten Mustern, Spannungen und Reaktionen, mit unseren dunklen Seiten, den Dämonen, den dunklen Seiten der Mythen und Götter und den hellen Seiten, unseren schlummernden Potenzialen.

Wir entdecken dabei auch die Rhythmen, die gestaltenden Kräfte, unsere Entfremdung von ihnen und von der Natur, innen, außen, beginnen uns wieder zu integrieren, Raum zu schaffen und finden Unvorstellbares wie die Kraft der Imagination und ihre ganz konkreten Auswirkungen. Wir begegnen den Widerständen, die in uns wirken, wieder und wieder, bis sie sich aufzulösen beginnen, und wir lösen die Dinge nicht, indem wir sie in oberflächlicher Harmonie verschmelzen, indem wir sie ausgleichen, nivellieren, sondern indem wir uns ganz auf unsere wahre, ehrliche und authentische Suche nach Lösungen einlassen, nach Frieden, Gleichgewicht, Wachstum, Evolution, Gerechtigkeit – nach Veränderung. Wir bringen uns ganz ein: mit allem, was wir sind. Dabei finden wir die Veränderung nicht im Außen. Wir verändern uns selbst. Und damit verändern wir, als schöpferischer Akt, als Handelnde, das Außen. Denn wir müssen nicht gewinnen, wir wollen uns verändern durch unser Ringen mit den existenziellen Fragen. Denn nicht wir stellen die Lebensfragen. Wir stellen uns den Lebensfragen. Wir erforschen die Bewegungen, die unser Leben formen. Und in diesem Prozess werden wir geformt. Das bedeutet verwirklichen.

—

Wir verändern uns am besten, wenn wir uns selbst nicht zu ernst nehmen. Und das, was wir tun, in gewisser Weise auch nicht. Es ist kein Kampf, es ist kein Krampf. Deshalb ist unsere Hauptaktivität das ernsthafte Spiel. Das No-Bullshit-Spiel, bei dem uns niemand etwas vormacht und wir niemandem etwas vormachen (auch uns selbst nicht). Wir lernen, am Abgrund zu spielen, aber wir spielen. Spielen, als ginge es um Leben und Tod. Denn es geht um Leben und Tod. Aber wir spielen entspannt, denn der Tod kann uns nichts anhaben, wenn wir wirklich ein Unendliches Spiel spielen.

—

Die integrale Bewegung behandelt ein neues Paradigma. Wechselbeziehung, Interdependenz, Verflechtung und Zusammenspiel (interrelationship, interdependence, interconnectedness, interplay) sind wesentliche Begriffe, und als konsequente Folge davon das Embodiment, die Verkörperung.

Diese Interdynamik kann nicht gelehrt werden, aber sie kann natürlich gelernt, oder besser gesagt, erlernt werden. Jedes Konzept ist ein Fragment, auch wenn es einen Aspekt des Ganzen beleuchten soll. Egal, wie viel ein Konzept vermitteln kann, will oder soll, den entscheidenden Schritt zu einem größeren Ganzen muss der Einzelne selbst tun, und dieser Schritt ist immer ein Schritt ins Unbekannte. Er muss zwar selbst, aber nicht allein getan werden.

Viele Konzeptualisierungen sind eine Methode der Alten Schule des Dualismus. Monologisches Lehren ist die Methode der Alten Lehren. Ein neuer Mythos erfordert neue Methoden und eine neue Sprache, sowohl gesprochene Sprache als auch Körpersprache. Denn ein Mythos ist immer auch verkörpert. Die Methodik des neuen Mythos arbeitet mit »inter«. Sie ist dialogisch und prozesshaft. Sie ist das Unendliche Spiel. Das Unendliche Spiel an sich ist nicht neu.

Die Natur ist ein unendliches Spiel.

—

Das Unendliche Spiel ist ein Rahmen, um das Leben als einen fortlaufenden Prozess des Lernens, Erkundens und der Zusammenarbeit zu verstehen, bei dem sich die Spielenden ständig anpassen und weiterentwickeln, um neue Herausforderungen zu meistern.

Es ist ein dynamischer Prozess, in dem die Regeln und Grenzen nicht festgelegt sind, sondern durch die Handlungen, Entscheidungen und Interaktionen der Spielenden geformt werden.

Die Führung ist keine fixierte Rolle oder Position, sondern ein fließender und dynamischer Prozess, der aus den Beiträgen aller AkteurInnen entsteht und sich wieder auflöst. Es gibt keine festgelegten Führungspersonen oder Expertinnen und Experten. Stattdessen ist das Unendliche Spiel ein kollektiver Lern- und Erkundungsprozess, in dem alle Beteiligten die Möglichkeit haben, ihre einzigartigen Perspektiven und Erkenntnisse einzubringen.

Das Unendliche Spiel ist eine Dynamik, bei der es nicht ums Gewinnen geht, sondern um fortwährende Entfaltung und Verwirklichung. Sie entspringt einem Mind-Setting, das nicht auf kurzfristigen Gewinn, Profit und Titel aus ist. Vielmehr ist eine große, generationenübergreifende Vision die treibende Kraft. Es geht dabei um nicht weniger als die Potenzialentwicklung des einzelnen Menschen und der Menschheit.

Wir können einzelne Aspekte optimieren, aber nicht den ganzen Menschen. Eine spezifische Leistung eines spezialisierten Athleten etwa. Einen Prozess auf ein Ziel hin. Das endliche Spiel können wir optimieren. Das unendliche Spiel hingegen können wir kultivieren.

—

Kultivation fördert das Selbstverständliche, das Natürliche. Optimierung erschafft das Spektakel. Kultur und Natur sind keine Gegenbegriffe. Optimierung und Natur sind Gegenbegriffe. Optimierung und Adaption als wesentliches Element natürlicher Entwicklung sind nicht dasselbe. Adaption ist Teil des Kultivationsprozesses. Der Kultivationsprozess kultiviert das Natürliche, die Optimierung das Unnatürliche, etwa die Illusion ewiger Jugend oder ein High-Tech-Gerät – oder die Verschmelzung der beiden.

Kultivation erzeugt keine Extreme. Der Kultivationsprozess hält sich selbst und das, was er kultiviert, in einem sinnvollen Gleichgewicht.

—

So wie die Kultivierung selbstverständlich ist, so ist sie gewaltfrei. Sie handelt nicht gegen die Natur. In der Tat besteht die Kompetenz des Kultivierens vor allem darin, sich mit der Natur zu bewegen und mit ihr zu ruhen. Dies bezieht sich auf die äußere und auf die innere Natur, denn natürlich sind diese nicht getrennt, und sie sind nicht zwei. Wer kultiviert, ist Natur, denn Kultivation ist natürlich. Es gibt keine äußeren, getrennten Gesetze oder Prinzipien. Die Prinzipien sind Inschriften, keine Vorschriften. Optimierung hingegen schreibt vor, wie etwas zu tun ist.

—

Kultivation fördert das von selbst Seiende und das sich aus sich selbst heraus Entwickelnde. Optimierung forciert das, was von sich aus nicht sein kann und auch nicht werden will. Kultivierung geschieht gewaltfrei; mit der Natur, nicht gegen sie. Optimierung setzt gerne Gewalt ein.

Diese Gewalt muss nicht explizit sein, und sie muss nicht unmittelbar zerstörerisch sein. Es gibt auch Langzeitwirkungen niederschwelliger Gewalt. Den Körper zu Bewegung zu zwingen, etwa durch Trainingspläne, ist Gewalt. Diäten sind Gewalt. Sich nach Massstäben zu richten, die nicht natürlich sind, ist Gewalt. Schönheitsoperationen sind Gewalt.

Die Gewalt ist in der Optimierung implizit vorhanden und kann so auch subtil wirken. Sie wirkt dann durch Unwissenheit. So praktizieren zum Beispiel viele heute Praktizierende Yoga nicht gewaltfrei, obwohl Gewaltfreiheit, ahimsa, ein wichtiger Aspekt des Yoga ist. Nicht der Prozess des Zentrierens, Öffnens, Ausdehnens, Freilegens und Integrierens steht bei den Unwissenden im Vordergrund, sondern eine Endposition. Man zwängt sich in diese Position. Man zwingt den Körper in diese Position. In dieser Optimierung sind Körper und Geist getrennt, und der Körper muss sich fügen. Die Optimierung entspringt diesem – unsere Kultur definierenden – Körper-Geist-Dualismus und fördert ihn aktiv. In der Kultivation ist diese Trennung schlicht nicht möglich.

—

Natur stellt sich nicht selbst dar. So wie die tiefe Betrachtung Dauer voraussetzt, fördert Kultivation das Dauerhafte. Optimierung erzeugt einen Moment. Dieser Moment wird dann aufgeblasen.

Optimierung optimiert das Objekt. Kultivierung kultiviert das Subjekt, und in einem weitere Schritt das, was Objekt und Subjekt verbindet und transzendiert, den Dialog. Das bedeutet nicht, dass Optimierung objektiv, also gerechtfertigt oder rational, und Kultivierung subjektiv, also eine private, beliebige Angelegenheit wäre. Solche Wertungen lassen sich nicht auf diese Begriffe anwenden.

Optimierung fördert Differenz, Kultivierung fördert Diversität. Die Differenzen sehen wir überall, wo wir Optimierung sehen. Da ist als Erstes die Differenz zwischen dem offensichtlich Optimalen, dem Ideal oder Idol, und dem offensichtlich nicht Optimalen, etwa dem optimalen Körper und dem nicht optimalen Körper. Die Optimierung lebt von dieser Differenz. Die Differenz ist der Motor der Optimierung. Sie führt aber nicht in Diversität, sondern in Monokultur. Denn die Differenz führt nicht zum Differenzieren, sondern strebt der Gleichheit zu. Optimierung strebt nach einem Ideal. Kultivierung strebt nirgendwo hin und hat keine Ideale, selbst die Integration ist nicht das Ziel. Denn Integration ist dynamischer Teil einer fortwährenden Gesamtdynamik und kann daher nicht Ziel sein. Integration ist nicht Gleichheit oder Harmonie, sondern das kontinuierliche Entfalten höherer, tieferer, umfassenderer Räume, in denen man sich frei bewegen kann.

Die Diversität, welche Kultivierung fördert, ist einerseits etwas ganz Natürliches, andererseits das Merkmal einer gesunden Kultur. Natur ist divers, und der Mensch, der durch Optimierung die Diversität der Natur dezimiert, ist dringend aufgefordert, sie sich wieder entfalten zu lassen. Die Monokultur ist das Resultat der Optimierung. Diese sehen wir auch in den Körperidealen und den Selbstdarstellungen, die sich alle gleichen wie ein Ei dem anderen.

Diversität ist der Schlüssel für gesunde Natur und gesunde Kulturen. Diktaturen sind Optimierungsversuche, die letztlich Kulturen und damit sich selbst zerstören. Diktaturen gibt es auch im nicht-politischen, kleinen Bereich. Da, wo jemand weiß, was für andere «gut ist» und es durchsetzt.

Wer optimiert, trainiert. Daher sind Motivation, Trainingspläne, Wettkämpfe und das Vergleichen große Themen – und Stolpersteine. Wer kultiviert, bewegt sich nicht für ein Resultat, sondern aus Bewegungsfreude, der Bewegung und der Wahrnehmung wegen. Verkörperung, Handeln, Bewegung und Wahrnehmung bilden eine sich selbst erschaffende – autopoietische– Dynamik. Kultivierung entsteht aus sich selbst heraus, bewegt sich aus sich selbst heraus. Während Optimierung vergleicht, folgt Kultivierung einfach natürlichen Impulsen. Es gibt keinen Vergleich und damit kein Müssen und Sollen. Optimierung braucht den Vergleich, um überhaupt existieren zu können. Optimierung nimmt das Selbst nur in Relation zu einem bestehenden Ideal wahr. Kultivierung nimmt das werdende Selbst unmittelbar wahr. Kultivierung ist jederzeit in sich ganz. Sie ist dialogisch, wogegen der Vergleich ein monologisches Auswerten von Daten ist.

—

Die Unwissenheit ist Nährboden für Optimierung. Das Natürliche und das von selbst Seiende zu kultivieren ist also kein Zustand von Naivität, sondern Ausdruck von Bildung und Kompetenz. Zuerst gilt es, Kultivation zu entdecken, und sie wird durch das Natürliche entdeckt, durch das, was von selbst ist: durch den Körper und die Wahrnehmung als ein funktionales Ganzes. Ist sie entdeckt, nimmt der Kultivationsprozess eine Eigendynamik auf. Natürlich entwickelt man in dieser Dynamik Kompetenzen, welche die Dynamik fördern. Kultivation ist kein Selbstläufer, sondern braucht Engagement und Hingabe. Diese Eigendynamik, so natürlich sie ist, wird durch die Dominanz der Optimierung immer wieder sabotiert. Daher stellt unsere Zeit eine besondere Herausforderung an die Kultivierenden dar. Kultivierung ist an sich ein natürlicher Vorgang. Doch da sie unablässig von einer Flut von Optimierungs-Bildern und -Suggestionen attackiert wird, wir schon früh auf Optimierung getrimmt werden und daher unser Nervensystem darauf programmiert ist, ist Kultivierung immer wieder eine Rückbesinnung und Entscheidung. Die Reprogrammierung bedingt dann auch eine körperzentrierte Praxis, die das gesamte Nervensystem einbezieht. Der Vorgang der bewussten Rückkehr, das Entlinken und neu Verlinken an sich, ist natürlich auch Teil des Kultivationsprozesses, des Differenzierens und Verwesentlichens.

—

Integrale Bewegung führt nicht in die Beliebigkeit, sondern in den großen Rahmen, so wie das Unendliche Spiel in die Verbindung und nicht ins Unverbindliche führt.

—

Verbinden wir das Unendliche Spiel, das sich jederzeit selbst entspringt und sich selbst reguliert, das fortwährend Vieles und Eines ist, und die kraftvolle Bewegung, die sich von innen nach außen und von unten nach oben entfaltet. Eine einzige Quelle. Eine individuelle, natürliche, kollektive, kulturelle Bewegung.

—

Das Unendliche Spiel der Integralen Bewegung setzt sich nicht nur kontinuierlich fort, sondern vertieft sich auch immer mehr. Die horizontale Bewegung (Köbi) und die vertikale Bewegung (Kulti) erzeugen eine Ausdehnung nach innen und außen in alle Richtungen wie eine Hoberman-Sphäre.

Das Unendliche Spiel der integralen Bewegung ist ein Infinitionsprozess. Wir praktizieren die Verben so, dass wir in ihnen aufgehen und sie in uns. Nicht ich zentriere, ich öffne, ..., sondern zentrieren, öffnen als gestaltende, grundformende Urdynamiken im Infinitiv.

Integrale Bewegung generiert sich selbst. Gute Struktur fördert gute Bewegung, gute Bewegung fördert gute Struktur. Integrale Bewegung besteht aus sich selbst verstärkenden Dynamiken. Dasselbe gilt für das Unendliche Spiel.

Kultivieren und generieren sind ineinander verwoben.

Kultivieren und gestalten sind ineinander verwoben.

Zehn Fragen. Unendlich viele Antworten. Ein unendliches Spiel. Das ist integrale Bewegung.

Die Fragen: Zentrieren. Öffnen. Weiten. Begegnen. Integrieren. Differenzieren. Beobachten. Empfinden. Subtilisieren. Verwesentlichen.

Jede Frage kommt in vielen Fragevariationen. Wie zentriere ich? Wie zentriere ich meinen Körper? Wo sind Blockaden, Potenziale? Wie zentriere ich meinen Geist? Wohin, in welches Zentrum zentriere ich? Jedes Verb kommt in einer Verbenfamilie, einem Cluster, einer Fragefamilie: zentrieren bedeutet auch ankommen, einmitten, erden, sinken, ausrichten, verwurzeln, konsolidieren, konzentrieren und vieles mehr.

Die zehn Fragen sind nicht isoliert. Sie treten miteinander in einen Dialog. Sie tun das chaotisch, also nicht vorhersehbar, aber auch in Mustern, Dynamiken, Rhythmen.

Die Rhythmen sind die Zwei (Dynamik der Polarität, polardynamische Einheit), die Fünf (die Dynamik natürlicher Bewegung und Entfaltung), die Sechs (die Struktur der Achtsamkeit, die Kultivationsdynamik), die Drei (die Dynamik der Evolution), die Eins (die Einheit in der Vielheit, Nondualität,

Holomovement).

Diese Rhythmen treten wiederum miteinander in Dialog.

Es ist also nicht ein Dialog, es sind unzählige Dialoge, die sich in verschiedenen Settings verschieden entfalten.

Die Settings: Der Ich-Bereich der individuellen Bewegung. Jede erdenkliche Bewegungsmethode. Jede Sportart, jede Art von Yoga, Taiji, Qigong, RIVERS und so weiter. Auch jede stille Methode, jede Meditationspraxis.

Dazu der Wir-Bereich gemeinsamer Bewegung. Jede erdenkliche Partner-Bewegungsmethode. Spiele, Kampfkunst, Open Hands, Tanz, Kontaktimprovisation und so weiter, auch Kontemplation, Umi.

Auch der Es-Bereich: Kompetenzen, Werkzeuge, Wissen. Dieser Bereich ist eng verbunden mit der Bewegung, dem Erforschen.

Die Fragestellungen, die aus den vielschichtigen Dialogen entstehen, greifen weit über das hinaus, was man vielleicht zu Beginn mit integraler Bewegung assoziieren würde. Etwa: Wie navigiere ich das Leben? Wie gestalte ich Realität?

Kannst du dir vorstellen, was daraus entstehen kann? Unvorstellbar. Aber realisierbar. Auf absolut einzigartige Weise.

Wie arbeitet man mit dieser Komplexität, die so einfach daherkommt? Im Moment, aus dem Moment. Erforschend, spielend, entdeckend. In Ruhe und im Spiel. So ist die eigene Praxis, so ist der Unterricht, der also kein Unterricht ist, sondern zusammen erforschend, spielend, entdeckend. Eine Dialogfülle. Immer.

5

RHYTHM

/ˈriT̲Həm/
Rhythmus

1. Gliederung eines Ablaufs durch Wechsel von langen und kurzen, betonten und unbetonten Silben, durch Pausen und Sprachmelodie.
2. Gleichmaß, gleichmäßig gegliederte Bewegung; periodischer Wechsel, regelmäßige Wiederkehr
3. Gliederung eines Werks durch regelmäßigen Wechsel bestimmter Formen

RHYTHM
befasst sich mit Formen, die sich aus- und einfalten, und mit den Dynamiken, in welchen sie dies tun

---

Rhythmen sind körperlich. Rhythmen sind immer verkörpert. Sie sind gefühlt. «If you're feeling it, you're doing it!» Man kann sich den Rhythmen nur sehr begrenzt mit dem Verstand nähern, und es bleibt immer ein Nähern. Der Körper verkörpert die Rhythmen.

Jede Praxis, die sich mit Rhythmen befasst, ist eine körperliche Praxis. Und sei es eine Meditationspraxis, die still sitzend geschieht.

Die Art und Weise, wie wir mit Rhythmen umgehen, sagt viel darüber aus, wie wir an das Leben herangehen.

Und wie und woher wir uns bewegen.

Viele Konflikte in unseren Bewegungen (und des Alltags) sind in der Tat Konflikte von Rhythmen. Es ist wichtig, dass wir in unseren Rhythmen leben können. Dass sich Dynamiken ihrer Natur gemäß entfalten und wieder einfalten können. Lebt man eng mit der Natur verbunden, werden diese persönlichen Rhythmen von den großen Rhythmen der Natur harmonisiert. In unserer Welt jedoch ist es schon für das Individuum eine Herausforderung, nach den eigenen Rhythmen zu leben. Noch viel komplexer ist es, wenn mehrere Menschen ihre Rhythmen abgleichen sollen. Abgleichen bedeutet dabei nicht, dass alle dieselben Rhythmen haben sollen, aber dass die individuellen Rhythmen vereinbar sind.

Rhythmen sind ein zentrales Element für unseren Energiehaushalt. Sind die Rhythmen gestört, ist alles gestört. Ohne Rhythmen keine Energie, kein Fließen, keine Bewegung und keine Ruhe.

Rhythmus ist ein Fließen von Variation. Variation setzt schon Repetition voraus. Ein Einzel-Ereignis gestaltet keinen Rhythmus. Bei zwei Ereignissen haben wir sofort ein Dreier-Gebilde: die beiden Ereignisse und den Zeitraum dazwischen.

Dieses Beziehungs-Gefüge bildet die Voraussetzung für einen Rhythmus. Doch der Rhythmus an sich entfaltet sich erst dadurch, dass dieses Beziehungs-Gefüge wiederholt und variiert wird, also dass neue Beziehungen mit diesen Beziehungen geschaffen werden. Stellen wir uns ein Metronom vor, das sich unvariiert wiederholt. Das Metronom gibt das Tempo vor, aber keinen Rhythmus. Keinen Fluss, sondern eine reine Gliederung linearer Zeit ohne Werden und Vergehen, ohne ein Anderes als ein rein lineares Verhältnis. Ein Verhältnis ist jedoch noch keine Beziehung. Rhythmus hingegen ist Bezogen-Sein. Kein Ereignis steht für sich allein. Ein konstantes Werden und Vergehen, variieren und weiten, vernetzen und verändern des Gesamten in innerlicher und nach außen ausstrahlender Beziehungs-Bewegung.

Da sind innere Rhythmen: der Atem, das Herz und der Blutkreislauf, das lymphatische System, die Gehirn-Rückenmarksflüssigkeit, die Verdauung, die Aktivität des Nervensystems und der Hirnwellen, das hormonelle System, das Immunsystem, und vermutlich hat auch das fasziale System einen Rhythmus. Sie alle schwingen und klingen unaufhörlich. Weiter sind ganz viele äußere und größere Rhythmen, die ich gar nicht aufzuzählen beginne. Alle diese Rhythmen sind kohärent, oder sie sind es eben nicht. Ein einziger Rhythmus, der daneben läuft, kann alle Systeme durcheinander bringen. Schau Bewegung als eine Überlagerung und ein Zusammenspiel von Rhythmen an. Integrale Bewegung entsteht durch kohärente Überlagerungen und Zusammenspiele.

—

Kampfkunst befasst sich damit, Arhythmisches möglichst effizient wieder in Rhythmen zu überführen.

—

Die 5 befasst sich damit, wie sich Bewegung ganz konkret aus- und einfaltet. Die 3 stellt ein Lernfeld her, in welchem und von welchem wir bewegt werden. Die Dreier-Dynamik ist eine Evolutions-Dynamik. Die Zweier-Dynamik ist eine Dynamik des Gleichgewichts. Die 2 befasst sich mit der Dynamik polarer Einheit, welche wir, jedenfalls als Gegensatzpaare, überall offensichtlich finden. (Wohin gegen die 1, die 3 und die 5 zu finden eine kultivierende Leistung ist. Ebenso ist es eine kultivierende Leistung, die Gegensatzpaare in eine Dynamik polarer Einheit zu überführen.) Die 1 befasst sich mit dem Unausweichlichen und Offensichtlichen, das dem Normal-Bewusstsein verborgen ist. Ja, und die anderen? Sie wirken, sind aber keine Rhythmen, wie sie hier behandelt werden. Die 4 befasst sich mit den vier Elementen und ihren Oktaven wie Licht, Wind, Duft und Hitze und weiteren Oktaven wie Raum, Weite, Tiefe. Die 4 hat ihren Platz im MOVEMENT-Teil. Die 7 befasst sich mit den sieben Quellen des Empfindens.

Die 5

Köbi ist das Kürzel für coebi, welches das Kürzel ist für center - open - expand - blend - integrate,: zentrieren, öffnen, ausdehnen, begegnen, integrieren.

Sich aus- und einfaltende Bewegungen finden in dieser Dynamik statt.

Die folgende Dynamik findet in weniger als einer Sekunde statt. Es steht mir jemand gegenüber. Er will mich angreifen. Er beginnt mit einem Fauststoß.

C – center – zentrieren: Ich entspanne und sinke und komme somit ins Lot, in die Mitte, ins Gleichgewicht. Ich bin bereit.

O – open – öffnen: Ich atme ein. Ich aktiviere meine Bereitschaft. Ich nehme die Faust wahr, die auf mich zugeschnellt kommt.

E – expand – ausdehnen: Ich mache genau das Gegenteil dessen, was mein Instinkt tun würde. Ich gehe nicht in Deckung, sondern der Faust entgegen. Ich strecke meinen Arm aus.

B – blend – verbinden: Meine Hand landet auf dem auf mich zukommenden Arm wie ein Schmetterling. Sanft und kaum wahrnehmbar. Ich bin jetzt in Kontakt mit der Bewegung des Angreifers. Ich verbinde mich mit der Bewegung. Seine Bewegung wird meine Bewegung.

I – integrate – integrieren: Da seine Bewegung zu meiner Bewegung wird, wird das Zentrum des Gegners mein eigenes Bewegungszentrum. Ich kann die Bewegung nun nach Belieben umleiten. Ich drehe mein Zentrum leicht, und damit dreht sich mein Oberkörper. Vielleicht mache ich sogar noch einen Schritt auf den Angreifer zu und drehe mich um 180 Grad, damit ich dieselbe Sichtweise wie er einnehmen kann. Wir stehen nun Schulter an Schulter. Durch die neue – seine – Perspektive kann ich ihn vielleicht besser verstehen. Der Faustst0ß verfehlt sein Ziel und ich geleite den Angreifer sanft zum Boden. Vorher war er von Sinnen, jetzt kann er sich besinnen.

—

Die folgende Dynamik im Golf findet fast ausschließlich innerlich statt und findet ihre Äußerung in der Integrationsphase. Hier sehen wir, wie die einzelnen Stufen in sich bereits wieder Köbi-Spiralen in sich aufweisen können.

C – center – zentrieren: Ich stehe hin und nehme die richtige Struktur ein.

O – open – öffnen: Ich schaue den Ball an. Ich öffne mich, verbinde mich mit ihm und integriere ihn in mein «Feld», in mein Bewusstsein.

E – expand – ausdehnen: Ich schaue zum Loch. Ich dehne mich aus, verbinde mich mit dem Loch und integriere es ebenfalls in mein Bewusstseins-Feld.

B – blend – verbinden: Ich schaue wieder zum Ball und verbinde den «inneren» Ball und das «innere Loch» zu einer einzigen Qualität, während ich gleichzeitig ausgedehnt bleibe und so das äußere Feld und das innere Feld in Resonanz bzw. Deckungsgleichheit (eine stehende Welle) bringe. Es findet eine zwar rein mentale, intentionale oder energetische Verbindung statt, diese jedoch sowohl innerlich als auch äußerlich. Ich, Ball, Loch, innen und außen sind nun ein und dasselbe.

I – integrate – integrieren: Ich lasse die Bewegung entstehen, die dieser Einheit perfekt entspricht. Dies geschieht dadurch, dass ich das Bewegungshandwerk beherrsche und die Einheit nicht störe.

Köbi zeigt sich dem Betrachter in der Weise, wie er ihn betrachtet. Als Prinzip, als Dynamik, als Sein. Als Prinzip wird er angewendet. Wird er das nicht, ist er wirkungslos. Als Dynamik entfaltet er sich in Zeit und Raum. Als Sein ist er eine Präsenz-Qualität. In der Kampfkunst etwa zeigt sich das, indem ein Kampf schon zu Ende ist, bevor er begonnen hat. Wer sich zuerst bewegt, hat verloren, weil der andere diese Bewegung, die noch gar nicht stattgefunden hat, bereits in sich integriert hat.

Köbi hat sich mir zuerst nicht als Prinzip gezeigt. Ich habe ihn erfahren durch die Kampfkunst. Danach begann er das Stalking. Wo ich auch hinblickte, da war er. So wurde er, in der Reflexion, auch zum Prinzip. Und natürlich auch darum, weil ich ein knochentrockener Methodiker bin. Köbi kommt als nicht aus Amerika, wie Kursteilnehmer immer wieder vermuten. (Vermutlich, weil er so pragmatisch ist.) Er ist auf meinem Mist gewachsen.

Als Dynamik surft man Köbi, als Prinzip wendet man ihn an. Als Sein ist man ihn, ohne ihn zu sein, weil man einfach ist. Das Ziel des Prinzips ist die Dynamik. Wäre dem nicht so, würden wir uns wieder an einem Konzept ergötzen. Das Prinzip ist also ein Produkt meines methodisch-didaktischen Geistes. Die Dynamik ist in keiner Weise mein Produkt. Ich bin ihres. Und du auch. Das Ziel der Dynamik ist das Sein. Ein integriertes und integratives Sein, und darum ein dynamisches Sein. Ohne Konzept und Prinzip.

Als Prinzip ist Köbi fassbar, das ist eben gerade der Sinn des Prinzips. Das Prinzip ist eine Abstraktion, etwas Herausgelöstes. Wir können das Prinzip betrachten, vermitteln und dann auf verschiedenste Gebiete anwenden.

Das Prinzip ist also auch etwas, das wir anwenden können. Ein Werkzeug. Eine Technik. Ein guter Handwerker beherrscht sein Handwerk dermaßen, dass er mit ihm verschmilzt, es zu der natürlichsten Sache der Welt wird. Das Produkt ist aufs Engste Ausdruck des Handwerkers. Köbi-Handwerker haben Köbi verinnerlicht. Nur schlechte «wenden ihn an», was in recht nervigen Menschen resultiert. Verinnerlichen heißt, zur natürlichen Dynamik zu finden, die jedoch aufs Höchste kultiviert ist. Köbi ist zwar eine natürliche Dynamik, und jedes Mal, wenn etwas gelingt, können wir in der Reflexion feststellen, dass der Prozess nach der Köbi-Dynamik abgelaufen ist. Doch wir können dieses Natürliche kultivieren.

Was heißt es, das Natürliche zu kultivieren? Es heißt, die lebendige, bewusste Verkörperung Köbis zu werden, und ihn damit aus einem Zufallsprinzip herauszuheben. «Verkörpern» ist hier das zentrale Wort. Köbi ist körperlos (und kann sich daher in so vielen Formen zeigen), doch durch uns wird er Körper. Körper werden heißt Welt werden.

Das klingt nun für den abendländisch geprägten Geist etwas theologisch. Doch Köbi ist nicht ein übergeordnetes Prinzip, keine platonische Idee, sondern eine innewohnende Dynamik, die quasi «von unten her» wirkt. Er ist nicht «Geist», den wir nun in die Manifestation bringen. Er ist die Dynamik der Manifestation. Das Natürliche zu kultivieren heißt also, die Dynamik der Manifestation zu begleiten. Noch genauer, ihr auf Augenhöhe zu begegnen.

—

Der potenzialdynamische Impuls entfaltet sich nicht irgendwie, sondern nach der Köbi-Dynamik. Im Köbi-Prinzip kultivieren wir den potenzialdynamischen Impuls.

—

Als Prinzip zeigt sich Köbi, er ist offensichtlich und auch rational recht gut erklär- und einsetzbar. Als Dynamik entzieht sich Köbi unentwegt in dem Sinn, dass wir sie nicht be*greifen* können. Wir können Dynamik nicht er-greifen, ohne sie zu töten. Wir können nicht zu-greifen. Sie ist unmittelbar. Als Selbstversuch kannst du mal eine Welle ergreifen. Wir können nur von ihr ergriffen werden. In der Unmöglichkeit des Ergreifens und Begreifens entzieht Köbi sich jedoch unentwegt. Wir können ihn nicht er-fassen, er ist und bleibt unfassbar.

Nun. Das Prinzip können wir sehr wohl begreifen. Hier ist es: Köbi ist die (Schweizer) Eindeutschung für COEBI. c-o-e-b-i ist die Abkürzung für center, open, expand, blend, integrate. Zentrieren, öffnen, ausdehnen, verbinden, integrieren. Dass daraus das Kürzel Köbi wird, ist überaus sinnvoll. Denn ein derart unernster Name hindert uns daran, etwas Ernstes daraus zu machen und uns ihm zu verschreiben. Wer möchte schon zugeben müssen, dass sein Götze «Köbi» heißt?

Die Verbenfolge läuft darum so ab, weil sich eines aus dem anderen ergibt. Wenn wir zentriert sind, kann öffnen geschehen. Geschieht öffnen, wird sich daraus ausdehnen ergeben. Geschieht ausdehnen, folgt verbinden. Durch verbinden ergibt sich integrieren.

—

Köbi, das ist c-o-e-b-i, center, open, expand, blend, integrate, oder zentrieren, öffnen, ausdehnen, verbinden, integrieren. Köbi kommt als Dynamik, da sich diese Verben dynamisch aus sich selbst heraus entfalten. Köbi als Welle also, auf der wir surfen können. Köbi kommt gleichzeitig als Prinzip, da wir die Dynamik bewusst begleiten und kultivieren können. Köbi als Fokuspunkt also, als «Teilchen». Doch Köbi kommt auch als Perspektivenspektrum. Jedes der Verben kann die Qualität einer Perspektive einnehmen. Wir können etwas zentriert und zentrierend betrachten/empfinden. Wir können etwas offen/öffnend betrachten/empfinden. Und so weiter. Je nach Perspektive wird sich uns ein ganz anderes Bild ergeben. Betrachte eine Person einmal offen und unvoreingenommen und einmal verschlossen und voreingenommen. Du wirst zwei verschiedene Personen sehen und es werden sich daraus verschiedene Bewegungen und Szenen verwirklichen.

Köbi (zentrieren, öffnen, ausdehnen, verbinden, integrieren) ist derart einfach, dass man nicht darüber reden kann ohne ihn in Beziehung zu etwas zu setzen. Köbi kommt in drei Erscheinungsformen: Als reines Köbi-Sein, als Köbi-Dynamik und als Köbi-Prinzip. Alles ist derselbe Kuchen. Der Köbi-Kuchen.

Als Köbi-Sein sind wir es, als Köbi-Dynamik surfen wir sie, als Köbi-Prinzip wenden wir es an.

Solange wir in der Köbi-Dynamik ins Verbinden kommen und wir uns nur selbst begegnen – oder unseren Vorstellungen, unseren Konzepten, unseren Ideen, statt des Anderen, sind wir noch nominalisiert. Der nominalisierte Mensch hindert sich daran, etwas anderem zu begegnen als sich selbst.

Alles, was vermittelt werden kann, sind Ideen, Konzepte, Theorien – kurz, Nomen.

Wollen wir Des-Ideen, Des-Konzepte und Des-Theorien vermitteln, werden daraus unmittelbar Ideen, Konzepte und Theorien. Und trotzdem gibt es einen Weg, gibt es *kultivieren.*

—

Kultivationswege unterscheiden sich im Köbi, nicht im Kulti. Verständlicher: die Formen unterscheiden sich, nicht der Kultivationsprozess an sich. Die Form bestimmt, was kultiviert wird. Aber wie es kultiviert wird, ist, in leichten Variationen und verschiedenen Differenzierungen, überall derselbe Prozess. Kurz gesagt ist der Schlüssel Achtsamkeit. Aufgeschlüsselt heißt das: bezeugen und empfinden, differenzieren und integrieren, subtilisieren und verwesentlichen – die Kultivationsdynamik.

—

Wie kommt die Köbi-Dynamik in Gang? Ihr Ursprung ist vielleicht nicht das Zentrieren und das Individuum, falls sie denn einen Ursprung hat. Vielleicht liegt der Ursprung auch im Begegnen, und wir werden als Einzelwesen, als Isolierte, als scheinbar Getrennte, von dieser Kraft des Begegnens aus uns selbst herausgezogen (ohne dabei unser Zentrum zu verlieren) und eingeladen, wieder in den uns angeheimateten Hafen, den Zustand des Begegnens, zu kommen. So wird aus dem Menschen ein Mitmensch, aus der Umwelt wird eine Mitwelt.

So gesehen ist die ganze Köbi-Dynamik, das Öffnen, das Ausdehnen, eine Antwort. Und auch wenn ich dem keine metaphysische Gültigkeit attestieren will, so hat es doch einen poetischen Wert, der mich tief berührt. Wenn ich mich der Möglichkeit öffne, dass wir von Anfang an Antwortende sind, weckt das im Poeten in mir Kräfte, aus denen Gedichte werden. Im Kampfkünstler weckt es Kräfte, die nach Vereinigung streben statt nach Trennung, nach Dialog statt nach Dominanz. Und entscheidend ist immer, ob etwas Kraft freisetzt. Die Wirkkraft. Die konkrete Wirklichkeit ist entscheidend, nicht eine abstrakte Wahrheit.

Köbi ist zyklisch. Das Zentrum, zu dem wir durch integrieren zurückkehren, ist jedoch nicht mehr dasselbe (weil umfassender). Dadurch ist das Resultat der nächsten Dynamik ein wenig anders, obwohl der Prozess nach wie vor gleich abläuft.

Köbi ist ein in sich ineinander geschachtelter Prozess: aus zentrieren wird öffnen. Öffnen integriert und transzendiert zentrieren. Aus Öffnen wird ausdehnen. Ausdehnen integriert und transzendiert öffnen und damit auch zentrieren, usw.

Köbi ist universal anwendbar/auffindbar, wobei universal ein sehr großes Wort ist, das ich persönlich nicht gebrauchen würde. In unserem Kontext ist er in allen im Kontext integraler Bewegung untersuchten und erwähnten Gestalten auffindbar.

Die Form von Köbi ist bestimmbar, der Inhalt, sichtbar an unseren verschiedenen Beispielen, jedoch völlig kontextabhängig.

Die kreative Dynamik ist die ganz natürliche Folge der Integration. Wir erfahren und differenzieren. Dieses Differenzierte wird verwesentlicht und im integrativen Prozess von der äußeren Gestalt freigelegt. Was übrig bleibt ist die Dynamik. Strömt diese Dynamik wieder nach außen, und das ist der natürliche Prozess, nimmt sie dadurch eine neue Form an. Ein «Werk» im weitesten Sinne entsteht.

Ich glaube, dass die kreative Dynamik aus der oben beschriebenen Dynamik entsteht, und dass daher Köbi-Menschen kreativer sind als verschlossene, dogmatische, harte, starre Menschen. Weil ganz einfach die Folge eines integrierenden Einströmens ein kreierendes Ausströmen sein wird. Doch unser «Werk» muss deswegen nicht eine Skulptur oder eine Sinfonie sein. Vielleicht ist es eine Begegnung, vielleicht eine Bewegung, vielleicht eine Geste.

Zentriere durch beobachten.
Öffne durch empfinden.
Weite durch differenzieren.
Verbinde durch subtilisieren.
Integriere durch verwesentlichen.

C – zentrieren

sinken, entspannen, loslassen, verwurzeln, erden, fokussieren, sammeln, konzentrieren, verkörpern, strukturieren, atmen, erfahren, präsent sein, abgeben (etwa dem Boden), lassen, kosten, auftreten, ankommen, wahren, im weiteren Sinn auch empfan-

gen und Gefäß sein, herunterfahren, vergegenwärtigen, sich einlassen, ankommen, verorten

—

Entspanne.

—

Strukturiere von unten nach oben.
Entspanne von oben nach unten.

—

Entspannen und sinken bilden eine selbstverstärkende Beziehung.

Wir geben unserer Entspannung eine Richtung: nach unten. Wir sinken innerlich. Vielleicht korrigiert sich unsere äußere Struktur damit auch, es geht jedoch nicht darum, immer mehr in die Knie zu gehen, sondern innerlich zu sinken. Wir werden deutlich schneller entspannen können – und damit noch mehr innerlich sinken.

Wir können immer noch mehr innerlich sinken, so wie wir immer noch mehr entspannen können. Indem wir der Entspannung eine Richtung geben, können wir effizienter entspannen. Je mehr wir innerlich sinken, desto mehr können wir entspannen.

—

Entspannen und strukturieren bilden eine selbstverstärkende Beziehung.

Nur wenn jeder Muskel genau das tut, wozu er da ist, können wir maximal entspannen. Sobald er eine Fehlfunktion oder -haltung einer anderen Körperregion kompensieren muss, ist er nicht mehr maximal entspannt.

Muskeln können ihre Funktion übernehmen, wenn die Struktur stimmt. Und die Struktur stellt sich ein, wenn wir entspannen. Der selbstverstärkende Zyklus kann auch zusammengefasst werden als: In die Struktur entspannen.

—

Entspannen und atmen bilden eine selbstverstärkende Beziehung.

Das Ausatmen ist der entspannende Teil der Atem-Bewegung. Richte deine Wahrnehmung auf die Ausatmung, um den Atem zu entspannen. Lass ihn mit dem Einatmen in den unteren Bauch sinken. Bleib beim Einatmen mit der Wahrnehmung im unteren Bauch, Dadurch kann sich der Atem senken.

—

Zentrieren heißt, das Gleichgewicht zu halten. Zentrieren heißt, eine gute Struktur zu haben. Im Lot zu sein. Die richtige Position einzunehmen. Im Kontext integraler Bewegung bedeutet dies konkret, dass wir durch entspannen und sinken zentrieren. Entspannen, sinken und zentrieren beschreiben zusammen verschiedene Facetten einer einzigen Qualität.

—

Wohin zentrieren wir? Woraus bewegen wir uns? Wir können in verschiedene Zentren (oder Mitten) zentrieren. Da ist die Erde. Wir sinken innerlich in die Erde. Wir verbinden uns mit dem Boden und durch den Boden. Dadurch werden wir stabil. Erden heißt, in der Mitte zu sein. Balancieren heißt, die Mitte zu suchen.

Um zu sinken und zu erden, brauchen wir eine integre Struktur. Denn wir fallen durch das Lot in die Erde. Dieses Fallen richtet uns auf. Schon sind wir bei einem zweiten Zentrum, dem vertikalen Zentrum. Auf der physischen Ebene ist dies die Wirbelsäule, die auf einem gut strukturierten Fundament der Füße, der Beine und des Beckens ruht. Auf subtileren Ebenen zeigt sich die vertikale Mitte als Klarheit, klare Aufrichtung, klare Ausrichtung und klare Abgrenzung. Der körperliche Schwerpunkt liegt im Becken. Das Becken ist eine weitere Mitte. In ihm wird in den Beinen aktivierte Kraft in den Oberkörper und in diesem Impuls entsprechende fortlaufende Bewegungen geführt.

Dann ist da noch die Herzmitte. Einerseits wird Bewegung über den vorderen und den hinteren Herzraum in die Arme weitergeführt. Andererseits verorten alle spirituellen Traditionen das zentrale Element, wie sie es auch immer nennen, im Herzen. Ein Aspekt, den es zu integrieren gilt. Jedes Zentrum birgt seine eigenen Qualitäten. Eine integrale Bewegungspraxis spricht alle Zentren an und fördert sie.

—

«Wurzeln» sind ein Ding, eine Verfestigung, ein Konzept. «Verwurzeln», ein Verb, ist in integraler Bewegung ein ebenso unendlicher Prozess wie alle anderen Aspekte, die durch die Verben der Verbenfamilien beschrieben werden. In diesem

Unendlichen Spiel wird klar, dass auch Verwurzeln ein Entfalten von Gegenwart ist. Während «Wurzeln» als Nomen als rückwärtsgerichtete Identifikation verstanden werden kann (und damit diverse Probleme heraufbeschwören kann), ist «verwurzeln» ein stetig aktueller Prozess. Das Verwurzeln richtet auf und aus. Wir entspannen, erden, verwurzeln mit dem Boden, kommen an in der Gegenwart, im ständigen Entfalten; in diesem Entfalten integriert sich auch differenziertes Gewesenes in Gegenwärtiges.

—

Erde gut, alles gut. Das gilt dann, wenn wir dem natürlichen Entfalten nicht im Weg stehen. Zentrieren ist Phase 1 eines mehrphasigen und spiralförmig-unendlichen Prozesses.

Was geschieht also, wenn wir aus dem Zentrieren heraus das natürliche Entfalten verkörpern?

Es geschieht öffnen.

Zentrieren richtet uns auf.

Macht uns groß.

Gibt uns die Größe, die uns zusteht.

Wenn wir sie uns zugestehen.

Ein sitzendes Baby ist groß. Es ist entspannt, es ist ganz natürlich aufrecht. Es wird von der Schwerkraft, der es sich hingibt, aufgerichtet.

Aufgerichtetsein ist das Resultat von Offensein.

Aufrichtigkeit ist das Resultat von Offenheit.

Aufrichten ist das Resultat von öffnen.

Und öffnen ist die folgerichtige Konsequenz von sinken und zentrieren.

—

O – öffnen
eröffnen, aufgehen, aufschließen, entfalten, ausbreiten, vorbereiten, bereit sein, sich ausrichten, weiten, zulassen, aufblühen, anregen, auffalten

---

Öffnen hat für viele Praktizierende eine existenzielle Dimension. Wer bin ich, wenn ich mich öffne? Was passiert, wenn ich mich öffne?

Das sind wichtige Fragen, die durch die Praxis beantwortet werden. Es gilt daher, den Fragen Aufmerksamkeit zu schenken und die Antworten in Bewegung zu finden.

Das Öffnen ist nie Selbstzweck, sondern führt über das Ausdehnen ins Begegnen und Integrieren. Öffnen ist immer ein Wagnis. Es ist immer das Loslassen von Vorstellungen, wie und wer wir seien, was geschehen müsse, wie wir uns oder andere sich zu verhalten hätten. Öffnen gestaltet. Öffnen formt unsere Gestalt. Und damit den ganzen Menschen.

Öffnen und sinken bilden zusammen eine selbstverstärkende Dynamik.

Durch das Sinken entsteht Raum. Wenn sich Kontraktion entspannt, entsteht mehr Raum. Dieser Raum wird durch den Raumfluss noch mehr geöffnet. Öffnen heißt, Raum einfließen zu lassen. Je mehr leeren Raum wir schaffen, desto mehr wird dieser Raum gefüllt. Je mehr er gefüllt wird, desto mehr kann er sich öffnen.

—

Öffnen und empfangen bilden zusammen eine selbstverstärkende Dynamik.

Öffnen macht unsere Struktur durchlässig. Als würden wir die Schleusen eines Flusses öffnen, kann der Fluss frei fließen. Eine offene Struktur kann Inputs von innen und außen besser empfangen.

—

Wenn wir entspannen, zentrieren und sinken, richtet uns auf der körperlichen Ebene die Schwerkraft auf. Es geschieht von selbst ein leichtes Öffnen, weil Raum in uns hineinströmt. Öffnen heißt, den Raum in unseren Körper (später in die subtileren Bereiche unseres Seins) einströmen zu lassen. «Raum» ist, wie so vieles, kein Nomen, sondern ein Verb und damit nicht ein Ding, sondern eine dynamische Qualität. (Diese Qualität ist zudem nicht getrennt von vielen anderen Qualitäten, die damit in uns einströmen können.) Ich spreche in diesem Zusammenhang vom Fließen des Raumes oder von Raumfluss.

Die Gelenke öffnen sich, die Wirbelsäule richtet sich auf, der Brustkorb weitet sich leicht.

Dann öffnen sich die Zentren des Empfindens. Damit einher geht ein Öffnen der Wahrnehmung.

Öffnen geschieht durch die integrierte Struktur, und doch ist es ein entscheidender und oft schwieriger Schritt, der bewusst gemacht werden muss. Das scheint auch damit zusammenzuhängen, dass wir uns zeigen, wenn wir uns öffnen. Natürlich gilt das für sehr viele Ebenen, doch schon auf der körperlichen kann das für eine Person ein Problem darstellen. Plötzlich steht man zentriert und offen da, und das heißt: selbstbewusst. Für manche ist das ein neues Empfinden, dem sie sich zuerst behutsam annähern müssen. Das gehört zum Öffnungsprozess.

Öffnen kann nur geschehen, wenn wir dem Zentrieren nicht anhaften. Wenn ich denke: «Mann, bin ich zentriert, das ist ja der Wahnsinn. Ich bin verwurzelt, das ist unglaublich, das geht unter keine Kuhhaut!», wird kein Öffnen geschehen. Obwohl öffnen die natürliche Konsequenz des Zentrierens ist, können wir es verhindern, indem wir am Zentrieren anhaften. Indem wir uns damit identifizieren. Erst, wenn auch diese Identifikation sinkt und sich auflöst, kann öffnen geschehen. An jedem Übergang in die nächste Phase kann diese Identifikation die Transformation verhindern. Das Ich reißt sich unter den Nagel, was es nur kann.

Beim Öffnen fließt Raum in den Körper und dehnt ihn ein wenig in sich aus. Das Öffnen geschieht an Ort und hat noch keine Bewegung in den Raum hinein zur Folge. Wenn sich der Raumfluss umkehrt und in den äußeren Raum hinaus fließt, surft unser Körper mit und bewegt sich in den Raum hinein. Mit der Grundform «Öffnen» ist jedoch nicht ein spezifisches Öffnen/Ausdehnen an Ort oder in den Raum gemeint, sondern die Qualität des Ausdehnens, welche sich dann sowohl an Ort als auch in Bewegung manifestieren kann (und damit entweder entspannte Stärke oder entspannte Kraft generiert).

Wenn wir öffnen, können wir wieder die Gelenke als Referenzpunkte nehmen und sagen, «die Gelenke öffnen sich». Damit öffnet sich natürlich der ganze Körper. Das gesamte Tensegrity-Netz dehnt sich in sich aus. Wichtig ist, dass sich alle Gelenke gemeinsam öffnen. So wie der Teig nichts «macht», wenn er sich ausdehnt, so sollte auch der Körper nichts machen. Wir erinnern uns: Öffnen ist die Folge von entspannen, und entspannen heißt auch sinken.

—

Du kannst nachforschen oder du kannst entdecken.
Du kannst lernen oder du kannst spielen.
Du kannst suchen oder dich am Entstehenden erfreuen.
Sinn kann dir wichtig sein, oder die Fülle des Erlebens.
Je nach dem, ob du den persönlichen Akzent auf dem Weiten oder dem Öffnen hast.

—

E – expandieren
ausdehnen, dehnen, weiten, ausweiten, längen, erweitern, strecken, wachsen, bewegen, bedenken, variieren, ausfalten, erregen, reichen

—

Ausdehnen geschieht durch das Öffnen. Ausdehnen geschieht im Öffnen. Ausdehnen ist die Folge des Öffnens. Darum das Ö im Köbi. Es ist zwei und es ist eines, das O (open) und E (expand). Ausdöhnen.

Ausdehnen und weiten beschreiben denselben Vorgang. Das Öffnen, das durch richtige Entspannung geschieht, ist ein erstes subtiles Ausdehnen und Weiten. Wenn wir uns öffnen, dehnt sich von allein unsere Wahrnehmung aus.

Während im Öffnungsprozess Raum in uns hinein strömt, kehrt sich im Ausdehnen die Richtung des Raumflusses um. Raum strömt nun nach außen. Der Körper «surft» auf dieser Raumströmung mit und wird damit in den Raum hinein bewegt. Dies kann durch eine tatsächliche Bewegung im Raum geschehen oder durch ein Ausdehnen einer Position.

Alles weitet sich, der gesamte Körper. Der Oberkörper geht tatsächlich auf wie ein Ballon oder eine Hoberman-Sphäre. In den langen, dünnen Anteilen des Körpers, also den Gliedern, zeigt sich Weiten als Strecken. Doch das Feeling ist verschieden, ob ich mich nur Strecke oder ob ich Weite schaffe, denn Arme und Beine sind nicht getrennt vom Torso. Das Weiten im Torso erzeugt einerseits ein Feeling von Weite in Armen und Beinen, andererseits ist das Strecken weniger aufwändig und gleichzeitig klarer.

Stell dir zwei Punkte auf einem Ballon vor, die miteinander im Innern des Ballons verbunden sind. Wenn er aufgeblasen wird und der Innenraum sich weitet, wird diese Verbindung gestreckt.

Auf dieselbe Weise werden unsere Arme gestreckt, wenn wir uns vergegenwärtigen, dass wir in einem solchen Raum stehen und mit ihm verbunden sind, dieser aufgeht und sich weitet.

Wie groß ist die Küste Korsikas? Die Insel ist 183 Kilometer lang und 83 Kilometer breit. Wäre sie ein exaktes Rechteck, hätte sie also einen Umfang von 532 Kilometer. Sie ist aber kein Rechteck, also ist es wohl weniger? Falsch. Es ist mehr. Viel mehr. Es ist ungefähr doppelt so viel. Die Küste Korsikas ist über 1000 Kilometer lang, habe ich mir sagen lassen. Warum? Wegen den vielen Buchten. Die Küsten sind nicht gerade.

Wenn wir undifferenziert betrachten, kommen wir auf eine Zahl. Wenn wir differenzierter betrachten, kommen wir auf eine ganz andere Zahl. Wie lang ist denn nun die Küste tatsächlich? Wir sind uns wohl einig, dass Korsika von Wasser umgeben ist, also klar abgegrenzt ist. Sie ist endlich. Doch je genauer wir schauen, desto unendlicher wird sie. Es kommt auf das Raster an, durch das wir die Küste betrachten und messen. Je feiner unser Raster wird, je mehr sich unsere Messung um jedes Büchtlein, jeden Stein, ja jedes Sandkorn schmiegt, desto unendlicher wird die Größe der Küste. Sie wird größer, weil sie differenzierter betrachtet wird, dabei bleibt Korsika aber immer gleich groß.

Dasselbe geschieht mit und in uns, wenn wir ausdehnen. Anfangs werden vielleicht tatsächlich Bewegungen größer, und wir füllen einen größeren Raum damit. Doch die eigentliche Ausdehnung ist vielleicht gar nicht sichtbar, weil es eine innere Ausdehnung ist. Innere Bewegung und Kraftentfaltung arbeitet intensiv mit dieser Art des Ausdehnens. Ja, sie führt es sogar so weit, dass die äußeren Bewegungen kleiner werden, während die Ausdehnung zunimmt. Die innere Bewegung wird größer. Äußere Bewegung wird langsamer, innere Bewegung wird schneller. Das ist ein komplexer aber nicht komplizierter Vorgang ohne Hokuspokus, bei dem man innerlich immer mehr differenziert und integriert, subtilisiert und verwesentlicht.

—

Ausdehnen ist ein Umkehrvorgang. Zuerst zentrieren wir, dadurch wird Raum geschaffen. Wenn wir Überflüssiges loslassen, entsteht Raum. Dadurch kann ein Öffnen entstehen. Raum schafft noch mehr Raum, Raum atmet. Raum strömt in uns ein. Wenn wir voll sind, strömt Raum weiter, denn Strömen ist die Natur des Raumes und des Subtilen. Da wir aber schon voll und übervoll sind, kehrt sich der Fluss um, Raum strömt aus uns heraus, und wir mit ihm. Wir werden mitgetragen. Das ist die Geburt der Bewegung. Bewegung entsteht – idealerweise – aus einer Überfülle heraus. Deshalb ist im Ausdehnen bereits eine Umkehr, eine Umkehr von innen nach außen, eine Umkehr in die Welt hinein. Ausdehnen ist die Folgerichtigkeit des Zentrierens und Öffnens. Es ist eigentlich eine Antwort. Das Öffnen ist die Antwort auf das Zentrieren, das Ausdehnen ist die Antwort aufs Öffnen. Eine Antwort nimmt die Frage in sich auf und hebt sie auf eine neue Ebene oder stellt sie in einen umfassenderen Kontext. Ganz im Gegenteil zu einer Entgegnung. Eine Antwort führt in Bewegung und in die Begegnung, wogegen eine Entgegnung in einen Stillstand und in Isolation führt.

—

Ausdehnen ist eine sehr sanfte Sache, die sich ganz natürlich aus dem Öffnen ergibt. Durch das Öffnen strömt Raum in den Körper und das Wahrnehmen ein. Früher oder später ergibt sich durch dieses Strömen eine Überfülle und das Strömen kehrt sich um: Nun strömt der Körper in den Raum hinein. Das ist die Geburt jeder Bewegung. Dies ist ein ganz natürlicher Vorgang. Er braucht kein Ich und kein Wollen, keinen Gedanken, keinen Willen. Ausdehnen geschieht einfach. Das ist das Ausdehnen, das wir suchen. Ein natürlicher Vorgang, der aus sich selbst heraus geschieht durch eine Sättigung. Und das, wie wir sehen werden, in eine dynamische Ruhe mündet wie ein Fluss ins Meer. Diese Art von ausdehnen ist selbstredend eine andere als die, welche unsere Gesellschaft bis zum Burnout zelebriert.

Ausdehnen integriert zentrieren – sinken, entspannen – und öffnen in eine neue Qualität. Ausdehnen ist die natürliche Folge von zentrieren und öffnen. Wir können das physisch ganz konkret kultivieren und erfahren.

Wenn wir gleichzeitig massiv sinken und in dieses Sinken hinein öffnen, entsteht innere Stärke. Es entsteht von alleine ein Ausdehnen. Steht zufälligerweise, etwa im Open Hands, jemand an der Peripherie unseres Ausdehnens, wird diese Person einfach weg-ausgedehnt. So können wir stoßen durch sinken und öffnen.

Überhaupt ist es die Praxis, die das Ausdehnen als Grund-Modus unserer Zeit und der westlichen Kultur regulieren kann und müsste. Es lässt sich sogar argumentieren, dass der Westen so viel ins Ausdehnen investieren kann, weil er keine Praxis hat.

Wir brauchen die Praxis, denn es besteht ein frappantes Missverhältnis zwischen der Informationsfülle, die sich uns bietet, und der tatsächlichen Transformation, die sich daraus ergibt. Es müsste eigentlich viel mehr Transformation stattfinden, jetzt, wo wichtige Informationen nicht mehr in geheimen Zirkeln und hinter Klostermauern weitergegeben werden. Wie wird aus Information Transformation? Durch Praxis. Wir können auch sagen: Transformation geschieht durch Integration. Transformieren geschieht durch integrieren. Integrieren heißt praktizieren. Wollen wir also nicht dem hungernden Geist des ewigen Ausdehnen-Müssens verfallen, praktizieren wir, statt immer noch mehr Information aufzunehmen.

Wir praktizieren nicht, um besser zu werden, sondern um zu integrieren. Das ist ein gewaltiger Unterschied. Und hier liegt der Schlüssel zum richtigen Ausdehnen. Denn ein solches Ausdehnen wird sich nie zur Hauptsache machen.

—

Ausdehnen hat nicht nur eine Richtung nach außen. Ausdehnen geschieht auch nach innen. Im Körper führt das dazu, dass wir mehr und mehr zum Meer werden. Wir kriegen die Faszien und die Gelenke entspannt auf die Reihe und die Welle kann sich frei ausbreiten. Die einzelnen Körperteile entwickeln ein Bewusstsein für einander und für ihren Platz im Ganzen, der Körper wird wieder zur dynamischen Einheit.

—

In der Phase des Ausdehnens stellen sich uns zwei Grundfragen. Die erste lautet: Was bewegt mich?

Aus welchem Grund bewege ich mich? Mit Grund ist nicht nur der Anlass oder das Motiv gemeint (engl. «reason»). Die Frage ist nicht primär, weshalb und wohin ich mich bewege, sondern woher (engl. «cause»). Dieses Woher kann eine persönliche Motivation sein, es kann aber auch der Über-Fluss an Energie sein oder das Antworten auf einen Ruf, eine Sehnsucht. Das Woher kann auf einer persönlichen oder einer transpersonalen Ebene beheimatet sein. Wie auch immer: Wir müssen unsere Bewegungen zu ihrem Ursprung zurückverfolgen, wenn wir sie wirklich verstehen und befreien wollen.

Die zweite Frage: Was hindert meine Bewegung?

Ausdehnen bringt uns in Bewegung und unterstützt uns, unser Bewegungsspektrum zu weiten. Es bereitet uns darauf vor, als möglichst integraler Mensch in Kontakt zu gehen. Je mehr wir von uns bewusst gemacht und kultiviert haben, desto mehr haben wir, womit wir in Dialog treten können. Wo wird die freie Entfaltung des Bewegungsspektrums verhindert? Wo wird das Spektrum eingeschränkt, und warum? Der Grund dafür liegt nicht in den physischen Gegebenheiten, denn diese werden nicht als Einschränkung empfunden. Der Grund liegt da, wo wir uns selber einschränken. Dies geschieht meist verborgen auf Grundlage von Gewohnheiten und Annahmen. Beginnen wir, das Bewegungsspektrum sich entfalten zu lassen, mögen Ängste hinzu kommen. Wenn wir darauf achten, dass wir unser Strukturspektrum weiten und das Ausdehnen die Struktur nicht zerstört, können die Ängste abgebaut und in Bewegung transformiert werden. Damit das Weiten in einem sicheren Rahmen geschieht, gilt: weiten und wahren. Wir weiten die Struktur und wahren sie in einem einzigen Prozess.

Öffnen geschieht dadurch, dass wir Raum schaffen. Raum schaffen wir, indem wir entspannen und sinken.

Der Freiraum, der dadurch entsteht, ist «öffnen». Jedes Gelenk wird in dieser Weise geöffnet, dann jede Zelle, so dass der Körper aufgerichtet und frei wird. Daraus kann weiter ein Ausdehnen entstehen.

Die Geburt der Bewegung.

Wir bewegen uns aus einem zentrierten Überfluss heraus. Wir surfen auf dem nach außen fließenden Raum mit, werden mitgetragen.

So werden Bewegungen sanft, geschmeidig, harmonisch, und nichts Fremdes haftet mehr daran.

—

Das Ausdehnen führt uns im Englischen von «passion» für Leidenschaft zu «compassion», Mitgefühl. So wie der Mitmensch mehr ist als Mensch, so ist Mitgefühl mehr als Gefühl, weil es nicht nur selbstbezogen ist, sondern im Wir entsteht. Das Ausdehnen führt uns schnurstracks ins Begegnen.

Das Ausdehnen selbst schafft kein Wir, es ist der Weg zum Wir, es ermöglicht das Wir. Doch jedes Verb, das in das nächste Verb der Köbi-Dynamik mündet, wird durch die Dynamik transformiert und in eine neue Qualität integriert. Leidenschaft ist Weg. Sie ist nicht Ziel und nicht Selbstzweck, sondern Gefährt. Sie bringt uns in die Verbindung, ins Begegnen (nach innen und nach außen), in die Gemeinschaft, sie ist aber nicht die Gemeinschaft an sich. Gemeinschaft nimmt Leidenschaft in sich auf und transformiert sie in Zusammenhalt, Engagement, Kohärenz, Kommunikation, Dialog und, eventuell, in die Realisierung eines Projekts. So können wir eine Gestalt der Intimität kultivieren, die Integrität wahrt und weitet. Denn Integrität bedeutet eine sich selbst tragende Struktur, wie wir sie durch bewegen aufbauen und durch begegnen weiten.

B – begegnen
teilen, mitteilen, sich widmen, verbinden, berühren, vermischen, vernetzen, verschmelzen, kommunizieren, resonieren (in Resonanz sein), teilnehmen, partizipieren, begleiten, empfangen, antworten, sich hingeben, sich schenken, flirten, be-sinnen (mit den Sinnen verbinden), er-innern (an das Innere rückbinden), zuwenden, hinwenden, (sich) austauschen, annehmen, (sich) ausrichten, (sich) einlassen, erreichen

---

Verbinden, vermischen, begegnen, vernetzen und verschmelzen sind alles Verben für denselben Vorgang, obwohl sie nicht ganz dasselbe bedeuten. Dies zeigt uns an, wie vielschichtig dieser Verbindungsvorgang ist.

Ausdehnen führt ins Begegnen. Gegen innen begegnen sich Körperteile, die lange im Glauben lebten, alleine zu existieren und alles alleine machen zu müssen. Es entsteht innere Stärke. Wenn diese mobilisiert wird, entsteht innere Kraft. Es begegnen sich Ebenen unseres Seins: Körper, Psyche, Seele, Geist, Wahrnehmung, Bewusstsein, und wie wir sie alle nennen. So wie der Körper ein ungeteiltes Differenziertes ist, so sind auch diese Aspekte ein ungeteiltes Differenziertes. Ich bin ein ungeteiltes Differenziertes. Wir sind ein ungeteiltes Differenziertes. Der Kultivationsprozess führt uns da hin.

—

Vernetzen und fließen bilden eine selbstverstärkende Dynamik.

Mit der Vernetzung geschieht je nach Kontext eine Vernetzung nach außen oder nach innen (eine interne Vernetzung). Damit Bewegungen fließend aussehen, müssen Einzelbewegungen durch lassen so koordiniert werden, dass die Gesamtbewegung fließt. Damit Bewegungen fließend sind, muss eine Vernetzung stattfinden. Dadurch ist eine Koordination in dem Sinn nicht mehr nötig, dass von außen Bewegungsbefehle erteilt würden. Die Bewegung koordiniert sich aus sich selbst heraus. Die Vernetzung ermöglicht eine innere, selbstregulierende Koordination. Diese selbstregulierende Koordination verläuft nach den Gesetzen der Bewegung selber, nicht nach aufgesetzten Gesetzen.

Das Bild des Flusses, der aus sich selbst heraus seinen Weg findet: Der Fluss ist von der Quelle bis zum Meer eine Einheit, in dem es keine «Teile» gibt, die koordiniert werden müssten. Er reguliert sich selber.

Wenn wir also aus unseren Körperteilen einen Körper machen, wenn wir aus Einzelbewegungen eine Bewegung machen, ist die Vernetzung sowohl Voraussetzung dafür als auch das Resultat. Ebenso ist dazu eine fließende Bewegungsqualität Voraussetzung als auch Resultat. Hier finden wir den selbstverstärkenden Zyklus: Je vernetzter, desto fließender. Je fließender, desto vernetzter.

—

Vernetzen und kommunizieren bilden eine selbstverstärkende Dynamik.

Wenn wir vernetzt fließen, entsteht eine Kommunikation zwischen Einzelaspekten, die ein Ganzes werden. Unter Kommunikation verstehen wir, dass die Einzelaspekte über das Faszien-System miteinander einen Austausch führen. Der ganze Körper ist in Interaktion mit sich selbst. Das ist eine wesentliche Voraussetzung für integrale Bewegung.

Das Wort kommunizieren hat denselben Stamm wie die Kommune und die Kommunion und bedeutet bereits mehr als nur ein Austausch. Verbindung und Gemeinschaft sind bereits im Wort enthalten.

Indem wir vernetzen, werden wir Teil von etwas Größerem, von einem Kontext. Indem wir wirklich Teil werden, werden wir das Ganze. Wir können das Ganze mitgestalten, das Gewebe mit-weben. Je mehr wir mitgestalten, mitweben, desto vernetzter werden wir. Der Punkt ist, jede Einzelbewegung im Kontext der Gesamtbewegung zu erkennen und die Gesamtbewegung als sich verwebende Einzelbewegungen, die viel mehr ergeben als es ein reiner additiver Prozess es leisten würde.

—

I – integrieren

würdigen, annehmen, wirken lassen, Revue passieren lassen, verinnern, verinnerlichen, verwerfen, rückbinden, transformieren, transfigurieren, transzendieren, verkosten, aufgehen (im Größeren), reflektieren, konsolidieren, einfalten, einverleiben, eingliedern, einbetten

---

Integrieren heißt, ins Zentrum zurück zu kehren. Ein Kreis schließt sich. Integration geschieht, wenn wir das große Bild sehen und verkörpern. Wenn die Einzelteile plötzlich das Ganze offenbaren. Wenn der Groschen fällt. Wir bringen uns und unsere Bewegungen ins Zentrum zurück, das wir nie verlassen haben. Was wir ausgefaltet haben, falten wir wieder ein.

Wir müssen differenzieren, was wir integrieren wollen. Wir müssen das Einzelne ganz genau kennen, erkennen, bevor wir es ins Ganze einfügen. Wenn wir dies nicht tun, führt das zu einer vorschnellen Integration. Die Integration wird zur Verdrängung oder Kaschierung von Nicht-Integriertem. Was daraus folgt ist eine Wischiwaschi-Integration. Als würde ein Klavierspieler, der seine schnellen Läufe nicht üben mag, einfach das Pedal benutzen um seine Patzer zu verwischen.

Eine Wischiwaschi-Integration hält bestenfalls die Summe der Einzelelemente zusammen, fügt sie jedoch nicht in ein stimmiges Ganzes und erzeugt daher nicht mehr als die Summe der Teile.

Vergesst alles. Erinnert euch an alles. Wir schauen uns technische Details an. Wir üben, fokussieren, versuchen. Wir verankern im Körper. In einer Integrationsphase ist es wichtig, dass wir das Körperwissen und die Körperweisheit sich entfalten lassen. Dass wir das Potenzial sich durch den Körper entfalten lassen. Du magst vielleicht fragen, dass du ja noch gar nichts gelernt hast, was soll sich da entfalten. Doch, du hast viel gelernt. Vielleicht nicht perfektioniert, aber als Potenzial geweckt, als Samen angelegt. Damit das Potenzial sich entfalten kann, braucht es Freiraum. Denn es entfaltet sich spontan, plötzlich, aus dem Körper heraus eben, aus dem Leben heraus. Ohne Plan, ohne Absicht, ohne zuerst durchdacht zu sein. Plötzlich hören deine Hände im Open Hands, weil sie plötzlich Füße haben. Plötzlich fällt dein Partner aus dem Gleichgewicht – wie hast du das gemacht? Plötzlich entfaltet sich eine Bewegung, die sich noch nie durch dich manifestiert hat. Plötzlich lächelt dir eine Person zu, die dich vorher nicht beachtet hat. Plötzlich stellst du rückblickend fest, dass sich ein Muster aus deinem Leben verabschiedet hat, das du bis jetzt immer wieder produziert hattest. Den Entfaltungsraum gestalten wir, indem wir uns erlauben, alles loszulassen. Alles zu vergessen. Und uns an alles zu erinnern, wenn es sich zeigt. Es ist nicht ein Laisser-Faire. Die Wortwurzel für das Wort smrti, das wir mit Achtsamkeit übersetzen, bedeutet erinnern. Wir schaffen uns ein Erinnerungs-Gefäß, in welchem sich die Körperweisheit spontan kreativ entfalten kann. Ich möchte dabei betonen, dass Körperweisheit nicht einfach eine einfache Weisheit ist, oder ein instinktives, primitives Wissen. Der Körper ist die dichteste Form des Spirituellen, des Geistes, wie auch immer wir es nennen, nicht die einfachste. Er ist unser Kommunikations-Mittel, unsere Empfindungs-Zentrale, und je mehr wir ihn fine-tunen, ausrichten, desto subtilere, wesentlichere Frequenzen kann er wahrnehmen und ihnen eine Gestalt geben. Wir erinnern uns an alles. Alles, was wir an Techniken je gelernt haben, kann sich manifestieren. Alles, was wir je gelernt haben, im ganzen Leben, kann sich entfalten. Alles, was uns durch Jahrmillionen der Evolution mitgegeben wurde, kann sich einbringen. Vielleicht alles, was wir aus allen Leben je gelernt haben, wenn man diese Möglichkeit in Betracht ziehen möchte. Alles entsteht aus uns heraus, ja, vielleicht bricht es aus uns heraus. Die Integrationsphase ist eine Phase des Nicht-Tuns und des Wirken-Lassens. Wir lassen das Erlebte durch möglichst viele unserer Schichten sinken (oder steigen). Die Impulse berühren dabei Altes und regen es an, sich zu erneuern. Es ist eine geschehen-lassende Phase, in welcher aber viel entstehen kann. Eine kreative Phase, in welcher etwa solche Bücher ihr volles Ende finden, ihre Voll-endung. Hier entsteht bei mir auch Musik, Poesie, es entstehen sanfte Visionen des Neuen. Wir sind schwanger in dieser Phase, Neues entsteht in uns, verborgen, rätselhaft, aber deutlich spürbar.

—

Umfassen und zentrieren bilden zusammen eine selbstverstärkende Dynamik.

Wenn wir das Zentrum behalten, dann wird es um so tiefer, je weiter wir ausdehnen. Je weiter wir uns integrierend ausdehnen, desto tiefer muss der Schwerpunkt liegen. Je tiefer wir unseren Schwerpunkt verlagern können, desto umfassender können wir sein. Je tiefer die Wurzeln eines Baumes sind, desto höher kann er wachsen und seine Arme ausbreiten. Das wiederum kann den Wurzeln mehr Energie zuführen.

—

Wirken lassen und würdigen bilden zusammen eine selbstverstärkende Dynamik.

Wir können nur wirken lassen, was wir annehmen können, und annehmen heißt wirken lassen. Wir können nur würdigen, was wir wirken lassen. Wirken lassen heißt empfinden. Empfinden bedeutet verkörpern. Wirken lassen und würdigen verstärken sich gegenseitig, weil das, was wir ganz wirken lassen, Sinn offenbart. Und in diesem Sinn liegt die Würde. Durch diese Dynamik werden unsere Bewegungen schön.

Transformieren und partizipieren bilden zusammen eine selbstverstärkende Dynamik.

Dass transformieren und partizipieren eine selbstverstärkende Einheit bilden, zeigen uns die Kampfkünste am deutlichsten. Nur wenn wir uns (zentriert, offen, geweitet und integrativ) voll und ganz, vorbehaltlos und ohne Zögern mit einem Konflikt verbinden, nur wenn wir uns hundert Prozent auf den Konflikt einlassen, nur wenn wir so Teil davon werden, dass wir zusammen ein Ganzes formen, wird der Konflikt nicht nur gelöst, sondern transformiert. Es wird die höhere Harmonie im Kern des Konflikts freigesetzt. Zum Kern kommen wir, indem wir partizipieren – Teil werden, uns einbringen, statt von uns zu weisen. Nur wenn wir ganz dabei sind, können wir mitgestalten. Wenn wir mitgestalten, sind wir ganz dabei. Indem wir voll und ganz mitgestalten und uns voll und ganz dem Gestaltungsprozess hingeben, werden auch wir gestaltet. Uns wird eine Gestalt verliehen, die mehr ist, als wir selbst. Unsere Bewegungen werden wahr.

Es sind nicht primär Übungen, die unseren Körper formen, sondern unsere innere Haltung. Körper-Übungen sind dazu da, unsere verhärteten Strukturen zu dekonstruieren und eine stabile und agile Struktur zu rekonstruieren, damit unsere innere Haltung tatsächlich Gestalt annehmen kann. Diese innere Haltung kommt aus dem integralen Er-innern. Die Dekonstruktion findet ihre subtilste Form im Verwesentlichen. Altes, Unnatürliches, Unhinterfragtes, Unnötiges kann abfallen und verwesen. Das schafft Raum und Energie, um die innere Haltung Gestalt annehmen zu lassen.

—

Wir verankern ganz Grundlegendes, meist nicht Spektakuläres, im Nervensystem. Wir betrachten den natürlichen Vorgang ganz genau und kultivieren dadurch das Natürliche. Wir lassen uns ein auf ganz einfache Dynamiken, die jedoch so grundlegend sind, dass sie auch unser Leben gestalten. Wenn wir diese grundlegenden Dynamiken nicht verstehen, und mit verstehen meine ich körperlich kultiviert, dann ergeben sich daraus viele der Dramen im Leben, die eigentlich nicht unbedingt sein müssten. Wenn wir etwas außer Atem gekommen sind und unser Puls rast, können wir ganz genau hinschauen und bezeugen, wie sich Atem und Puls beruhigen. Wir machen dabei eine ganz elementar wichtige Erfahrung: dass sich die Dinge beruhigen, wenn wir sie lassen. Das ist eine so ungemein einfache Erkenntnis, die kann man niemandem erzählen. Und doch ist sie so fundamental wichtig. Ich kann in den gegenwärtigen Zustand des erregten Atems investieren, und er wird sich viel länger nicht beruhigen. Oder ich kann mit ihm sein und Zeuge werden, wie schnell er sich beruhigt. Unschätzbar, diese Erfahrungen. Sie können dich und dein Leben grundlegend verändern. Wir fokussieren also auf den Wendepunkt und auf das Zurückbringen der Bewegungen. Wir erfahren, dass das, was sich ausfaltet, wieder einfaltet. Dass wir aber auch bereichert und mit mehr Raum und Fülle zurückkommen. Dass wir mit jedem Zurückkommen ein anderer Mensch sind. Wir lernen, das Schließen zuzulassen, ohne uns zu verschließen. Wir geben dem Schließen nicht den Deckel drauf und produzieren Enge und Distanz, die nicht sein müsste. Wir sind wie die Blüte, die sich entspannt öffnet, wenn die Zeit reif ist, und die sich entspannt schließt, wenn die Zeit reif ist.

—

Integration ist ein Zustand. Integration geschieht nicht nur linear, nach dem Ausdehnen und Begegnen. Sie geschieht auch immer. Die Erfahrung der Einheit machen wir, indem wir uns einlassen, in die Tiefe sinken und in die Höhe wachsen gleichzeitig. Jedes Mal, wenn wir sinken, öffnen oder weiten, ist dies keine lineare, sondern mindestens eine 3D-Aufgabe. Wir sinken in eine Position und gehen darin auf. Wie Teig sinken wir in eine Kuchenform. Die Dauer ist dann die Hefe. Die Dauer offenbart. Sie zeigt tiefere Schichten. Tiefere Empfindungen. Tiefere Verspannungen. Tiefere Räume, die geöffnet und mit Leben durchflutet werden können. Durch Dauer kann ein Öffnen geschehen. Aufgehen. Wenn jemand «in einer Sache ganz aufgeht», ist das die Lösung. «Völlig in etwas aufgehen» bezeichnet einen Flow-Zustand. So lösen sich die Dinge. Blockaden, Reaktionen. Eine Lösung ist, wenn zwei Dinge (Substanzen) ineinander aufgehen, eine Lösung eingehen eben. Ich und die Bewegung gehen eine Lösung ein, indem ich mich einlasse und darin aufgehe. Wir kommen zu einer Lösung. Daher fühle ich mich danach gelöst. Sich einlassen und aufblühen. Das ist die Praxis. Praxis bedeutet Beschränkung und Dauer, eine integrale Praxis bietet in dieser Beschränkung eine integrale Vielfalt in einem klaren System. Wir kultivieren das Viele, indem wir das Eine praktizieren. Eine einzige richtige Bewegung oder Haltung genügt. Wir praktizieren das Eine, indem wir es im Vielen finden. Deshalb ist es so förderlich, das Bewegungsspektrum zu weiten und jede Bewegung integrativ zu weiten. Der Atem macht aus der Länge Weite. Er lässt die Länge aufgehen wie eine Blüte. Wie eine Sphäre. In 3D. Grenzen erkennen und anerkennen. Das heißt, wir nehmen die Grenzen wahr und wir nehmen sie ernst. Welchen Wert gebe ich mir selber? Diese Frage beantwortet sich darin, ob ich eine Grenze anerkenne oder nicht. Ob ich an dieser Grenze gewaltfrei handle (ahimsa) oder etwas erzwinge. Den Wert, den ich der Grenze gebe, gebe ich mir selbst. Wenn wir auf die richtige Art stehen, werden wir weise. Art und weise. So wird das Stehen Stand-Art. Die Kunst des Stehens. Gute Kunst transzendiert, transformiert und integriert. So kommen wir in einen Zu-Stand, der sowohl offen ist als auch von Anfang an immer auf Integration zustrebt.

In der Integrationsphase ist es ganz wichtig, den Fluss nicht zu verdinglichen. Einzelne Strömungen oder Strudel zu ver-einzeln. Aus dem Gesamten, das Knotenpunkte bildet, diese nicht herauszulösen und zu Objekten zu formen. Nur weil man ein Etikett für etwas (oder jemanden) hat, das einem dadurch etwas Ruhe gibt, bedeutet das nicht, dass es damit integriert ist. Im Gegenteil. In der Integrationsphase zeigt sich die wahre Fähigkeit, zu wandeln. Halte nichts fest. Das Angenehme nicht, das Unangenehme nicht.

Die Integrationsphase ist nur sehr bedingt eine Phase des Verstehens. Sie ist eine Phase des Aufbruchs, des Aufbrechens und der Ausrichtung. Der Neu-Orientierung und des Weitergehens.

Die Strudel, die sich in dieser Phase allenfalls zeigen, mit ihrem Kreisen, mit ihrem Sog und ihren Abgründen, sind Teil des Flusses. Und manchmal muss man sich hinunterziehen lassen, um auf dem Grund mit einem Abstoßen sich wieder in die eigentliche Strömung eingeben zu können.

Das Verstehen ist meist ein Nominalisieren, ein Verdinglichen, ein Etikettieren. Der Weg aber wird durch Verben beschrieben. Das Leben ist ein Verbenhaufen, kein Scherbenhaufen. Der Mensch ist Verb. Integrieren, ausrichten, aufrichten, das führt fließend ins Zentrieren und damit in eine neue Köbi-Phase.

So machen wir keine Fehler.

Wir machen Schritte.

Integrieren kann als methodische Dreiheit dargestellt werden. Eingliedern, transformieren und verwesentlichen. Die drei sind nicht drei, sondern Verdichtungen einer Dynamik. Sie sind aber auch nicht undifferenziertes Nicht-Drei, sonst würde ich sie hier nicht darstellen.

Eingliedern bedeutet in unserem Kontext die strukturelle Integration und dynamische Bewegung. Wir kriegen die Gelenke auf die Reihe (die «Perlenschnur») und entfalten Bewegung von unten nach oben und von innen nach außen. Die Hände haben wieder Füße.

Damit verbunden ist eine Transformation des Körpers, also die Neugestaltung. Die erste Gestalt muss sich wandeln, um eine strukturelle Integration zu erreichen. Wir pressen unsere Büro-Gestalt nicht in verschiedene Bewegungen, sondern lassen uns von jeder einzelnen Bewegung, und sei sie noch so unspektakulär, formen.

Verwesentlichen bedeutet, dass alles Unwesentliche abfallen kann. Alles Unnatürliche fällt weg. Alles Unnötige verschwindet. Alles Unsinnige löst sich in den Sinnen auf. Verwesentlichen ist weitgehend ein geschehen-lassender Vorgang.

Die Gestalt der Drei können wir auch als «verkörpern» zusammenfassen. Was und wen verkörpere ich? Was für eine Botschaft kommuniziert mein Körper? Was ist meine Grund-Haltung? Das verkörpern ist keine zeitlich begrenzte Angelegenheit, also nicht nur während einer Bewegungs-Praxis. Es geht nicht darum, in der Praxis eine gute Haltung zu haben und danach wieder zusammen zu sacken.

In der Integrationsphase brechen die Dinge auf, damit wir aufbrechen können. Hier zeigt sich, was man gelernt hat. Hat man nichts gelernt, wird die Integrationsphase zur Katastrophe. Man scheitert glorios, häuft schlechte Taten an und reißt womöglich andere mit in den eigenen Untergang. Und das alles – und das ist das Erstaunlichste – ohne dass man es merkt.

Wir integrieren uns in den Raum hinein und wir integrieren Raum in uns hinein. Wir schaffen neuen Raum, indem wir mit dem Atem zusammen auf die Suche gehen nach neuen Atemräumen. Atem ist Raum, der von außen einströmt und uns erfüllt. In verschiedensten Positionen neue Atemräume zu entfalten bedeutet, Verborgenes zu bergen, Verschüttetes freizulegen, Unerkanntes zu erkennen, Potenzial zu entfalten, Freiheit zu leben. Wir arbeiten mit unserem Leben, das in uns abgelegt und angelegt ist.

Wir gehen mit dem Einatmen sanft an die Grenzen und

klopfen an, bis von der anderen Seite her jemand ruft: «Es ist offen!» Das ist ein sehr intimer Prozess, subtil und persönlich.

Der Atem ist unsere Konstante, und gleichzeitig ist er Bewegung. Er ist die konstante Bewegung. Er ist von Anfang bis Ende mit uns, und er ist immer wahrnehmbar und spürbar. Andere Prozesse sind auch von Anbeginn bis Ende mit uns, doch sie sind nicht immer spürbar. Ein Dialog mit dem Puls ist zudem viel schwieriger als ein Dialog mit dem Atem, da er das Bindeglied unserer zwei Grundfunktionen ist, dem Sympathikus und dem Parasympathikus, dem autonomen und dem vegetativen Nervensystem.

Durchflutet zu sein von Raum, das ist Freiheit.

Ich vertiefe mich in den Körper
Ich vertiefe mich ins Wahrnehmen
Ich vertiefe mich in mich
Ich vertiefe mich in mir
Ich vertiefe mich

Zeit wird Ruhe
Ruhe wird Raum
Raum wird Tiefe
Tiefe wird Stille
Stille wird Fülle
Fülle ist neues Leben

Das Begegnen schafft Ruhe, ein Eingebettetsein. Die Ruhe wird zu Raum, wenn ich sie nicht mit neuer Unruhe fülle. Aus dem Begegnen vollzieht sich eine Integration. Im Rahmen der chinesischen Fünf Wandlungsphasen ist das Begegnen die Erde, das Ausgeglichensein. Aus der Erde geht das Metall hervor, das Integrieren. Aus diesem geht das Wasser hervor, die Tiefe. Aus Ruhe wird ein Ruheraum, der es uns erlaubt, zu sinken. Aus der Tiefe wird Stille. Die Stille des Zentrierens. Aus dieser Stille entfaltet sich eine neue Fülle (das Öffnen und Weiten, das in ein neues Begegnen mündet).

Integration ist also eng mit Raum verknüpft. Oder anders gesagt: Raum ist ein Aspekt, ein Ausdruck, eine Gestalt der Integration. Integration braucht Raum. Integration schafft Raum. Wir ahnen vielleicht bereits, dass mit Raum nicht nur physischer Raum gemeint ist.

In anderen Köbi-Phasen haben wir integriert, indem wir die Bewegung, die wir ausgefaltet hatten, wieder sorgsam eingefaltet haben. Wir haben Revue passieren lassen, uns er-innert, um zu ver-innerlichen, mit der Würde der ungeteilten Aufmerksamkeit. Diese Qualitäten behalten wir bei, denn jeder weitere Zyklus integriert, er verwirft nicht. Doch nun kommt ein neues Element hinzu, der Raum. Der Ruhe-Raum.

Es ist nicht im Nachdenken, in welcher die Klarheit des Verstandes sich entfaltet, sondern in der Stille. Das Nachdenken mit all seinen Einsichten kann ein Weg zu dieser Stille sein. Die Stille aber ist unersetzlich.

Es gibt zwei Weisen, zu integrieren: eine Integration aus der

Integritäts-Perspektive und eine Integration aus der Intimitäts-Perspektive. Die Integration aus einer Integritäts-Perspektive geschieht in der bekannten Zweierdynamik differenzieren und integrieren. Körperlich bedeutet das zum Beispiel, einzelne Körperteile zu isolieren und in dieser Isolation ihr Bewegungspotenzial zu erkunden, um dieses Potenzial dann wieder in die Gesamtbewegung des Körpers einzugliedern, im wahrsten Sinne dieses Wortes. Eingliedern ist ein Wort aus der Verbenfamilie der Integration.

Die Intimitäts-Perspektive wird in dieser Phase eine neue Dimension und Tiefe und damit verbundene Methodik entfalten. Diese Perspektive ist das Dritte, das Ganz-Andere, welches die Zweierdynamik (Köbi und Kulti) der Integraldynamik voll und ganz ins Fließen bringt. Wir nennen dieses Dritte Umi.

Mit dem Integrieren schließen wir einen Kreis und öffnen uns einem neuen hin. Integrieren ist wundervoll, wunderbar, reich und reichhaltig, ein Genuss, eine Freude, die Ernte – und doch kommt es in unserem Alltag meist viel zu kurz. Denn integrieren ist nicht unmittelbar produktiv. Man sitzt, steht, liegt herum, sagt nichts oder nicht viel, lächelt ab und an… So sieht das von außen aus. Man tut nichts. Dabei ist es eigentlich ein sehr produktiver Prozess.

Wir integrieren, indem wir die Bewegungen bewusst ins Zentrum zurückführen. Wir haben sie entfalten lassen, nun lassen wir sie einfalten. Sie haben sich ausgedehnt, nun verdichten sie sich wieder. Im Entfalten bildeten sich die unzähligen Formen und Gestalten heraus, im Einfalten kehren sie zurück ins Zentrum, das sie nie verlassen haben. Sie nehmen etwas von der Größe des Ausdehnens mit in dieses Einfalten und öffnen den Prozess damit hin zu einer Spirale.

In der Integrationsphase brechen Dinge auf, damit wir aufbrechen können. Unintegriertes zeigt sich. Zurückgehaltenes, Verborgenes. Damit wir aufbrechen können zu neuen Ufern. Einige von euch wird diese Integrationsphase tatsächlich zu neuen Ufern führen. Einige von euch werden nicht wiederkehren, und das ist gut so. Alles steuert auf Integration hin. Hier und überall.

Wir werden kreativ. Der integraldynamische Prozess ist ein unermüdlicher Quell der Kreativität. Diese konstruktive Kreativität, die sich vielleicht auch durch euch entwickelt, gibt uns aber noch mehr Energie. Wir kultivieren hier nicht die impulsive Form der Kreativität, die sich innert kürzester Zeit ausbrennt und in eine lange Phase der Erholung münden muss. Daher lernen wir, die Energie zirkulieren zu lassen, und wir lernen, sie zu senken und zu verdichten. Sie sammelt sich mit dem Atem im Unterbauch und sie senkt sich in Stille ins Herz.

Der Mensch (und die gesamte Evolution) hat diese unglaubliche integraldynamische Kraft der Selbstheilung. Kommt etwas in Bewegung, steuert es der Integration zu. Der Weg der Integration ist ein heilender Weg. Adaption ist ein Vorgang der Integration. Dekonstruktion und Rekonstruktion können sich als tiefe, manchmal kaum wahrnehmbare Empfindungen zeigen, etwa so, als würden sich in der Tiefe tektonische Platten allmählich verschieben und Spannungen sich auflösen. Manchmal kann aber auch die Erde gehörig beben oder ein Vulkan ausbrechen. Das ist alles Teil des großen Integrationsprozesses.

Integrieren heißt, die Bewegungen kultivierend wieder in die Stille zu begleiten. Bei physischen Bewegungen halten wir kurz vor der Stille die Lupe hin und betrachten ganz differenziert, wie Bewegung zu Stille wird. Wie sie ausklingt, nachklingt. Wir betrachten immer differenzierter, und die Vereinigung von Stille und Bewegung wächst ins Unendliche.

Wenn wir uns frei bewegen, können wir frei begegnen. Uns selbst und anderen. Darum ist der Tanz so wunderbar. Wir lassen die Musik durch uns hindurch fließen, und aus diesem Begegnen entsteht etwas Einzigartiges, wenn wir die Kontrolle an die Musik abgeben. Wir müssen sie nicht einmal loslassen, wir verlagern sie nur. Plötzlich entstehen ganz neue Bewegungen, spontan und aus sich selbst heraus, zum allerersten Mal bewegt sich der Körper, wie er sich noch nie bewegt hat. Ganz neue Möglichkeiten entfalten sich, und wir sind der Zeuge. Im freien Tanz können wir, manchmal, überraschend, einen Blick über den Gartenzaun in den Garten des Möglichen werfen. Für einen kurzen Moment wird der Blick frei auf eine neue Welt. Das ist das Geschenk des Tanzes, einer Form der dynamischen Integration.

Ich habe oft erfahren, dass ein Heilprozess eine neue Bewegung freisetzt. Umgekehrt gilt auch, dass eine neue Bewegung darauf hindeutet, dass sich in den Tiefenschichten, vielleicht ganz unbemerkt, etwas gelöst, differenziert und integriert hat. Der Tanz ist daher auch ein Gradmesser für unsere Veränderung.

Jeden Moment ganz neu entstehen lassen, jede Bewegung, jede Begegnung. Das kann nur aus einer Integration heraus geschehen, und das kann nur in die Integration führen. Solange wir an Formen anhaften, treiben wir mit zufällig gefundenem Treibgut immer auf der Oberfläche. Lassen wir diese Formen los, kann Integration geschehen. Dann können wir sinken und jeden Moment neu erstehen lassen. Nur dann.

Aus dem Nichtwissen eine Bewegung ausfalten und sie ins Nichtwissen wieder sich einfalten lassen. Oder, konkret: Aus dem Nichtwissen jedes Begegnen ausfalten und es ins Nichtwissen wieder sich einfalten lassen. Eine richtige Integration kehrt zurück. Sie kehrt bereichert zurück, aber nicht im Sinne einer Voreingenommenheit oder eines «Wissens» mit einer Form, sondern in einem Empfinden: in der Sehnsucht.

Damit wir aus dem Nichtwissen kompetent handeln können, brauchen wir wieder die Zutat, der wir nun schon einige Male begegnet sind: Verletzlichkeit. Größe oder Blöße? Das ist hier die Frage. Wobei natürlich auf die Blöße Größe folgt. Wenn ich die Blöße jedoch verhindere, verhindere ich die Größe. Ich muss bereit sein, wie ein Narr dazustehen, wenn ich mich ganz neu auf mein Gegenüber einlasse. Darum suchen wir uns die Menschen auch aus, auf die wir uns ganz einlassen. Wir lassen uns nicht auf jeden gleich ein. Nein. Unser Gegenüber muss sich unsere Verletzlichkeit verdienen.

—

Der integraldynamische Prozess gewichtet die Integration doppelt. Integrieren ist sowohl in den Köbi-Verben als auch in den Kultivations-Verben vorhanden. Wie wir es und uns auch drehen und wenden, Integration ist eigentlich unausweichlich. Wir bewegen uns, um zu integrieren. Wir bewegen uns auf Integration hin, wir bewegen uns aus Integration heraus.

—

Wir kehren nach innen, damit aus den Sinnen und dem Sinnlichen Sinn wird.

—

Wir bewegen uns im ganzen Raum, im Innern und Äußern, und erfahren so nicht nur die Ungetrenntheit, die Differenzierungen und die Integrationen. Durch unseren Tanz wird der kreative Funke entzündet, wenn das Endliche und das Unendliche sich gemeinsam verkörpern und ein neuer Raum der Freiheit und Kreativität entsteht, in welchen wir uns hinein entfalten.

—

Jede nachhaltige Veränderung im Geist muss eine Veränderung im Handeln zur Folge haben, und damit neurologisch und physiologisch im handelnden Körper. Jede nachhaltige Veränderung im Körper hat unweigerlich eine Veränderung in der Wirkkraft des Menschen, in der Wahrnehmung und im Geist zur Folge.

Sind die Veränderungen nicht nachhaltig, etwa weil sie ohne weitere Konsequenz von außen induziert wurden, wirken sie jeweils nicht in den anderen Bereich hinein. Sie sind dahingehend nicht verwirklicht, und damit nicht real, insofern dass erst die Einheit der beiden «Bereiche» Körper und Geist, eigentlich ein differenzierbares Ungetrenntes, die Wirklichkeit ist. Verkörperung ist die höchste Integrationsstufe.

—

Die Interdynamik von Köbi und Kulti

Zentrieren durch beobachten (und beobachten durch zentrieren)

Öffnen durch empfinden (und empfinden durch öffnen)

Weiten durch differenzieren (und differenzieren durch weiten)

Verbinden durch subtilisieren (und subtilisieren durch verbinden)

Integrieren durch verwesentlichen (und verwesentlichen durch integrieren)

—

Eine Variation von Köbi: Atmen, ahnen, horchen, folgen, handeln.

Atmen ist Nummer eins, wenn es ums Zentrieren, Ankommen, Herunterfahren geht. Der Atem ist eine existenzielle Freundschaft, die jeder und jede selber für sich entdecken kann. Er ist ein Intimes, zudem ein sich ständig Wandelndes, sich Vertiefendes und Weitendes, und drittens ist es ein Unfassbares, das nur ansatzweise zu verstehen und eigentlich nur in Poesie in Worte zu fassen ist. Und: Er ist ganz natürlich.

Ahnen. «Ahnen» bedeutet als Substantiv «Vorfahren» und verweist damit auf unsere Wurzeln, auf diejenigen, die diesen Weg schon gegangen sind, auf Erfahrungen, die schon gemacht wurden. Ahnen (als Verb, genauer als Zustand) vereint in seiner Gegenwart in diesem Sinn zwei Richtungen: die Vergangenheit und die Zukunft. Denn natürlich ahnen wir ein Kommendes. Ahnen ist ein Empfinden, dass etwas sich nähert, etwas zur Entfaltung drängt, aus dem Unbewussten oder Unmanifestierten emporsteigt, und ist damit eng mit dem Hoffen verwandt. Ahnen als Gesamtheit oder Einheit von Subjekt und Objekt ist jedoch nur halbbewusst. Denn das Objekt, das erahnt wird, kann nicht bewusst sein (und es ist wohl auch noch kein «Objekt»). Ich muss den Elefanten, der mir auf dem Fuß steht, nicht erahnen.

Ahnen ist das Öffnen. Bereit werden für das, was kommt. Das Öffnen mündet schnell einmal ins Ausdehnen, ins Horchen.

Horchen. Genau hinhören, auf das fast Unhörbare. Es erhorchen, erlauschen. Diese Art von hören, die ein sich Einlassen bedingt. Eine Art von Hören, die Präsenz bedingt. Hinhören ist kultiviertes Hören. Es trägt implizit bereits den Kontakt, die Begegnung, die Beziehung, den Dialog in sich.

Aus dem Horchen wird gehorchen. Das ist natürlich ein schwieriger Begriff, denn schnell verbindet man ihn mit Unmündigkeit oder Unterwürfigkeit. Entlinken wir diese Links, die nicht sein müssen. Gehorchen ist das Horchen, das sich manifestiert. Es ist vor allem eine erste Form von Handlung, eine Bewegung. Es ist das Folgen.

Folgen. Eine Bewegung, die in Kontakt ist. Keine Solo-Bewegung. Eine Bewegung, die wahrnimmt, differenziert, subtilisiert. In keiner Weise ist folgen eine passive oder unreflektierte Bewegung.

Wenn wir ahnen, hören wir das Unhörbare, das jedoch Empfindbare. Nicht unsere physischen Ohren hören, aber wir hören, denn wir haben mehr Hör-Organe als nur die physischen Ohren. Wenn wir horchen, hören wir das fast Unhörbare. Wenn wir folgen, folgen wir diesem «Ruf», vielleicht auch nur einem Empfinden, wir nähern uns dem fast Unhörbaren, suchen nach der Quelle, dem Ursprung dieses Signals. Dieses Folgen ist etwas ganz Anderes, als einem Befehl zu folgen. Der Befehl kommt von außen. Unser Signal kommt nicht von innen, nicht von außen, sondern aus dem Gesamten, von da, wo innen und außen nicht getrennt sind. Die Bewegung, die daraus resultiert, ist eine Bewegung, die die innere und die äußere Bewegung vereint.

Das Folgen ist also nicht nur eine innere Bewegung, sondern auch eine äußere Bewegung. Es ist nicht nur eine äußere Bewegung, denn es ist nicht einfach eine Fortbewegung. Das Folgen ist eine Bewegung, die innen und außen, subtil und grobstofflich, Körper und Geist vereint und fortwährend neue Verbindungen und Verknüpfungen schafft.

Handeln. Handeln ist die Integration. Hier zeigt sich ein ganz anderer Aspekt der Integration als der, den wir vielleicht normalerweise mit der Köbi-Integration verbinden. Im Köbi-Ablauf ist die Integration vielmals die Rückkehr, der Raum, in welchem sich die Dinge setzen und verwesentlichen können, am deutlichsten verkörpert im Einfalten einer Bewegung, die sich zuvor ausgefaltet hatte. Es ist ein geschehenlassender

Prozess.

Der Integrations-Aspekt des AAHFH ist nun ein ganz anderer: Das Handeln, die Enaktion, die Inter-Aktion mit der Mitwelt, das Mitgestalten dieser Mitwelt, ein nach außen Wirken also. Aber, und das ist wichtig, auch dieses Handeln ist weitgehend geschehen lassend. Denn der springende Punkt an diesem Handeln ist, dass es eingebettet ist in eine Dynamik, die folgerichtig aus sich selbst entsteht. Das Handeln ist daher nicht erzwungen. Es ist eingebettet in einen Gesamtprozess. Es ist nicht willkürlich und es ist nicht impulsiv. Es ist geerdet, kommt aus einem Impuls, statt dass das Ich ihn selber produziert, und entfaltet sich folgerichtig. Dadurch ist das Handeln nicht «gemacht», geschweige denn forciert. Die Chance ist groß, dass es relativ leicht ablaufen wird. Das heißt nicht, dass es nicht neue Widerstände von außen geben wird, aber das eigentliche Handeln ist relativ mühelos und doch kraftvoll. Denn wir handeln, wenn das Handeln reif ist.

Die 3

Loslassen, zulassen, sich einlassen.
Die grundlegende Dreiheit.

Man kann Bewegung aus drei Perspektiven erforschen und betrachten: physisch, persönlich (oder biografisch) und umfassend (oder universal). Dies ist auch in etwa die Reihenfolge, in welcher man vorgeht.

Die physische Perspektive ist selbstredend. Wir achten darauf, uns mit dem Körper und nicht gegen den Körper zu bewegen. Dem Körper sind Prinzipien eingeschrieben, die es zu kennen gilt. Je besser die Körper-Wahrnehmung (Propriozeption, Interozeption), desto offensichtlicher, ja offenkundlicher und im wahrsten Sinn des Wortes selbst-verständlich sind die Prinzipien.

Die persönliche Perspektive öffnet die Tür zu dem, was die Bewegung persönlich in uns auslöst – an Abgelegtem und an Angelegtem. Wie fühlt sich die Bewegung an. Was für ein Empfinden weckt sie in mir. Wie komme ich zum eigentlichen Empfinden des Körpers, wenn psychische Persönlichkeits-Aspekte dazwischen rufen. Wenn die Vergangenheit die Präsenz stört. Hier kommt also unsere individuelle Geschichte dazu. Was sind die Fluchtwege des Geistes, um das Empfinden zu verhindern. Bewegung am Boden spricht denjenigen Teil unserer Biografie an, als wir uns noch am Boden bewegten, also unsere ersten paar Lebens-Monate. Sobald wir aufsitzen und uns aufrichten, setzen wir uns in Beziehung zum Raum, wir erfahren Distanz, wo vorher unmittelbare Nähe war, wodurch sich das Bewusstsein für «Ich und das Andere» entwickelt. Die persönliche Perspektive macht solche Erlebnis-Welten bewusst.

Die umfassende/universale Perspektive hat verschiedene Aspekte: evolutionär, mythologisch und mystisch.

Der evolutionäre Aspekt erforscht, welche Umstände dazu führten, dass wir diese Bewegung so ausführen können – oder eben nicht. Wir erkennen etwa, dass flache Füße nicht ein evolutionäres Produkt sind, sondern eines unserer Kultur. Wir gehen zu wenig, und dies in zu stützenden Schuhen. Oder wir erkennen, dass wir die einzigen Lebewesen auf diesem Planeten sind, die so gut werfen können. Solche Erkenntnisse führen zu Handlungs-Impulsen – mehr gehen, mehr barfuß oder leicht beschuht gehen, dabei aber auf die zeitgleiche Entwicklung der Gelenke achten; werfen als eine Hommage an die Evolution in das eigene Bewegungsspektrum einbauen etwa. Die evolutionäre Perspektive bettet bereits ein, und zwar in den grobstofflichen Aspekt des Wandels.

Der mythologische Aspekt bettet ebenso ein. Kaum spielen wir – und zwar richtig spielen, das heißt uns wundernd in dem versinken, was wir tun – verbinden wir uns mit allen Kindern dieser Welt, und mit allen Lebewesen, die spielend lernen. Wir verbinden uns mit einem verschütteten Aspekt unseres Selbst, der uns allen gemeinsam ist. Wir verbinden uns über Zeiten und Kulturen, so wie Kinder ohne Vorbehalte spielerisch kulturelle Grenzen überwinden. Unsere individuelle Bewegung ist eingebettet in eine große Bewegung. Unsere individuelle Reise ist eingebettet in eine Reise, die wir alle tun. Unsere individuelle Geschichte ist eingebettet in eine große Geschichte. Diese Perspektive nennen wir auch existenziell.

Der mystische Aspekt beschreibt eine tiefere Einbettung und Freisetzung der innersten Freiheit. Körper, Raum und Bewegung sind fließende Räume der Freiheit. Es ist die intimste Perspektive, und jegliche halbwegs richtige Beschreibung spricht nur noch in Gedichten wie etwa denjenigen des tanzenden Poeten Rumi. Wir nennen diese Qualität den "Ozean der Bewegung", den "Ocean of Motion".

Der Zeitfaktor ist bei den drei Perspektiven physisch, persönlich und universal und auch bei den drei Unter-Perspektiven des Universalen entscheidend. Die physische Perspektive wird unmittelbar einbezogen, denn eine Bewegung soll sich ja von Anbeginn bewusst und richtig entwickeln. Die persönliche Perspektive entfaltet sich einerseits im Wiederholen einer Bewegung, wenn die äußere Bewegung zu einer inneren Bewegung wird, oder zu einer subtiler wahrnehmbaren Bewegung. Andererseits entfaltet sie sich im Nachkosten, Nachspüren unmittelbar nach der Bewegung. Und drittens entfaltet sie sich über einen längeren Zeitraum, wenn eine intime Vertrautheit mit der Bewegung entsteht und jegliche Trennung wegfällt.

Die umfassende/universale Perspektive braucht nicht nur einen längeren Zeitraum, sondern eine jahrelange, konstante und hingebungsvolle Praxis. Natürlich gibt es auch immer wieder Flow-Zustände, die wir als «mystisch» bezeichnen können. Doch die universale Perspektive ist kein Zustand, sondern eine Ebene, eine Struktur. Und diese aufzubauen, braucht ihre Zeit.

Die evolutionäre Dreiecksstruktur kultivieren wir im Körper, wenn wir eine Tensegrity-Struktur aufbauen. Unser Körper ist ein Gesamt-Gewebe, das sich selbst im Gleichgewicht hält. Er ist kein Knochen-Gerüst, das durch isolierte Muskeln bewegt wird. Dieses Gesamt-Gewebe nennen wir eine Tensegrity-Struktur. Diese Struktur ist triangulär aufgebaut, ganz einfach gesagt aus Dreiecken. Es ist eine bewegliche Struktur, mit der mit möglichst wenig Energie-Aufwand maximaler Raum, maximale Festigkeit, maximale Vernetzung und maximale Kommunikation gewährt wird.

Wenn wir Dreier-Dynamiken in Beziehung zueinander setzen, ergibt sich alles. Der gesamte Wandel. Alles Potenzial ist da.

—

Hier ein spielerisches Beispiel, welches vielleicht die Vielschichtigkeit der Dreiheit andeuten kann: *Ich sage immer…* Kennst du auch eine Person, die ihre Sätze gerne damit beginnt? Für mich ist das eine Einladung zum Weghören. Ich möchte doch nicht hören, was eine Person eh schon immer sagt. Ich möchte lieber hören, was sie noch nie gesagt hat. Ich selber sage diese Einleitung nie. Deshalb kann ich sagen: *Ich sage nie ich sage immer.*

Wenn ich jetzt aber immer wieder sage, dass ich nie sage, dass ich *ich sage immer* sage, kann ich sagen: *Ich sage immer ich sage nie ich sage immer.*

Der Einzeiler (Ich sage immer) ist leicht zu verstehen. Der Zweizeiler (Ich sage nie ich sage immer) lässt sich nach kurzem Knobeln – Was hat er eben gesagt? … Aha! – von einem hellen Geist auch noch deuten, selbst ohne Kontext. Aber geh mal zu jemandem hin und sag ihm: *Ich sage immer ich sage nie ich sage immer.* Viel Glück damit. So wird es sehr schnell sehr vielschichtig. Noch viel vielschichtiger wird es, wenn wir, wie jedes Mal, wenn wir uns zu zweit bewegen, zwei solche Dreier-Vielschichtigkeiten in Eines kombinieren.

—

Die Dreierdynamik ist auch in der Kultivationsdynamik der Integraldynamik präsent, welche aus *drei* Zweiergruppen besteht, welche miteinander in Beziehung treten. Beobachten und empfinden. Differenzieren und integrieren. Subtilisieren und verwesentlichen. Und sie ist innerhalb dieser Zweiergruppen – zum Beispiel differenzieren und integrieren – präsent, denn es differenziert und integriert sich nicht einfach mal nichts im luftleeren Raum, sondern ich in Beziehung zu diesen Verbenqualitäten. Das Hier und Jetzt ist ebenso nicht einfach eine Zweiheit, denn was ist das Hier und Jetzt ohne jemanden, der da ist, es zu erleben? Ich trete in eine dynamische Dreierbeziehung mit dem Hier und Jetzt. Das Hier und Jetzt ist also gar nicht so statisch, wie man meinen könnte.

—

Wie praktizieren wir die dritte Kraft? In Partner-Settings ist es fast offensichtlich: Ich, du und das Setting wie Open Hands oder ein anderes PLAY-Setting. Wobei die Kraft im Open Hands die Intention ist, ein gemeinsames Zentrum zu kreieren, um welches herum sich eine freie Dynamik entfalten kann. Die Kraft im Acro-Yoga zum Beispiel ist die Intention, die Strukturen zu einer Struktur werden zu lassen, damit auch hier ein Fluss entstehen kann. In dialogorientierten Praktiken ist die Kraft das gemeinsame Sich-Einlassen auf Umfassenderes.

Doch wie kreieren wir ein Dreier-Lernfeld, wenn wir alleine praktizieren? Es gibt verschiedene Möglichkeiten. Köbi-Dynamik, Kultivations-Dynamik und Ich in Bewegung sind eine Möglichkeit. Die Köbi-Dynamik bestimmt die Gestalt der Bewegung, immer schön sequenziell. Zentrieren, öffnen, weiten, verbinden, integrieren. In jeder Bewegung. Die Kultivationsdynamik bestimmt die Qualität dieser Sequenz und der Bewegung, die sie gestaltet. Beobachten und empfinden, subtilisieren und verwesentlichen, differenzieren und integrieren. Die dritte Kraft ist die Methode oder Sequenz, in welcher ich übe. Daraus entsteht eine ganz eigene Art der Bewegung. Das Üben in dieser Dreiheit ist etwas ganz anderes, als eine Bewegung zu machen. Dieses Dreier-Team ist aber auch etwas, das man sich erarbeiten muss. Das betone ich, weil man immer wieder sagt «das sagst du so einfach». Ich sage nicht, es sei einfach. So zu arbeiten, ist eine Kompetenz, die man sich durch viel Praxis erarbeitet.

Wegen eines anderen Dreier-Teams bewegen wir uns in der Natur: Ich, die Bewegung und der Ort, in welchem ich mich bewege. Wenn ich die Natur in meine Praxis einlade, mich von ihr bewegen lasse, ihr die Möglichkeit gebe, sich und mich zu bewegen, entsteht daraus etwas ganz Neues. Es ist ein Feeling, eine innere Qualität, woraus sich neues Leben entfalten kann. Der äußere Raum erschafft einen inneren Raum. Der Schlüssel dazu ist die grundlegende Dreiheit: loslassen, zulassen, sich einlassen.

—

Wir können die Bewegungen eines Bären studieren und sie analysieren, um uns wie ein Bär zu bewegen. Das ist der beobachtende Weg der Kultivationsdynamik. Oder wir können uns in einen Bären hinein versetzen und uns «fühlen wie ein Bär». Das ist der empfindende Weg der Kultivation. Im Yoga können wir die Körperstruktur einer Position studieren – Schulterblätter noch etwas fallen lassen, Brustbein etwas hoch, Kinn etwas senken –, oder wir können uns eine Kriegerin oder einen Krieger, eine Göttin oder einen Gott vergegenwärtigen und so dieselbe Haltungsqualität von innen kultivieren. Gottheiten funktionieren natürlich nur, wenn man positiv mit diesen Bildern aufgewachsen ist, was bei uns nicht der Fall ist. Wir sind weder mit hinduistischen Gottheiten groß geworden, sie sind uns nicht intim vertraut, noch haben die meisten von uns ein positives Verhältnis zu unseren religiösen Figuren. Das waren zudem Menschen, keine übermenschlichen Gestalten, und

Jesus am Kreuz ist vielleicht nicht das ideale Haltungs-Vorbild. Auch Maria, diese starke Frauenfigur, hat in Abbildungen andauernd ihr Haupt gesenkt, leicht zur Seite geneigt. Also nichts mit Gottheiten bei uns. Die Wichtigkeit von Bildern, von Energien, bleibt aber bestehen. Bewege dich wie ein Panther, wie eine Löwin, wie ein Affe. Wie eine Kämpferin, wie ein Held. Sei ein Wasserfall. Sei die Welle, wenn sie den Strand erreicht. Bewege dich wie der Duft, der vom Wind getragen wird. Bewege dich wie das Licht, das vom Wasser zu uns gebracht wird. Es sind nicht einfach schöne oder hilfreiche Bilder, sondern wir erschaffen damit eine wichtige kraftvolle Dreiheit. Bewegen – beobachten – empfinden. Wenn ich unterrichtet werde, erschafft sie hoffentlich die Lehrerin immer wieder für mich. Wenn ich unterrichte, ist es meine Aufgabe, diese Dreiheit lebendig zu halten. Wenn ich selber praktiziere, erinnere ich mich immer wieder daran und lasse solche Bilder wirken. Die Bilder, die Vorstellungskraft, sind das «andere Element» in unserer Dreiheit. Bewegung und Prinzipien sind nah beieinander. Die Prinzipien sind nicht Ideen, sondern sind der Bewegung eingeschrieben. Sie sind nicht Vorschriften, sie sind Inschriften. Die Vorstellungskraft ist eine ganz andere Qualität. Das Vergegenwärtigt-Sein, die Qualität von Präsenz und Fülle, die dadurch entsteht, ist die vierte Qualität, welche durch die Drei geschaffen wird. Wenn wir unterrichten, errichten wir noch eine dynamische Dreiheit: Lehrer, Student und Methode. Die Studentin braucht den Lehrer, weil die Beziehung zur Methode noch nicht gereift ist. Ist sie reif, braucht es den Lehrer nicht mehr. Aber es braucht immer noch eine dritte Kraft, sonst wird auch diese Beziehung von Student und Methode zur exklusiven Intimität. Oftmals ist es so, dass die Studentin auf die Position der Lehrerin rückt und selbst Studenten hat. Das ist einer der Gründe, warum wir viel lernen, wenn wir lehren: weil wir uns wieder in einer dynamischen Dreiheit bewegen.

—

Imagination, Imaginationskraft und Vorstellungskraft. Sie bezeichnen ähnliche Vorgänge. Was sie nicht bezeichnen, sind Einbildung, Fantasie, positives Denken an einer Realität vorbei oder magisches Denken, das Verbindungen zwischen zwei Dingen herstellt, die nicht verbunden sind. Imagination ist die Verbindung zwischen Ebenen oder Aspekten der Realität. Vorstellungskraft ist die Fähigkeit, diese Verbindungen zu halten. Vergegenwärtigen und realisieren sind die Verben dazu. Es sind Verben des Verkörperns.

—

Man kann sich *etwas* vergegenwärtigen oder *sich* vergegenwärtigen. In der Imagination, die wir mit integraler Bewegung kultivieren, sind diese beiden Dynamiken nicht getrennt. Wir vergegenwärtigen also immer etwas und uns.

—

Imagination, Vorstellungskraft. Nicht Einbildung, nicht Fantasie, nicht Magie. Imagination ist Brücke zwischen Ebenen oder Aspekten der Realität.

—

Vorstellungskraft ist eine Präsenz, welche die Kraft hat, das Verlorene, Vergessene oder Verborgene in uns und um uns in eine neue, integrierende Realität zu bringen. Die Kunst der Kontaktaufnahme mit dem Subtilen ist kein Wunschdenken. Allerdings geht es bei der Imagination nicht darum, ein fernes Ziel zu erreichen und das Unmögliche möglich zu machen. Es geht darum, das zum Leben zu erwecken, was bereits hier ist.

Ein Dialog braucht vielleicht nur zwei Personen (oder eine Person und eine Bewegung, zum Beispiel), aber er braucht drei. Drei was? Was ist das Dritte?

Das Dritte ist eine vermittelnde Kraft zwischen Perspektiven, die nicht eins sind, denn wenn wir uns von Anfang an einig und eins sind, gibt es keinen Dialog. Es gibt vielleicht ein Sharing und eine Resonanz, vielleicht einen Erfahrungsaustausch, aber keine echte Erkundung des unbekannten Territoriums durch alle Beteiligten. Erst dann, wenn alle Beteiligten die Grenze zum unbekannten Land überschreiten und beginnen, etwas zu umkreisen, das nicht sichtbar ist, das vielleicht am Anfang gar nicht da ist, sondern etwas, das man sich gemeinsam vorstellen muss, um es zu verwirklichen, findet ein Dialog statt. Wenn wir nur teilen und von Anfang an so tun, als wären wir eins, entsteht ein oberflächliches Teilen, auch wenn es sich als tiefe, tiefe Emotionen, als Relevanz, als Dramatik, als persönliche Wahrheit tarnt. Es ist ein oberflächlicher und eingeschränkter Tanz der Harmonie, der um jeden Preis aufrechterhalten werden muss und den du wagen kannst, wenn du diese Harmonie störst.

Du siehst das in Dialogpraktiken, in denen das Dritte nicht vorkommt, du siehst das in Open Hands-Interaktionen, die wie ein seltsamer Tanz zweier bunter Vögel oder zweier Schlafwandler aussehen, oder es sieht einfach so aus, als würden zwei Menschen etwas zusammen tun, aber sie haben keine Ahnung, was sie tun. Das Fehlen der Drei erkennst du an der Unfähigkeit, mit Konflikten umzugehen.

Du siehst das Fehlen der Drei daran, wie schnell ein System durch etwas Unerwartetes, etwas außerhalb der etablierten, aber meist unbewussten Komfortzone, destabilisiert wird. Du siehst es daran, wie schnell ein System durch Vereinbarungen, Kompromisse und Konformität stabilisiert wird.

Wenn du also deine Wunde oder deine Gefühle teilst und vielleicht mit den Wunden oder Gefühlen oder Prozessen anderer in Resonanz gehst, ist das nicht unbedingt ein Dialog. Dia-logos bedeutet eine Struktur, durch die neue Dinge entstehen können.

Arbeite mit einem «Dialog der Drei» in verschiedenen Settings, verbal und nonverbal, im tatsächlichen Dialog, aber auch in der Kontemplation, in der Bewegung und in Interaktionspraktiken wie Open Hands und PLAY.

Im Stehen, Gehen und Rennen ist das Sinken die erste Kraft. Der Boden ist als Widerstand die zweite Kraft. Ohne das «Aber» des Bodens würden wir ins Bodenlose sinken oder einfach in uns zusammenfallen. Die Schwerkraft ist die dritte Kraft. Körper und Boden sind sichtbar. Schwerkraft macht sichtbar. Aus der Schwerkraft entsteht die Aufrichtung. Man wird von der Schwerkraft geöffnet und aufgerichtet. Dadurch entstehen innere Stärke und innere Kraft.

Im Fließen am Boden ist der Boden nicht der Widerstand. Der Boden ist die dritte Kraft, die vereinigende Kraft.

Kaum bewegen wir uns anders im Verhältnis zum Raum und seinen Gegebenheiten, wechselt die Dreiheit, und die Kräfte wechseln ihre Aufgaben.

Die 2

Bezeugen und empfinden, differenzieren und integrieren, subtilisieren und verwesentlichen. Diese Verbenpaare folgen nicht einer streng linearen Abfolge. Die Paare bedingen einander. Sie bilden je eine dynamische, polare Einheit.

Wir können nicht integrieren, was wir nicht differenziert haben. Wir können aber auch nicht differenzieren, wenn kein Integrieren angestrebt wird. Differenzierung ohne Integrationskontext wird zur Dissoziation (Entfremdung).

Subtilisieren können wir, wenn wir dem Unwesentlichen erlauben, wegzufallen, statt an ihm festzuhalten (und uns damit zu identifizieren). Man entscheidet dabei nicht vorgängig, was unwesentlich ist und was nicht. Was in einem praktizierten, unentwegt differenzierenden und integrierenden Prozess wegfällt, ist unwesentlich. Es ist die natürliche Selektion. Wir kennen es alle: Trends, meist durch einen Hype ausgelöst, verflachen, weil sie nicht wesentlich sind. Verwesentlichen geschieht einerseits von selbst. Doch wir können den Vorgang beschleunigen. Verwesentlichen geschieht, wenn sich unser Bewusstsein, unsere Beobachtungs- und Empfindungsfähigkeit und damit auch unsere Fähigkeit zu differenzieren und zu integrieren subtilisiert.

Je mehr wir den Zeugen kultivieren, desto mehr können wir das Empfindungsspektrum weiten, ohne uns darin zu verlieren oder – im Sinne einer Identifikation mit einem Teilaspekt – uns darin zu finden. Umgekehrt schulen wir die beobachtende Perspektive, wenn wir das Empfinden zulassen. Nur zu bezeugen bringt uns wieder in eine dissoziative (abspaltende)

Tendenz, während nur zu empfinden den zur Reflexion nötigen Abstand vermissen lässt.

Überall sind zwei. Innen und außen, oben und unten, links und rechts, hinten und vorne. Dies sind Dimensionen. Integrale Bewegung bezieht alle diese Dimensionen ein.

Die zwei, die überall sind, sind nicht entweder oder. Es gibt keine strikte Trennung von dies und das, zum Beispiel von Körper und Geist.

Sagen wir, jemand fühlt sich in der körperlichen Präsenz eines anderen Menschen wohl. Wohler, als wenn diese beiden nur telefonieren.

Nun. Würde diese Person ableben und wäre nur noch der Körper präsent, würde sich die andere Person bei diesem Körper nicht mehr so wohl fühlen.

Die Nicht-Trennungen sind so offensichtlich. Doch der trennende Verstand ist überall und andauernd am Werk. Der Weg aus der Dichotomie ist der Weg der Verkörperung.

Es ist die Fähigkeit zur Kultivation (beobachten – empfinden, differenzieren – integrieren, subtilisieren – verwesentlichen), welche die Menschheit so schnell voranbrachte. Ausdrucksformen dieses Kultivationsprozesses sind Kreativität, Innovation, Kommunikation. Doch die Kultivation enthebt uns nicht der Biologie. Sie transzendiert den Körper nicht, wenn man ihn nicht einbezieht. Das sehen wir an den Körpern des Alltags, die durch sitzen und auf Bildschirme starren geformt werden. Beziehen wir jedoch den Körper in den Kultivationsprozess ein, offenbart sich die Nicht-Zweiheit von Körper und Geist, von Köbi und Kulti.

—

Die Kultivation von Bewegung: Beobachten und empfinden, differenzieren und integrieren, subtilisieren und verwesentlichen. Dieses Sechserpack (Kulti) gestaltet das Fünferpack mit, die Bewegung selbst, die sich in fünf Phasen aus- und wieder einfaltet: zentrieren, öffnen, weiten, vernetzen, integrieren (Köbi).

Die Kultivation führt zu einer unglaublichen Vielfalt von natürlicher Bewegung, nicht etwa zu einer Kanalisation. Kultur zwingt Natur nicht in Unnatürliches. Kultur, selbst ein Produkt natürlicher Evolution, ist der Motor für Natur.

Kultur und Natur sind nicht zwei, und schon gar keine Gegensatzpaare. Kultur ist wenn schon die Vermittlerin, wenn sich das Individuum von der Natur zu entfremden droht. Wenn sich der Mensch, der Notwendigkeit sich zu bewegen enthoben, nicht mehr bewegt etwa. Dann kann Kultur zum Motor werden. Kultur bettet ein in Natur.

—

Der Weg in die Stille des Herzens und in die Fülle des Lebens ist derselbe Weg. Er bezieht beide Aspekte mit ein, die Stille und die Fülle, weil es ein integraldynamischer Weg ist. Möchte ich nur die Stille, ohne mich der Fülle zu öffnen, dann ist die Stille nicht wirklich still. Sie wird immer wieder gestört werden. Möchte ich nur die Fülle, ohne die Stille und damit auch die Innenschau und die Versöhnung mit mir selbst einzubeziehen, bleibt die Fülle leer.

—

Wer sind wir, wenn wir alle Ziele und das, was wir wollen, loslassen? Wer bin ich ohne meine ehrenwerten Konzepte und Ideen?

Ich bin keine Definition von mir selbst mehr. Ich erkenne: Ich bin keine Definition! Nicht einmal eine Definition von Nicht-Definition.

Wir erkennen in einem ersten Schritt, dass wir niemand sind. Von außen betrachtet, ist das ein wenig erstrebenswerter Zustand. Ja, es ist ein erschreckender Gedanke. Eben darum, weil es ein Gedanke ist. Ein Konzept! Als Erfahrung ist dieser Zustand absolute Freiheit. Absolute Freiheit. Denn wir erkennen: Wir sind Potenzial!

Wenn wir also etwas ernüchtert aus unserem bisherigen Konzept-Traum über das Leben erwachen, kann das ganz schön hart sein. Doch dieser Zustand sollte nicht allzu lange andauern. Bald können wir uns dann der viel wichtigeren Frage zuwenden: «Wo bin ich?»

Wir werden feststellen, dass wir hier sind. Genau hier! Und noch dazu jetzt! Und das ist genau der Ort und die Zeit, um das volle Potenzial zu leben.

Das Potenzial ist der volle, präsente, unvoreingenommene Moment. Und wir erkennen in einem zweiten Schritt, dass wir alles sind.

—

Der Gegenpol zum Bezeugen, das aus Distanz geschieht, ist das Empfinden. Empfinden involviert. Es bezieht ein. Das Empfinden entsteht da, wo es kein Objekt mehr gibt. Damit ich das Meer empfinden kann, muss es «in mir drin sein». Natürlich ist das Meer nicht wörtlich in mir drin, doch seine elementaren Qualitäten wie Wasser, Weite und Tiefe und unsere inneren Qualitäten kommen in Resonanz. Empfinden ist eine Sache der Resonanz. Resonanz ist da, wo (scheinbare) Trennung aufgehoben wird. Etwas schwingt in mir: ich empfinde.

Wandeln vereint zwei Bewegungen: die Bewegung und Begegnung nach innen, und die Bewegung und Begegnung nach außen. Wir richten unsere Sinne sowohl nach innen, als auch nach außen. Dieser Vorgang wird manchmal auch kontemplieren genannt. Kontemplation ist die begegnende Meditation.

Zwei Bewegungen, die eine Bewegung sind.

Gefühle und Gedanken. Beides sind Bewegungen. Und sie sind vielleicht nicht so getrennt, wie man meinen könnte.

Jeder bleibende, kreisende Gedanke hat einen emotionalen Anker im Körper. Und jedes bleibende Gefühl hat einen Gedanken (oder ein ganzes Gedanken-Rudel) als Begleiter oder gar Ursprung. Gefühle sind oft der Hinweis darauf, worüber wir nachdenken sollen, um eine Sache an der Wurzel zu packen. Mit dem Kultivations-Prozess, mit empfinden und beobachten und differenzieren und subtilisieren, entdecken wir diese Nicht-Zweiheit von Gefühlen und Gedanken.

—

Wenn wir beobachten und bezeugen, ist die Folge ein Zentrieren. Daraus entsteht ein Öffnen. Unsere Wahrnehmung öffnet sich. Der Körper öffnet sich, wenn wir kompetent entspannen und sinken. Mit dem Öffnen beginnen wir zu empfinden. Zu der Außenperspektive gesellt sich die Innenperspektive, zur Integrität gesellt sich die Intimität. Daraus, aus diesem Dialog von innen und außen, entsteht ein Ausdehnen. Auch dieses entfaltet sich nach innen und nach außen. Wenn wir in einem verbalen Dialog sind, entfaltet er sich, seine äußere Gestalt wird größer, umkreist nicht mehr nur Thema A, sondern bezieht auch Perspektive B und Aspekt C ein. Gleichzeitig wirkt der Dialog aber auch nach innen, führt in uns zu einem Perspektivenwechsel, zu einem Weiten der Sichtweisen, denn ein Dialog ist etwas ganz Anderes, als einfach Meinungen und Fakten auszutauschen, die unveränderlich sind und bleiben. So etwas nennt man eine Diskussion. Wir brauchen dringend mehr Dialoge und weniger Diskussionen.

Der gesamte integraldynamische Prozess entfaltet sich unentwegt in beide (oder alle) Richtungen. Innen, außen, Stille, Fülle, Weite, Tiefe, Integrität und Intimität.

—

Integrität und Intimität

Integrität beobachtet und bezeugt. Intimität fühlt und empfindet.

Integrität ist hell, klar, offensichtlich. Intimität ist verborgen, unergründlich

Zwei integre Strukturen bleiben in der Begegnung in sich ganz (physisch, aber auch subtil, kognitiv, kausal. Tensegrity.) Zwei intime Strukturen verschmelzen.

Integrität ist kognitiv. Intimität ist affektiv.

Integrität ist distanziert. Intimität ist empathisch.

Integrität ist öffentlich. Intimität ist persönlich.

Integrität ist propriozeptiv. Intimität ist somatisch.

Integrität ist rational – Erkenntnisgewinnung durch Analyse

Intimität ist mimetisch – Erkennen durch nachahmen

Wissen kann weitergegeben werden. Erfahrung kann initiiert werden.

Integrität: Das Individuum bleibt immer in sich ganz.

Intimität: Beziehung als ein Verschmelzen oder als nicht klar Abgetrenntes.

Integrität ist. Intimität wird.

Integrität ist objektiv. Intimität ist objektiv.

Intimität ist ein Begriff, der sich auf das Herz bezieht. Er schließt körperliche Nähe ein. Hier liegt ein dreifacher Trugschluss. Erstens, das Herz ist nicht einfach das westlich-romantische Herz. Alle Traditionen verorten den Sitz der Weisheit im Herzen. Zudem: Auf Grund der sogenannten Intimzonen ordnen wir den Begriff Intimität dem Becken zu. Körperliche Nähe würde auch in dieses Bild passen. Doch man kann sich im Becken nah sein, ganz nah, ganz interaktiv, ohne dass Intimität da sein muss.

Die Intimität ist eine Qualität des Herzens. Und der körperliche Sinn, der mit dem Herzen in Verbindung steht, ist der Tastsinn. Auch hier könnte man meinen, dass der Tastsinn zum Becken gehöre, doch wenn man von der Entwicklung der Empfindungsquellen ausgeht, ist im Becken der Geschmackssinn der oralen Phase zu Hause, denn dieser wird in dieser Phase entwickelt.

Wenn wir jemandem mit dem Herzen nahe sind, wenn eine Intimität entsteht, dann halten wir uns die Hände. Eine Geste. Eine direkte Verkörperung der Intimität. Die Arme und Hände sind die Verlängerung des Herzens. Integration bedeutet, solche Gesten zuzulassen.

Wir können darauf achten, dass wir nicht nur das empfinden, wofür wir Worte haben. Das Land der Intimität entzieht sich weitgehend der Worte. Sprache wurde primär dafür geschaffen, über Dinge im Außen zu reden, nicht über Intimes. Das Intime spricht in subtiler Körpersprache.

Gleichzeitig ist es wichtig, Intimes auch versprachlichen zu können. Vielleicht ist es nur die Suche nach Worten, die zählt, um gewisse Verbindungen herzustellen und andere Areale zu involvieren, und nicht so sehr das akkurate Wort an sich.

Wenn wir uns alleine bewegen, ist jeder von uns eine geschlossene Tensegrity-Struktur oder hat bestenfalls mit der Erde eine geschlossene Struktur gebildet. Open Hands ist das Training dafür. Was auch passiert: ich bin zwar in Kontakt, aber voll und ganz eigen-ständig. Nun öffnen wir unsere Strukturen und verbinden sie, durch spezifische Übungen und Bewegungen. Aus zwei Integritäten wird eine Integrität. Das ist ein erster Schritt zur Intimität, ist aber noch nicht Intimität an sich. Vor allem die Intimität vereint wieder unsere beiden Richtungen, denen wir in diesen Tagen immer wieder begegnen, und die uns bewegen: Intimität entsteht durch Stille, und Intimität entsteht durch Kommunikation.

Wenn wir so praktizieren, dass unsere Strukturen sich tragen, kommunizieren wir miteinander. Communio heißt Gemeinschaft. Wenn wir uns einer gemeinsamen Bewegung widmen, erschaffen wir unsere gemeinsame Struktur. Wir werden durch klare Sprache zu Schöpfern unserer gemeinsamen Realität. Das ist ganz grundlegend.

Eine gemeinsame Struktur verbindet zwei geschlossene Tensegrity-Systeme, indem sich beide öffnen und ein neues Ganzes finden. Das ist jedoch noch keine intime Struktur. Sie ist offensichtlich, sie resultiert in einem «Kunststück», das andere sehen. Je weniger Worte wir gebrauchen müssen, desto kompetenter sind wir im Vereinen von Tensegrity-Strukturen, oder desto stärker ist unsere bereits erarbeitete intime Struktur.

Eine intime Struktur ist verborgen. Sie zeigt sich nicht offensichtlich und braucht nicht unbedingt Sprache, um sie zu errichten. Sie braucht ein offenes Begegnen, wie auch immer dieses sich ausgestaltet. Man kann von außen betrachtet nur durch die Wirkung auf eine intime Struktur schließen. (Während die zwei Beteiligten von innen betrachtet zwar um die Struktur wissen, sie aber nicht anderen demonstrieren können.) Wenn zwei Menschen zusammen eine Kraft entfalten, und diese können wir vielleicht gar nicht genau benennen, wir «sehen» sie im weitesten Sinn, dann können wir daraus rückschließen, dass sie sich eine intime Struktur erarbeitet haben.

«Was ist es?», fragt der Verstand.

«Ich verstehe es!», sagt der Körper.

—

Integrität und Intimität sind Schlüssel-Konzepte, um das Wunder der Bewegung und Begegnung zu verstehen und zu verkörpern.

Jedoch zeigt es sich auch immer wieder, dass diese Begriffe für viele Teilnehmer schlicht zu groß sind und es sich lohnt, wieder einmal einfach zu den Verben zurück zu kehren und die Begriffe hinter sich zu lassen.

—

Die 1

Plötzlich schaust du nicht mehr nur in den Himmel. Du atmest seine Farbe. Du verschmilzt.

Das ist nicht der Grund, warum wir uns bewegen. Aber das ist das, was passieren kann.

Der ganze Körper wird zu einem Wahrnehmungsorgan.
Das ist der sechste Sinn.

—

Die 1 könnte und müsste auch «Nicht-Zwei» oder «Nicht Eins, nicht Zwei» und «Einheit» und «Vernetzung» heißen. Sie ist die ungeteilte Bewegung, die differenzierte Ungeteiltheit von Bewegung und Ruhe, von Körper und Geist.

Lass einfach deine Konzepte über Bewegung und Stille sein und bewege dich kultivierend, und du wirst erleben, wie ungeteilt Bewegung und Stille sind. Darüber können wir nicht diskutieren. Denn die Diskussion fände auf der Basis eben jener Konzepte statt, die durch Erfahrung abgelöst werden.

---

1 bedeutet in RIVERS und in der Integraldynamik nicht Reduktionismus. Nicht Monismus. Nicht Reduktion auf eine Methode, einen Lehrer, einen Gott, eine Theorie von Allem, auf Materie oder Geist und alle diese Trennungen und scheinbaren Auflösungen von Trennungen, die nur Reduktion sind. Was 1 heißt, kannst du erfahren, aber nicht mitteilen, denn für das Mitteilen braucht es zwei, beziehungsweise drei. Den Sender, den Empfänger und die Botschaft. Spätestens hier sind wir also im intimen Erfahrungsfeld angekommen. Wenn dir dies esoterisch erscheint: es ist esoterisch, innerlich. Doch es ist nicht mystisch-spirituell oder religiös oder dubios. Es ist eine andere Art der Flow-Erfahrung. Eine verkörperte Art, eine Erfahrung des Körpers, die sich nicht auf das Physiologische beschränkt. Niemand möchte dich hier von irgend etwas überzeugen. Aber es ist eine ethische Pflicht, auf diese Erfahrungs-Dimension hinzuweisen, wenn wir wahrhaft integrale Bewegung vermitteln. Und es ist das, was dich schlussendlich bewegen wird. Und es ist das, wenn du konstant dich integral bewegst, worauf du dich hin bewegst. Auf das Hier im Jetzt. So abgedroschen das klingt. Dies ist die mystische Dimension der Bewegung.

—

Es ist ganz einfach. Wer Realität wahrnehmen will, muss bereit sein, sich andauernd zu hinterfragen. Man muss bereit sein, sich allen Ernstes und andauernd die Frage zu stellen, ob man noch bei Sinnen ist. Man muss bereit sein, sich die Frage zu stellen, was real ist. Man verlässt jegliche Sicherheit um sich in einem Meer von Fragen zu finden, die nie endgültig beantwortet werden und daher immer wieder beantwortet werden müssen. Und auch das Ich, das in diesem Meer schwimmt, wird zur Frage.

Auf der subtilen Ebene ist das der Dauerzustand, denn alles ist nicht nur in Fluss, sondern in Begegnung, ja, entsteht erst durch das Begegnen, verschwindet wieder, nimmt neue Formen an...

Den Fragen entkommen kann man, indem man einerseits aus dem Meer aussteigt und den festen, materiellen Boden unter den Füßen als das einzig Reale anerkennt – und damit auch das Ich als Gefestigtes, Eigenständiges.

Oder aber man taucht in das Meer hinab, dahin, wo sich in der Stille alle Fragen, und auch das Ich, auflösen.

Wir sind vielschichtige Wesen, und es lohnt sich, nicht nur auszusteigen oder abzutauchen, sondern auch voll und ganz im Ozean des Bewegtseins und des Unbewegten zu baden.

—

Integrale Bewegung kultiviert vier verschiedene innere Bewegungsformen: ruhen (beobachten), vernetzt sein, pendeln, reisen.

Das um sich selbst Kreisende ist keine integraldynamische

innere Bewegung. Vielmehr ist es Ausdruck von Anhaftung und Stagnation. Das um sich selbst Kreisende ist also keine innere Reise. Wenn wir kreisen, statt zu reisen, empfiehlt sich der Fokus auf das Beobachten. Das um sich selbst Kreisende sind als Schiffe auf einem Fluss zu betrachten. Wir sitzen am Fluss und betrachten diese, ohne sie zu besteigen. Wenn wir uns ertappen, unbemerkt aufgestiegen zu sein und uns haben wegtragen lassen, treten wir wieder zurück an das Ufer des Flusses. Dieser Fluss kann der Atem-Fluss sein.

Das Beobachten (etwa des Atems, einer Körper-Bewegung oder eines Körperteils), Konzentrieren und letztlich Bezeugen sind Formen der Sammlung, die man in den Traditionen Meditation nennt. Wir sitzen zum Beispiel am Atemfluss und lassen alle Schiffe an uns vorbeiziehen: die Gedanken-Schiffe, die Meinungs-Schiffe, die Urteils-Schiffe, die Traum-Schiffe, die Planungs-Schiffe, die Fantasie-Schiffe, die Emotions-Schiffe.

Das Sein im Vernetzt-Sein ist traditionellerweise die Kontemplation. Wir nennen es Umi. Es findet eine Verschiebung nicht nur der Wahrnehmung, sondern des Wahrnehmenden statt. Nicht *ich* nehme Ganzheit wahr, sondern die Ganzheit nimmt wahr.

Die dritte Form ist das Pendeln. Das Pendeln ist eine therapeutische Form der inneren Bewegung. Es kann in verschiedenen Abstufungen eingesetzt werden. Die leichte Form ist, zwischen einer Verspannung oder einer nicht-integrierten Körperstelle und dem Körper als Ganzheit zu pendeln. So bekommt die Verspannung/Nicht-Integration ein Gefühl dafür, wohin sie sich entspannen/integrieren kann. Eine stärkere Form praktiziert man besser nur in kompetenter Begleitung: Wir haben eine Ressource und wir haben ein Trauma im weitesten Sinn. Etwas, das aufwühlt. Wir pendeln atmend und empfindend zwischen der Ressource und dem Trauma hin und her. Dazu ist es wichtig, als Vorarbeit Empfindungen und Meinungen/Urteile , also Produkte des Denkens, zu differenzieren und nur den genuinen Empfindungen zu folgen. Ebenso wichtig oder sogar wichtiger ist das Vergegenwärtigen (und zuerst Auffinden) einer starken Ressource. Ein verbindendes Vertrautsein mit dem Atem ist ebenso essenziell. In einem weiteren Schritt halten wir die beiden Zustände gleichzeitig im Bewusstsein.

Die vierte Form ist die Reise. Wir lassen uns von Empfindungen ins Unerdenkliche tragen. Wieder muss dazu zuerst die Differenzierung von Empfinden und Produkten des Denkens differenziert werden. Des Weiteren muss man fähig sein, im Reisen konstant präsent zu bleiben – der Aspekt der Meditation und Kontemplation. Wir schlafen ein und bleiben dabei wach. Wir sinken ohne zu versinken. Wir schlafen ein und wachen dadurch auf. Dies geschieht, indem man nicht alleine reist, sondern in Begleitung des Atems. Es entsteht eine tiefe Wachsamkeit im Unerdenklichen. Im vorherigen Bild des Flusses und der Schiffe besteigen wir nun die Empfindungs-Schiffe, am besten das mit der stärksten Empfindung, normalerweise der Sehnsucht. Und dann lassen wir uns tragen.

Dies sind die vier inneren Bewegungen integraler Bewegung. Jede ist unsersetzlich.

Das Mystische als auch das Mythologische ist nicht das Innen. Es ist nicht Kunst, es tendiert nur dazu, sich in Kunst, Poesie oder Tanz auszudrücken. Das ist eine gewachsene Einseitigkeit, keine von Natur aus gegebene. Ursprünglich ist das Mystische und Mythologische ebenso die Wurzel der Wissenschaft. Parmenides etwa legt die Fundamente für viele Wissenschaften in seinem Gedicht. Schon da sind Poesie und Wissenschaft nicht getrennt.

Darum löst RIVERS diese Mystifizierung und Esoterifizierung auf, indem es die einseitige Verlinkung löst und alles wieder einbettet in den Fluss, das es ist. Dies geschieht, indem wir die richtige Betrachtung lernen. Eine Betrachtung, die den Körper und unsere Empfindungsfähigkeit ebenso einbezieht wie den Geist und seine Fähigkeit zu beobachten.

Das ist integrale Bewegung. Fortwährende Differenzierung und Integration zugleich. Die Auflösung der gewachsenen Unvereinbarkeit von Klarheit (Rationalismus) und Einheit (Mystizismus, Esoterik). Integrale Bewegung bringt diese Qualitäten zusammen und geht darüber hinaus, so dass diese flachen Begriffe als Etiketten keine Gültigkeit mehr haben. Wir erarbeiten uns damit keine Meta-Qualitäten, und die Bewegung wäre nur Mittel zum Zweck. Solches Tun hat ausgedient. Das ist alte Welt. Auch wenn wir hier archäologisch tätig sind, legen wir die werdende Welt frei.

Darum: Sei der Fluss, der wir werden.

Die Hawaiianer nannten die Weißen, die auf ihren Segelschiffen eines Tages am Horizont erschienen, die Ha'ole: diejenigen ohne Atem. Schauen wir, dass wir keine Ha'ole sind.

Wie ist der Atem jetzt? Wie tief ist er, wie breit ist er, verändert er sich? Wie tief ist er in Richtung Becken und in Richtung Wirbelsäule? Wie breit ist er in die Rippen hinaus und in den Rücken hinein?

Wenn wir aus der Position kommen, kommen wir aus der Position, nicht aber aus dem Zustand.

Nicht ist fest. Was ändert sich durch die Repositionierung?

Was kommt, was geht? Nichts ist fest, wenn wir es nicht fest halten.

—

Ein Fluss entspringt aus der Tiefe des Berges und fließt in die Tiefe des Meeres. Was sichtbar ist, ist die Verbindung dieser Tiefen. Die Tiefen, die Dunkelheit, die Stille, die Verborgenheit und ihre Verbindung sind es, die den Fluss bewegen.

Unsere eigene Tiefe über eine individuelle Tiefe hinaus ist es, was uns wirklich bewegt.

Das ist keine Poesie, keine Analogie, keine Philosophie, keine Metaphysik.

Es ist eine Erfahrung, auf die sich jeder Mensch zubewegen kann, die jeder Mensch erleben kann. Sie versteckt sich vor niemandem.

Hab keine Angst vor der Dunkelheit. Sei offen nach allen Seiten und bewege dich, bis du bewegt wirst.

—

Indem wir bewegt sind, schaffen wir Erinnerungen. Sich erinnern ist ein wichtiger Teil des Integrierens. Er-innern: die Bewegung nach innen wenden. Das Innen erwandeln. Sich innerlich bewegen. Die äußere Bewegung zurückführen. Was sich aus der Stille ausgefaltet hat, faltet sich nun wieder ein. Ein-falten, in das Eine zurückkommen.

Schaffe Erinnerungen. Schaffe das Unvergessliche.

—

Sich erinnern heißt, in Dialog zu sein. Das Außen ist mit dem Innen in Dialog, das Jetzt mit dem Vergehen, das Sein mit dem Werden, das Werden mit dem Ent-Werden. Die äußere Bewegung führt zu einer inneren Bewegung des Er-Innerns, und diese fließt wieder nach außen. Aus innerem Bewegen wird äußeres Begegnen, aus äußerem Begegnen wird inneres Bewegen. Aus bewegen wird durch begegnen eine Geste, ein Zeichen des Miteinander, das sich würdigt. Wenn eine Bewegung ins Leben fließt, wird sie zur Geste. Wenn Stille ins Leben fließt, wird sie zu Präsenz und Klarheit. Jede integrale Bewegung ist ein Dialog, der den Moment vollständig macht. Was nicht ein Dialog ist, ist entweder eine Diskussion oder eine Konvention. Diskussion zeigt sich als starre, verhärtete Bewegung. Konvention, eine Abmachung, zeigt sich in der Bewegung als Schablone. Als Unhinterfragtes, Übernommenes. Integrale Bewegung ist authentische Bewegung. Es ist nicht wichtig, wie sie aussieht. In anderen Schulen macht man eine Bewegung richtig, wenn alle dieselbe Bewegung machen. In integraler Bewegung macht ihr die Bewegung richtig, wenn ihr eure ureigene Bewegung entstehen lässt. Wenn also jeder und jede sich anders bewegt.

—

Wenn wir das Begreifen übersteigen, können wir ergriffen werden.

Wenn wir uns ergreifen lassen, können wir über uns selbst hinaus wachsen.

Wenn wir über uns selbst hinaus wachsen, sind wir das, was

wir sein können.

Das ist integrale Bewegung. Das ist Evolution.

Atemzug für Atemzug.

Was ist mein Lebens-Raum? Damit meine ich nicht so sehr, in welchem Raum ich mich im Alltag bewege, den wir auf einer Karte einzeichnen könnten, nicht das Territorium. Ich meine auch nicht die Zeit und den Raum, die ich mir im Alltag für mich nehme – oder eben nicht nehme, aber dringend bräuchte. Ich meine vielmehr: Wer bin ich in diesem Raum um mich herum, und welche Qualität gebe ich diesem Raum. Welches Leben empfängt mich in diesem Raum, wenn ich mich zu ihm hinbewege, ich ihn berühre, ich mich von ihm berühren lasse? Welches Leben erwarte ich, und welches Leben erwartet mich? Eine spannende Wechselwirkung, welche wir durch Bewegung in Bewegung bringen.

Das alles ist kein Spektakel. Je mehr wir uns der Zusammenhänge bewusst werden, desto weniger Spektakel braucht und produziert es. Wir stehen einfach da und gehen darin auf.

Wir schaffen und entfalten Raum. Innen, im Körper, im Geist. Außen, in den Raum hinein. Raum ermöglicht Bewegung, doch Raum bewegt uns auch. Wir lassen uns vom Außen bewegen. Wir heben die scheinbaren Trennungen von innen und außen, ich und du, Körper und Geist einfach auf. Denn sie existieren nicht. Was existiert, ist Bewegtsein. Der Physiker David Bohm nennt dies Holomovement: ein «ungeteiltes Ganzes in fließender Bewegung». Jede Struktur, die stabil und autonom ist, entsteht aus diesem Fluss und löst sich wieder darin auf. Wie sie sich formt und erhält, hängt von der Funktion innerhalb des Ganzen ab.

Wir werden zu Gestalten des Raumes. Und wir gestalten den Raum. Raum erschafft Kreativität. Kreativität braucht Entfaltungs-Raum.

Kreativität ist ein Aspekt des Raumes. Sie bedeutet nicht, „etwas zu erfinden". Kreativität ist nicht „etwas herstellen". Das ist Produktivität.

Wir gehen hier den Weg vom Erfinden zum Empfinden.

Sehnsucht kann sehr subtil sein und ist ein Phänomen des Raumes. Eine ganz leise Spannung von Nähe und Distanz. Eine Spannung, welche wir in der Schwebe halten. Wenn der Impuls der Sehnsucht gehemmt wird, geschieht dies aus dem eingeengten Geist. Aus einem Raum-Defizit. Raum, Sehnsucht, Bewegung, Kreativität – sie sind alle Gestalten der selben Ganzheit.

Leben im Raum. Davon ist der Atem Ausdruck. Unser erster Atemzug war das erste Einfließen von Raum. Die Initiation zu unserer Reise in den Raum hinein. Und Raum ist ein Faktor, der in unseren kulturellen Wurzeln (als Innenraum) verloren ging und nun neu erfahren wird.

Während die Globalisierung den Raum für die postmodernen Differenzierungen öffnete, führt das integrale Bewusstsein ein differenziertes Raum-Bewusstsein ein. Denn die Postmoderne differenziert (in ihrer gesunden Form, bevor sie im absolut gesetzten Relativismus oder Egalitärismus kollabiert), kann aber das Differenzierte noch nicht integrieren. Integration braucht Raum. Gleichzeitigkeit von Bewegungen in verschiedene Richtungen (nach innen, in den Körper und in die Psyche ebenso wie in den Raum hinaus) und gleichzeitige Vielperspektivität (die Gleichzeitigkeit von Köbi-Dynamik und Kultivations-Dynamik) öffnen einen Bewusstseins-Raum. Die Räumlichkeit und damit die Beziehung, das Inter-esse und das Miteinander finden wieder Einzug in das westliche Bewusstsein.

Damit schließt sich ein Kreis zu unseren Wurzeln. Denn Parmenides machte eine Reise. Er reiste durch Räume. Das war seine Art der Erkenntnisgewinnung.

Raum ist nicht nur als Ausdehnung des Ortes zu verstehen. Raum ermöglicht Bewegung. Raum erschafft Bewegung (Raumfluss) und birgt in sich einen Aspekt der Kreativität. Raum ermöglicht Beziehung. Äußerer Raum führt zur Möglichkeit des Abstandnehmens und des Beobachtens. Innerer Raum führt zur Möglichkeit des Empfindens. Es ist alles eine Frage des Raumes. Raum-Bewusstsein ist Beziehungs-Bewusstsein.

Wir sind mythologische Schmetterlinge, eben erst dem Cocon entschlüpft. Wir beginnen, in einer neuen Welt unsere Flügel auszufalten. Das ist der Grund, warum verstaubte Traditionen nicht mehr funktionieren. Die alten Systeme, welche alle auf die eine oder andere Weise auf einer «Großen Kette des Seins» beruhen, greifen nicht mehr. Denn wir können spätestens seit der Quantenphysik Subtiles nicht mehr mit spirituell und Materielles mit weltlich gleichsetzen. Je dichter, desto unspiritueller, so könnte man die Große Kette des Seins zusammenfassen.

Wir bewegen uns in einer Welt, in welcher die alten Mythen nicht mehr greifen. Wir hatten den Mythos durch den Logos ersetzt, das Warum durch das Wie. Logos ist gut, Logos ist wichtig, doch ersetzen, das geht nicht. Logos differenziert, Mythos integriert. Sie gehören zusammen. Uns fehlt der Mythos. Eine Gewissheit einer tiefen innere Stimmigkeit, die wir nicht wissenschaftlich formulieren können, die wir jedoch trotzdem vermitteln. Brauchen wir neue Geschichten? Ich weiß nicht, ob das der Weg ist. Vielleicht wird der Mythos der neuen Zeit nicht in Geschichten weiter gegeben, sondern in Bewegungen. Der neue Mythos ist ein Tanz. Eine Bewegung des Raumes im Raum durch den Raum. Das ist meine Ahnung, meine Hoffnung und meine Zuversicht.

Erinnern ist die dynamische Wortwurzel für das, was wir starr mit Achtsamkeit übersetzen. Im Berndeutschen sagt man zum Beispiel für «Ich kann mich erinnern» «I ma mi bsinne...», besinnen im Sinne von erinnern. Wir haben diese Verbindung von Besinnung und Erinnerung also auch in unserer Sprache.

Ein wesentlicher Aspekt von Achtsamkeit ist nicht nur das Wahrnehmen des Hier und Jetzt. Im Erinnern erinnere ich mich an eine Klarheit der Wahrnehmung, zu der ich hier und jetzt eben gerade keinen direkten Zugang finde. Dadurch finde ich vielleicht Zugang zu ihr. Oder ich weiß um sie und entfalte ihre Wirkkraft, Zugang hin oder her, weil ich meiner inneren Größe Zugang zu mir gebe. Und das ist wesentlich. Ob ich Zugang finde oder nicht, ist nicht wichtig und von vielen Faktoren abhängig, auf die ich nicht wirklich einen Einfluss habe. Ob ich Zugang gebe, das ist der entscheidende Punkt. Und diese Entscheidung liegt immer bei mir.

Ich erinnere mich in einer Begegnung durch alle meine Widerstände hindurch, dass ich in der tiefen Fülle meines Herzens unumstößlich und in aller Klarheit weiß, dass dies ein wunderbarer Mensch ist.

Es ist nicht bloß ein rationales Wissen. Ich erinnere mich, dass dieses Empfinden in mir sitzt. Dass eine Größe in mir ist, welche die Größe meines Gegenübers sehen kann. Ja, dieses Empfinden, diese Größe, macht meine ureigene Qualität aus. Dieses Empfinden ist Ausdruck von dem, was ich bin.

Der Prozess, den wir Achtsamkeit nennen, ist ein dreifacher. Im Prozess dieses Erinnerns erinnere ich mich an die ursprüngliche und grundlegende Klarheit, ich erinnere mich an die tiefste Qualität meines Gegenübers, und ich erinnere mich an meine ureigene Qualität. Diese drei sind Eines, sind Ganzheit. Aus dieser Erinnerung kann ich dann in Kontakt gehen. Die Ganzheit in mir geht in Kontakt mit der Ganzheit in dir.

Was ich hier erfahre, ist die lebendige Dreiheit, die mit einer anderen lebendigen Dreiheit in Kontakt geht.

In der Integraldynamik läuft alles unausweichlich auf Integration hin. Denn integrieren kommt in beiden Dynamiken vor, deren Zusammenwirken die Integraldynamik formt: in der Köbi-Dynamik (zentrieren, öffnen, weiten, begegnen, integrieren – also im tendenziell linearen Prozess der Aus- und Einfaltung) und in der Kulti-Dynamik (beobachten und empfinden, subtilisieren und verwesentlichen, differenzieren und integrieren, die vernetzende, analoge Dynamik).

Die beiden «integrieren» sind *same same but different*, wie man in Indien ohne irgendeinen Widerspruch darin festzustellen, vielleicht sagen würde: gleich, aber verschieden. Diese Unterschiedlichkeit hier herauszuarbeiten, würde zu weit führen. Wichtig ist an dieser Stelle vor allem Folgendes: Wenn wir verstehen wollen, müssen wir ein Objekt haben, das es zu verstehen gilt. Objekt ist hier im weitesten Sinn gemeint: eine Erfahrung. Verstehen können wir nur was zuerst entstehen kann. Das Objekt entsteht nach oder durch Köbi. Das Verstehen ist dann der Kultivationsprozess. Die beiden Dynamiken sind nicht strikt getrennt, sondern bilden ein Ganzes. Doch die Tendenz besteht, zu schnell und zu einseitig verstehen zu wollen und so das Entstehen nicht zu kultivieren, sondern zu bremsen.

Wenn wir beobachten, brauchen wir Kriterien, nach denen wir beobachten. Ein anderes Wort für Kriterien wäre Kompetenzen. Wenn wir nicht wissen, worauf wir achten sollen, können wir keine Beobachtungen anstellen. Das ist ein Grund dafür, warum wir in dieser Woche Körperstrukturen betrachten. Beobachten braucht schon den Intellekt, den rationalen Verstand. Wenn wir den Kultivationsprozess sich entfalten lassen, wird aus dem Beobachten ein Differenzieren. Wir müssen differenzieren, was wir integrieren möchten. Zu schnelle Integration ohne genaue Beobachtung und Differenzierung führt zu oberflächlichen Integrationen. Kein Integrieren ohne Differenzierung. Kein Kultivationsprozess ohne ein Objekt, welches der Prozess kultiviert. Kein Kulti ohne Köbi.

Es sei denn, es ist ganz anders. Es gibt noch ein ganz anderes Integrieren, das mit den zwei Integrationen der Integraldynamik nichts zu tun hat. Eines, das sich nicht entfaltet, das nicht entsteht und vergeht, und das nicht kultiviert werden muss. Es widerspricht ihnen nicht, ist aber ganz anders. Es braucht kein Beobachten und kein Differenzieren. Im Gegenteil. Diese Art der Integration ist das erste, was dem denkenden Verstand zum Opfer fällt. Denn sie ist das direkte Erleben der Realität in ihrer Totalität. Wobei «erleben» das falsche Wort ist, aber das richtigste. Falsch deshalb, weil es kein Wort dafür gibt. Richtigst, weil es am wenigsten irreführt. Denn «erleben» findet in der Dreiheit statt. Jemand erlebt etwas. Ein Objekt.

Wahrnehmen geschieht immer mit Objekten im weitesten Sinn. Die Haut nimmt die Hitze wahr, das Ohr das Zirpen der Grille, das Auge das subtile Lichtspiel, wenn sich das Meereslicht in den Bäumen spiegelt, Schatten aufhellt und in ihnen Bewegungen erzeugt. All dies sind Objekte. Der Wahrnehmungs-Modus, den wir Rationalität nennen, nimmt Objekte wahr, und dann, allenfalls, und ebenfalls rational, noch ihre Beziehungen. Er unterteilt ganz automatisch in Zweiheiten, Dichotomien: wir sagen Körper und verwerfen den Geist, wir sagen Welt und verwerfen die Spiritualität, wir sagen Spiritualität und verwerfen die Materie. Der rationale Verstand zersplittert den Gesamt-Prozess in Einzel-Objekte, und das ganz selbstverständlich und weitgehend unbemerkt. Wir verlieren die Beziehungen aus den Augen. Wir hören «Beziehung» und stellen uns zwei vor, die irgendwie inter-agieren. Doch Beziehung ist keine Tätigkeit, kein Tun. Sie entsteht nicht aus der Zwei. Beziehung ist auch keine Substanz an sich. Ein Netz besteht aus Knoten, doch ein Netz ist nicht nur Knoten. Es ist die Verbindungen zwischen den Knoten, von welchen die Knoten Teil (Verdichtungen, Knotenpunkte) sind. Ein wichtiger Faktor für das Netz ist der Raum. Dieser Raum ist nicht ein Loch, sondern Teil des Gesamt-Ereignisses, das wir Netz nennen. Materie und Immaterielles bilden zusammen das Gesamt-Ereignis, das wir Netz nennen.

Das Bild des Netzes mag einsichtig sein, und darin liegt nun die Gefahr, dass wir meinen, wir würden etwas verstehen. «Ah ja, Vernetzung, klar, alles ist verbunden, alles ist Eins.» Weit gefehlt.

Ich möchte nicht, dass «du» «etwas» «verstehst». Schon sind wir wieder im Rationalen. Das Auge des Verstandes. Wir sind Gefangene des Verstandes. Doch das, was ich mit «Netz» bezeichne und davon ein Netz-Bild auf die Netz-Haut unseres inneren Auges zeichne, kann mit keinem Auge gesehen werden. Nicht mit den physischen Augen, nicht mit dem Auge des Verstandes, nicht einmal mit dem subtilen, spirituellen, dritten Auge. Es geht nicht darum, das Netz zu sehen – oder zu spüren, zu empfinden. Es geht darum, dass das Netz sieht. Dann siehst auch «du» «das Netz» auf eine Weise, die den Verstand und jegliches Bewusstsein weit übersteigt.

Kennst du das: Du begegnest jemandem und spürst sofort die Verbindung. Die Beziehung muss nicht erst geknüpft werden, sie ist schon da. Sie kann und wird sich natürlich ausfalten, substanzialisieren, doch die Beziehung an sich ist schon da.

Der Verstand möchte dann einen Sinn daraus extrahieren, und macht das, indem er die beiden Menschen – die Objekte – betrachtet. Vielleicht ist eine ähnliche Charakterstruktur da. Vielleicht ist es ein gleiches Interesse, Tätigkeitsfeld oder eine gleiche Praxis. Vielleicht nimmt der Verstand sich eine spirituelle (beziehungsweise metaphysische) Erklärung zur Hilfe, wie etwa eine Seelenverwandtschaft. Vielleicht reduziert er auch auf Bedürfnisse, die man so sofort wie unbewusst erkennt, dass sie von diesem Menschen gestillt werden können. Auf psychologische Projektionen. Aber alle diese Versuche, ob spirituell oder psychologisch oder materialistisch, sind Reduktionen. Reduktionen auf eine Erklärung unter Betrachtung von Zweien. Diese Betrachtungsweise ist der Monismus. Der Monismus liegt allem zu Grunde, was wir in unserer Kultur und seit mehreren tausend Jahren glauben und praktizieren. Der Glaube an einen monotheistischen Gott, der Glaube an Fortschritt, an die Marktwirtschaft, den Materialismus, die Suche nach der einen Theorie von Allem. Die Sehnsucht nach einer Welt-Formel, die alles erklärt. Etwas auf den Punkt bringen.

Es kann so unglaublich befreiend sein, etwas anzuerkennen, ohne es verstehen zu müssen.

Die Betrachtung aus der Beziehung selbst heraus würde einfach sagen (wenn sie denn etwas sagen würde): natürlich. Natürlich ist da eine Beziehung. Wie sollte sie nicht sein. Sie ist natürlich.

Unser rationaler Verstand ist so selbstverständlich am Werk, dass wir seine teilenden Tätigkeiten gar nicht wahrnehmen. Es ist unser Modus Operandi, der Grundmodus, in welchem unsere Kultur flächendeckend arbeitet.

Ich bin «Teil» (Verdichtung, Knotenpunkt, Raum) eines Ganzen, das ich nie objektiv betrachten kann, eben darum, weil ich als Teil davon nicht daraus aussteigen kann, um es zu betrachten. Aber ich kann es empfinden im weitesten Sinn, und vor allem kann ich es sein.

Wenn ich im Meer schwimme, kann ich das Meer auch nicht distanziert betrachten. Dazu muss ich daraus heraus steigen, am besten in ein Flugzeug. Aber ich kann mich davon tragen lassen, in ihm schweben und es spüren, und zwar nicht nur das Wasser, das mich umgibt, sondern diese riesige Weite und Tiefe. Es ist ein anderes Feeling, als wenn ich mich im Swimming Pool tragen lasse. Selbst, wenn der Pool mit Meerwasser gefüllt ist, und selbst, wenn das Meer ganz still ist.

Doch es geht noch weiter: Wenn ich mich vom Meer tragen lasse, ändert sich meine Wahrnehmung total. Mein Wahrnehmungs-Modus ist ein anderer, ich kann nicht mehr rational denken und planen und rechnen oder mich in meinen psychischen um sich selbst kreisenden und sich selbst nährenden

Reaktionen suhlen.

Stille ist nicht Introvertiertheit.
Kehr dich nicht nach innen.
Zieh dich nicht zurück.

Sei offen. Empfange.

Sei der Hafen, in welchen die Fülle einlaufen kann wie ein Schiff, um einen ruhigen Platz zu finden.

Sei die Integration. Sei das verbindende Glied zwischen Natur und Geist. Zwischen der Natur draußen und deinem Geist, der Teil des größeren Geistes ist. Zwischen deiner Natur und dem Geist, der sich im Außen so vielfältig manifestiert. Lass die scheinbaren Trennungen sein.

Sei vernetzen. Sei in Beziehung.

Sei Sehende*r und werde gesehen.
Schaue so, dass du geschaut wirst.
Schaue, bis du geschaut wirst.
Höre so, dass du gehört wirst.
Höre, bis du gehört wirst.
Empfinde so, dass du empfunden wirst.
Empfinde, bis du empfunden wirst.

Spüre, fühle, empfinde diesen Dialog.

Du kannst nichts erzwingen, du musst nichts erreichen.
Sei offen.
Empfange.
Das, was gerade ist. Nur das.

Sei integrieren.
Und dann, bring das in Bewegung.

—

Die Verben und ihre Familien, welche die Integraldynamik ausmachen, sind keine Konzepte. Konzepte sind Konstrukte des denkenden, rationalen Verstandes. Sie sind nicht einmal die Spitze des Eisberges, geschweige denn fließendes Wasser, sondern mehr oder weniger willkürlich aus dem Berg gehauene Eis-Brocken.

Die Verben sind Fingerzeige in die Tiefe, da wo Erleben möglich wird, oft unsagbar, aber immer bewegt, überwältigend manchmal, mal so sanft wie der leiseste Windhauch, doch immer gestalterische Kräfte. Ur-Bilder, die bewegen, auch emotional. Archetypen und darüber hinaus. Bleibst du bei Konzepten und bearbeitest du dieses und jenes Bewegungs-Konzept, bleibst du immer im Fragmentarischen, Oberflächlichen, Beliebigen, Willkürlichen, selbst wenn man diese Konzept wie Puzzle-Teile in einem Gesamt-Konzept stimmig platzieren kann. Wenn du mit Konzepten arbeiten willst, nutze sie als Einstieg, um die erlebten, gefühlten Archetypen (nicht ein Konzept davon) zu finden. Letztere sind der Schlüssel zu einer größeren Gesamtheit des Erlebens und des Integrierens. Auch Bewegung an sich ist ein Archetyp. Sie ist/hat ein Bild, das dich von innen bewegt.

Suche diese Bewegung. Mehr und mehr. Tiefer und tiefer. Umfassender und umfassender.

—

Das Zurückkommen ist kein Misserfolg, sondern eine ganz

wesentliche innere Bewegung.

Es geht nicht darum, zu denken aufzuhören.
Hör auf, der Denker zu sein.
Es geht nicht darum, Wissen aufzubauen.
Es geht darum, Erkennende zu sein.
Es geht nicht darum, Bewegungen zu erlernen.
Es geht darum, Bewegte zu sein.

Der Körper ist ohne Ego. Bewegung ist ohne Ich. Nicht ich zentriere, sondern zentrieren. Nicht ich subtilisiere, sondern subtilisieren. Nicht ich integriere, sondern integrieren. Bewegen.

Dies ist ein Zustand des Flow, der Integration, der Versenkung und Entfaltung. Jeder dieser vier Begriffe beleuchtet einen anderen Aspekt dieses Zustandes.

In einem weiteren Zustand fällt jede Trennung von Stille und Bewegung weg, er ist die differenzierte Ganzheit.

Diese Zustände sind, wie alle Zustände, flüchtig. Sie kommen und gehen. Anhaften verursacht Leid. Durch beständige Praxis wird aus diesen Zuständen ein neuer Modus der Kognition und des Seins.

Der Körper hat kein Ego.

Natürlich wird er von verschiedensten Persönlichkeitsaspekten des Ego regiert und er empfindet für sie.

Darum lohnt es sich, zu einem möglichst reinen Körper-Sein zu kommen. Dies geschieht durch fortwährende Differenzierung von Wahrnehmung und Interpretation.

Bewusstsein ist ein schwieriger Begriff, und das nicht nur, weil er schwer zu definieren ist.

Vieles ist und bleibt unbewusst. Von Körper-Funktionen über Bewegungsabläufe bis hin zu Entscheidungs-Abläufen und zur Intuition. Es geht gar nicht, dass alles bewusst abläuft, indem alles wahrgenommen ist. Die Kraft der Intuition ist ja gerade, dass das Unbewusste viel mehr Information verarbeiten kann als das Bewusstsein, und dies auf eine vernetzte Weise, und daher zu einer stimmigeren Lösung kommt als der meist linear denkende Verstand. Es ist aber auch so, dass Intuition in jenen Gebieten funktioniert, in welchen man sich Kompetenzen erarbeitet hat.

Ganzwerdung, Natürlichkeit, Spontaneität, aber auch Agilität, Fluidität und so weiter sind also nur schwer mit dem Begriff Bewusstsein zu verbinden. Der Kultivations-Prozess ist nur sehr bedingt ein Bewusstseins-Prozess und vielmehr ein Erarbeiten von Kompetenzen. Achtsamkeit ist nicht Bewusstsein, da ist ein Übersetzungsfehler beziehungsweise ein Kurzschluss drin.

Der Kurzschluss ist von großer Tragweite. Es wird etwas aus einer einzigen Perspektive betrachtet, ohne auf die Idee zu kommen, dass es noch ganz andere Perspektiven geben könnte. Konzepte von Bewusstseins-Prozessen sind aus der Perspektive skizziert, dass hier ein beobachtender Prozess stattfinden müsste. Ein beobachtendes Ego, Ich, Selbst oder eben Bewusstsein. Etwa in dieser Reihenfolge soll auch das eine in das andere durch Bewusst-Machung integriert werden, was zur Befreiung führt.

Vernetzung statt Befreiung durch Bewusstsein. Vernetzen, bis das Netz sich bewegt, wahrnimmt, erkennt, Erkenntnis gleich wieder ins Netz einspeist, es sich anders bewegt, noch mehr Vernetzungen schafft. So arbeiten wir mit Bewegung: selbst-organisierend, selbst-heilend, selbst-erkennend. Was es dazu braucht, ist Raum, ist Freiheit, denn jede Bewegung braucht Raum und ist Ausdruck von Freiheit.

Integrale Bewegung erarbeitet die Fähigkeit, mit einem möglichst differenzierten Gesamt-Nervensystem wahrzunehmen, zu erkennen und zu interpretieren. Das ist der eigentliche Kultivationsprozess. Das ist ein weitgehend intuitiver, unbewusster Vorgang, den wir extrem gezielt fördern. Der Aspekt des Bewusstseins besteht im Kultivationsprozess nicht darin, bewusst zu machen, sondern wahrzunehmen, was ist und was sich ändert. Dies geschieht durch die Empfindungsfähigkeit. Es geht darum, die Sprache des Körpers wahrzunehmen, die Signale zu empfangen, und nicht darum, im Unbewussten zu graben. Die meist subtilen Signale werden empfangen, wenn kein Lärm sie überdeckt oder ein Teil des Ichs sich aktiv gegen sie und ihr Veränderungspotenzial stellt.

Wenn wir Bewegung kultivieren, sie subtilisieren und verwesentlichen, was ein differenziertes Empfinden voraussetzt und begünstigt, stimmen wir unser Körper-Instrument (oder besser gesagt das ganze Körper-Orchester) und schaffen die Stille und den Raum, dass es die Melodien zum Klingen bringen und entfalten kann, die in ihm wohnen und durch ihn wehen.

Oder weniger poetisch formuliert: Durch konstantes Anwenden der Verben der Integraldynamik verankern wir diese als neuen Grund-Modus im Nervensystem. Und damit natürlich vor allem im Unbewussten, auf dass sie dort und von dort her ihre Wirkung entfalten.

—

Bewegung ist ein Weg der Erkenntnisgewinnung. Doch diese Erkenntnis lässt sich meist nicht in einen Satz hinein formulieren. Die Erkenntnis führt zu anderer Bewegung, und damit zu anderem Verhalten, anderen Denk-Bewegungen, anderen Handlungen, anderen Interpretationen. Denn was wir erkennen, ist Teil einer Komplexität, welche nicht herunter gebrochen werden kann. Im Zeitalter der Komplexität ist Bewegung und körperbasierte Kognition ein wichtiger epistemologischer Weg. Die differenzierte, subtilisierte, verwesentlichte Empfindungs- und Erkenntnisfähigkeit des Körpers geht weit über den rationalen Verstand hinaus.

—

Das Bewusstsein ist befähigt, Probleme zu lösen. Der rationale Verstand kann sehr virtuos darin werden, hochkomplexe Probleme zu lösen.

Körperbasierte Kognition ist befähigt, jenseits rationaler Kompetenzen zu Vernetzen oder bereits vorhandene Vernetzungen anzuerkennen und nutzbar zu machen. Nutzbar für eine Bewegung. Körperbasierte Kognition hat eine Schnittmenge mit der Intuition. Intuition funktioniert aber nur da, wo bewusst Kompetenzen ausgebildet und differenziert wurden.

Der Körper und der Verstand sind beide konditioniert. Um das Körper-Wissen freizusetzen, müssen erst Konditionierungen losgelassen werden. Solange der Körper im Gefängnis der Konditionierungen gefangen ist, kann sich sein Wissen und die Intuition nicht entfalten. Darum arbeiten wir integral mit Bewegung. Bewegung braucht Raum und schafft Raum. Wir dekonditionieren, stellen ursprüngliche Verlinkungen wieder her und schaffen neue, freie Verlinkungen. Diese schaffen ein Raum-Gewebe. Räume der Freiheit, die uns bewegen und in welchen wir uns bewegen.

Körper-Wissen (das Wissen des Körpers, nicht das Wissen über den Körper), Bewegungs-Intelligenz, Fluidität, Flow, Leichtigkeit in der Bewegung, strukturierte Spontaneität und Intuition entstehen da, wo Bewegung differenziert, subtilisiert und verwesentlicht wurde. So wird Potenzial entfaltet. Der Verstand löst Probleme. Der Körper entfaltet Potenzial.

Das undifferenzierte Unbewusste ist unter Anderem befähigt, massive Probleme zu verursachen. Müssen wir das undifferenzierte Unbewusste bewusst machen, um sein destruktives Potenzial zu lösen? Nur bedingt. Das destruktive Potenzial muss in Bewegung kommen, ohne zu einer Handlung zu führen, indem wir sie umfassen. So lösen wir Konditionierungen, indem wir die Handlungsabläufe – eingeschliffene Bewegungsabläufe – unterbrechen. Containing nennen wir dies, eine essenzielle Kompetenz. Die Bewegung muss fühlbar sein. Eine Empfindung. Diese kann dann differenziert werden. Das Differenzieren ist aber kein Analysieren mit dem Verstand. Es ist ein differenzierteres Empfinden. Und somit immer verkörpert und präsent. Die Trennung von Unbewusstem und Bewusstem ist eine weitere scheinbare Unvereinbarkeit, welche durch integrale Bewegung aufgelöst wird. So bilden die Kraft des Bewusstseins und die Kraft des Unbewussten eine kraftvolle Einheit.

Integrale Bewegung ist Ent-Selbstung in dem Sinn, dass das Selbst nicht im Mittelpunkt steht, sondern die Beziehung. Ob es ein wahres Selbst gibt, das schon immer da war, ist eine metaphysische Frage. Integrale Bewegung ist post-metaphysisch, weil sie die Dualität von Meta und Physis überwindet und in eine ganz andere Form der «Antwort» integriert. Eine Antwort, die nicht als Standpunkt dasteht, sondern von Moment zu Moment als Fluss in Beziehung und Vernetzung verkörpert wird.

—

Im integraldynamischen Prozess können wir das Begreifen hinter uns lassen, um uns dem Ergriffenwerden zu öffnen. Doch das bedeutet nicht, dass das Denken und die Vernunft abgeschaltet wird. Es wird überstiegen. Wir bewegen uns in einen Bereich hinein, in welchem es mehr gibt als das Denken. In welchem der Denker verschwindet, das heißt die Identifikation mit dem Denker. Denken wird in Kreisen, in denen man empfindet, manchmal abgewertet. Es muss nicht abgewertet, sondern nur an seinen Platz verwiesen werden. Es muss nicht nicht gedacht werden, es muss überstiegen werden. Sonst fallen wir in die Prä-Trans-Falle, wie sie Ken Wilber in seinem integralen Modell nennt: alles, was nicht denken ist, gilt dann als spirituell. Doch der integraldynamische Prozess führt in einen Infinitionsprozess. Wir beginnen mit «ich zentriere», bis daraus «zentrieren» wird. Wir werden nicht ich-los, wir werden ich-frei. Der integraldynamische Prozess, der unentwegt differenziert, verhindert, dass wir in einen prärationalen Zustand flutschen und diesen für transrationales Einssein halten.

Das Denken muss ganze Arbeit leisten. Zum Beispiel im Bereich der Integration. Integraldynamik integriert, und zwar intelligent. Also möglichst kompetent, möglichst durchdacht, fundiert, differenziert, und sie kann den Prozess auch differenziert verbalisieren, findet die richtigen Begriffe dafür.

Es ist zwar so, dass jeder Gedanke eine Trennung ist. Doch

wovon? Vom unmittelbaren Empfinden. Gleichzeitig geht es darum, diese Trennungsmechanismen zu erkennen. Integraldynamik bedeutet, den Bewegungen auf den Grund zu gehen, und auch denken ist eine Bewegung. Wir gehen unseren Gedanken auf den Grund, verfolgen sie und ihre Entfaltung zurück bis in jene Stille, aus der sie entstehen. So, wie wir physische Bewegungen aus der Stille entfalten und in die Stille einfalten, so lassen wir das auch mit den Bewegungen des Denkens geschehen. Es geht keinesfalls darum, das Denken schlecht zu machen, sondern es geht darum, das Denken, unsere Denkmechanismen und -automatismen bewusst zu machen.

Ohnehin geht jegliche Diskussion oder Bemühung, das Denken aufzuhören, in die falsche Richtung. Es geht nicht darum, zu denken aufzuhören. Hör auf, der Denker zu sein.

Das bedeutet nicht, andere für dich denken zu lassen. Es bedeutet, die Identifikation mit dem Denker loszulassen. Wenn wir unsere Gedanken konsequent zu ihrem Ursprung zurückverfolgen, sehen wir: Sie haben keinen Ursprung. Oder anders gesagt: Sie entspringen dort, wo alles entspringt.

Umi

Sich in Beziehung setzen und in Beziehung sitzen. Das nennen wir kurz *Umi*, weil wir es benennen müssen. Es geht nicht um Aufmerksamkeit und nicht um Achtsamkeit. Es geht um ein Sein in Beziehung. Dieses Sein muss ich nicht herstellen. Ich muss es einfach nicht verhindern. Ich verhindere es mit Vorstellungen. Die Grundvorstellung, dass ich ein getrenntes Wesen bin. Die Vorstellung, mit wem ich in Beziehung treten soll, beziehungsweise wer da wohl mit mir in Beziehung tritt. Ein Vorstellungs-Labyrinth sondergleichen. Von Monstern und Dämonen über Götter bis zu Heiligen und Jesus, ich kann mich unendlich lange mit solchen Vorstellungen und den daraus resultierenden Ängsten und Freuden unterhalten. Damit beschäftige ich mich jedoch nur mit mir selbst und setze mich nicht in Beziehung. Das tun wir also: die Selbst-Beschäftigung loslassen. Die Selbst-Beschäftigung genannt Meditation, die Selbst-Unterhaltung genannt wie auch immer.

Eine genaue Anleitung, wie wir uns in Beziehung setzen und in Beziehung sitzen, wäre etwa wie eine genaue Anleitung zum Atmen. Wir atmen bereits und der Atem weiß, wie er atmen muss, wenn man seiner natürlichen Gestalt nicht im Weg steht. Wir müssen nur lernen, der natürlichen Ausgestaltung nicht im Weg zu stehen. Indem wir lassen, was wir nicht sind. Sich einlassen durch sein lassen.

Es ist keine Achtsamkeits-Meditation. Wir brauchen eine Präsenz, denn ohne Da-Sein kein Ja-Sein, keine Beziehung. Doch die Präsenz ist nicht Selbstzweck und sie ist auch nicht der Anfangspunkt. In anderen Systemen lernst du zuerst das Fokussieren, und das machen wir hier natürlich auch immer wieder. Doch die Beziehung beginnt nicht mit der Meditation. Je mehr wir die Erfahrung des In-Beziehung-Seins machen, desto präsenter sind wir.

So üben wir: das offene Fokussieren, welches nicht einengt.

Die entspannte Konzentration, welche nicht anstrengend ist. Das Sinken, ohne zu Versinken. Wach und wachsam bleiben, ohne an der Oberfläche zu bleiben, und ohne dafür einem Objekt anhaften zu müssen.

In der Meditation schweift man ab und kommt zu sich selbst zurück. Dabei hilft zum Beispiel die Konzentration auf den Atem. In Umi nehme ich mich aus der Beziehung, wenn ich mich in mich selbst zurückziehe. Was wir aus der Perspektive der Meditation abschweifen nennen, ist aus Umi ein Rückzug ins Selbst. Denn alle diese Abschweifungen sind Produkte des Selbst. Aber auch der Fokus auf den Atem, oder auf das Dritte Auge, oder auf das Dantian, oder irgend einen Drhsti-Punkt in einem Asana, ist aus der Perspektive von Umi ein Rückzug ins Selbst. Selbst wenn man damit natürlich früher oder später das Selbst übersteigt, so ist Meditation doch immer im Bereich des Selbst angesiedelt, nicht im Wir.

In der Meditation kann man zu Beginn zersplittert sein, man kommt gar nicht zur Sammlung. Wieder ist dann der erste Schritt die Konzentration. In Umi kannst du zersplittert sein und trotzdem in Beziehung sein.

Natürlich hat dieses In-Beziehung-Sein Empfindungsqualitäten, ja, es zeichnet sich durch bestimmte Empfindungsqualitäten aus. Wenn ich mich aber in meine Empfindungen zurückziehe, trete ich wieder aus der Beziehung heraus, und damit aus dem kontinuierlichen Empfindungsstrom, der diese Beziehung hervorruft. Die Empfindung wird aber nie Selbstzweck. Wir praktizieren nicht Umi, um gewisse Empfindungen zu haben. Sonst benutze ich ja letztendlich nur eine Beziehung, um mich wohl zu fühlen.

Lass mich das noch anders sagen: Wir sitzen nicht hier und öffnen uns, um eine naturmystische Erfahrung zu machen. Denn diese findet innerhalb einer Dreiheit (Selbst - Natur - Kultur oder grobstofflich - subtil - kausal oder Ich - die Lehre - die Gemeinschaft, das Gute - das Schöne - das Wahre, sinnlich – rational – spirituell und so weiter) statt. Es ist nicht so, dass Achtsamkeits-Meditation das Ich kultiviert, Umi das Natur-Bewusstsein und irgend etwas Anderes dann noch die Kultur. Eine naturmystische Erfahrung wäre in der Dreiheit jeweils im Bereich der Natur, des Subtilen, des Sinnlichen oder des Schönen anzusiedeln. So wichtig solche Erfahrungen auch sind, wenn wir das Unbenennbare erfahren, die Wahrnehmung über sich selbst hinaus wächst, ein Stückchen Identifikation sich löst: das ist noch nicht, worauf Umi hinaus läuft. Wir kultivieren weder ein Einzelnes der Dreiheit, noch nehmen wir die Vernetzung wahr. Wir steigen aus der Dreiheit aus, weil wir ganz in ihr aufgehen, und die Vernetzung nimmt wahr. Darum gibt es nach Umi nichts zu sagen, nichts zu erzählen: weil wir nichts erfahren haben. Was aber geschieht, ist, dass unser Grund-Modus eine Verlagerung erfährt. Diese wird sich nach und nach in jeder Bewegung zeigen.

—

Wir haben eine Bewegungs-Praxis, um uns ergreifen zu lassen und das Begreifen hinter uns zu lassen. Wir erarbeiten uns ein tragfähiges, belastbares Nervensystem, um überhaupt in andere Zustände zu gelangen. Wir arbeiten hart an der klaren Herausarbeitung der Prinzipien, um das Bewusstsein im Körper und damit im Hier und Jetzt zu verankern. Denn wenn wir ins Unmögliche reisen, brauchen wir einen Anker. Sonst kommen wir nicht zurück. Wir bewegen uns auch, um das Gleichgewicht zu halten zwischen dem Hier und Jetzt und dem Überall und Immer. Sonst verlieren wir uns. Je weiter wir gelangen, desto mehr müssen wir hier sein. Wir sind sowohl einzigartiger, biologischer und biographischer Körper, als auch kosmischer Körper. Wir sind nicht nur dieses und nicht nur jenes.

Anhang A

RIVERS

River
/ˈrɪvɐ/
1. englisch für Fluss
2. höchste Stufe der Farbklassifizierung von Diamanten (hochfeines Weiß mit blauem Schimmer)
3. im Pokerspiel die letzte Gemeinschaftskarte

RIVERS ist eine neue Generation der Bewegungs-Praxis
Nicht reduzieren und repetieren, sondern weiten und variieren stehen im Vordergrund. Damit die Vielfalt nicht beliebig wird, bietet RIVERS ein integrales System.

—

Es gab Teilnehmer, die kamen Jahre lang in meine Kurse nach Korsika, konnten dann aber nicht einen Morgen lang ohne meine verbale Anleitung praktizieren – obwohl sie mich einfach imitieren konnten, wenn ihnen nichts Besseres in den Sinn kam. Da ist doch wirklich etwas schief gelaufen. Da muss ich mich doch allen Ernstes fragen: Was zum Teufel ist hier los? Das war der definitive Wendepunkt für die Entwicklung von RIVERS, die sich schon über zwei Jahrzehnte abgezeichnet und entwickelt hatte.

Eine der Initialzündungen für RIVERS. Jetzt sind wir hier.

Und alles, was zählt, ist deine Bewegung.

RIVERS bietet Möglichkeiten. RIVERS eröffnet Lern-Felder. Diese integrale Landkarte kartographiert kein individuelles Terrain, denn authentische Bewegung geschieht immer aus dem einzigartigen Moment, wie er noch nie war, und wie er nie mehr sein wird. Das ist Freiheit. Was das System RIVERS bietet, sind Erfahrungs-Felder, Türen zu Unentdecktem und Orientierungshilfen.

RIVERS ist eine nie endende Einladung in den Ozean der Bewegung.

Versuche. Spiele. Erfahre. Erforsche. Entfalte. Lass dich hinweg tragen von deiner eigenen Bewegung, sei sie einfach, sei sie roh, sei sie spektakulär, sei sie subtil, sei sie ruhig, sei sie kantig. Hinweg tragen in das wahre Hier und Jetzt. Grenzenlos.

Warum integrale Bewegung, werden wir gefragt. Es gäbe viele Gründe. Beweg-Gründe. Doch Bewegung muss nicht in einem Warum gründen. Für Jahrmillionen gründete sie einfach in der Notwendigkeit, genug Nahrung zu finden und sich fortpflanzen zu können.

Heute brauchen wir uns fast nicht mehr zu bewegen. Warum Bewegung? Weil wir immer noch einen Steinzeit-Körper be-sitzen, der nicht zum Sitzen gemacht ist, sondern dazu, sich täglich viel zu bewegen. Die Notwendigkeit von Bewegung besteht nicht mehr aus äußeren Gründen, sondern aus körperlichen. Doch das beantwortet nicht die Frage nach integraler Bewegung. Warum integrale Bewegung? Und warum ein System wie RIVERS?

RIVERS macht erfahrbar, dass unsere dualistischen Modelle von Körper und Geist Konstrukte sind. Körper wird dabei nicht vergeistigt und Geist nicht auf Materie reduziert. Die Dualismen werden transzendiert. Metaphysik und Physik werden als Gegensatzpaare überwunden. RIVERS bietet den Rahmen für integrale Bewegung.

Was ist integrale Bewegung? Es ist eine Bewegung, die alles einbezieht. Sie ist inklusiv. Sie bezieht innen und außen und alle Dimensionen des Raumes ein. Sie setzt sich in Beziehung zum Boden, zum Raum, zu anderen Menschen. Sie nutzt das in uns Angelegte, unsere Vielseitigkeit. Sie fördert die Wahrnehmung und kultiviert damit Bewusstsein. Sie überwindet Dualismen wie Spiel und Ernst, Kunst und Therapie, weil sie diese Begriffe übersteigt und in ein umfassenderes Begreifen führt. Dieses Begreifen an sich ist nicht nur ein verkörpertes oder somatisches, nicht nur ein intuitives, sondern ebenso ein rational und vernunftmäßig eingebettetes. Auch hier werden Dualismen überwunden.

Warum integrale Bewegung? Weil sie in uns angelegt ist, könnten wir sagen. Weil wir dadurch wachsen, kultivieren, bilden, Potenzial entfalten.

Doch Bewegung muss nicht in einem Warum oder Wozu gründen, sonst ist die Motivation nur oberflächlich. Körper und Bewegung werden in diesem Prozess instrumentalisiert. Nicht warum ist die Antwort, sondern: Weil sie sich gut anfühlt. Weil sie Spaß macht. Weil sie Sinn macht. Gefühlten Sinn. Weil es das Richtige ist. Weil es stimmig ist. Weil sie die Musik ist, unsere ureigene Musik. Weil sie uns als Menschen bewegt, nicht nur als Körper. Weil sie uns als ganze Menschen involviert.

Wir arbeiten mit dem Körper und Bewegung, nicht mit Philosophien und schönen Worten. Wir lassen uns von Bewegung formen. Doch integrale Bewegung ist nicht nur ein Erfahrungsweg. Denn Erfahrungen müssen differenziert und integriert werden, sonst können gute Erfahrungen schlechte Integrationsmuster nähren. RIVERS bietet den Impuls zur Erfahrung und Integrations-Möglichkeiten.

Komplexe Systeme wie Bewegung erfordern eine echte Einfachheit in der Herangehensweise, die nicht vereinfacht, reduziert oder verfälscht, sondern welche diese Komplexität voll entfaltet.

Niemand kommt mit einem universellen Angebot daher, auch wenn es so verkauft wird. Denn man kommt immer aus einer bestimmten Perspektive. Und sei sie noch so universell, es ist eine Perspektive, eine Positionierung, ein Hintergrund. Es geht nicht, «reine Bewegung» zu vermitteln. Es ist immer eine Auswahl, ein Stil. Wie in jeder Methode wird auch hier durch eine bestimmte Fragestellung in einem bestimmten Kontext für einen bestimmten Kontext selektioniert.

Darum unterscheiden wir zwischen Methodik und Methode. Die Methodik ist die Integraldynamik und wird kurz und gut mit 10 Verben beschrieben: zentrieren, öffnen, weiten, vernetzen, integrieren, beobachten, empfinden, differenzieren, subtilisieren, verwesentlichen. Da die Integraldynamik eine Dynamik beschreibt, aber keine konkrete Form und Inhalte vorgibt, kann sie sich jederzeit und überall anders ausgestalten (auch außerhalb der Bewegungs-Praxis). Das ist der Vorteil. Der Nachteil ist, dass sie keine konkreten Formen und Inhalte bietet und so diejenigen, die noch über kein Bewegungs-Repertoire und Techniken verfügen, überfordert.

Hier kommt RIVERS ins Spiel, die Methode, welche möglichst intelligente Impulse in verschiedenen Formen (Bewegungsabläufe, Flows, Lernfelder etc.) liefert, um Kompetenzen zu fördern und ein Repertoire aufzubauen. RIVERS ist ganz klar ein Kind seiner Zeit, basierend auf führenden Erkenntnissen als auch auf unseren persönlichen Bewegungs-Hintergründen, Bewegungs- und Körper-Typen. So weit diese auch sind, sie sind immer noch eine Selektion. Auch wenn wir immer wieder darauf hin arbeiten, dass die TeilnehmerInnen die eigene Bewegung finden und kultivieren und dazu auch offene Lernfelder einsetzen, müssen wir doch auch mit Bewegungen arbeiten, die wir vorgeben, um das Bewegungsspektrum zu weiten oder bestimmte Aspekte gezielt zu kultivieren. Dies geschieht in der Dreiheit imitieren – integrieren – innovieren.

RIVERS ist sowohl in sich gültig als auch Hinführung zur Integraldynamik, und während letztere durchaus «universal» genannt werden könnte, was wir jedoch nicht tun, sind wir so realistisch, nicht den Anspruch zu haben, «reine Bewegung» anbieten zu wollen. Deshalb heißt RIVERS RIVERS (und die Praktizierenden nennen wir manchmal spielerisch auch RIVERS) und nicht einfach «Bewegung». RIVERS gründet in Realismus, nicht Idealismus.

Du musst nicht flexibel sein, oder fit, oder ausdauernd, oder mobil, und dann kannst du dich integral bewegen. RIVERS setzt dich einer unglaublichen Freiheit aus, und der Körper, deine Wahrnehmung und du werden sich adaptieren. Evolution ist ein fortwährender Adaptionsprozess, und sieh, wie weit sie uns als Spezies gebracht hat. Dasselbe gilt für dich und mich. Wenn wir uns neuen Umgebungen aussetzen, wachsen wir. Adaption ist eine treibende Kraft, nicht einfach eine bequeme Anpassung.

Du kannst also gleich jetzt mit RIVERS beginnen. Und dich über das Vorstellbare hinaus entwickeln.

Wir leben in einer Zeit der Spezialisierung, ja Hyperspezialisierung. Schon sehr bald werden Maschinen in sehr vielen Gebieten die besseren Experten sein.

Aber wir Menschen sind befähigt, unglaublich vielseitig zu sein. Wir sind Universalgenies. Wir sind kreativ, agil, und befähigt, Verbindungen jenseits des Rationalen zu sehen und herzustellen.

RIVERS ist eine Bewegungsmethode, ja. Aber RIVERS ist auch viel mehr: Es ist die Methode, um dein Universalgenie zu wecken und zu kultivieren. RIVERS presst dich nicht in eine Form, sondern setzt deine ureigene Form frei. Kreativ, agil, vielseitig und doch stabil und tief.

Und das ist nicht einfach ein Hobby. Das ist, was wir wirklich brauchen. Als Ausgleich zur Spezialisierung, als Ergänzung –

und ganz einfach, weil wir das sind.

—

RIVERS basiert auf Wissenschaft, RIVERS basiert aber ebenso auf Erfahrung. Wissenschaft ist immer Spezialisierung. Ein nicht-spezialisierendes System kann nicht auf Spezialisierung allein beruhen. Erfahrung entzieht sich dem Trend der Spezialisierung.

Die wissenschaftliche Basis bewahrt uns vor Metaphysischem. Die Erfahrung bewahrt uns davor, die Basis für alles zu halten.

—

Integrale Bewegung stellt essenzielle Fragen und findet Antworten jenseits eines eingedickten Sätzchens, das alles auf den Punkt bringen soll. Denn Bewegung braucht Raum. Ein Punkt ist kein Raum.

Die essenziellen Fragen? Zehn, um genau zu sein. Die zehn Verben mit Fragezeichen.

Wie geschieht öffnen? Wie öffne ich? Was ist Voraussetzung, damit öffnen geschehen kann? Wohin führt es? Was bedeutet es öffnend zu sein? Öffnen zu sein? Das sind keine theoretischen Fragen. Wir erforschen sie und ihre unzähligen Geschwister-Fragen durch bewegen. Integrale Bewegung bewegt sich in einem ungemein komplex gewobenen Verben-Raum, entfaltet sich darin und dadurch, ist Ausdruck davon, ist seine Ausfaltung im konkreten Moment.

—

Natürlich gibt es seit Jahrtausenden körperbasierte Bewusstseins-Wege. Zum großen Teil fußen sie aber ganz klar auf einer dualistischen Körper-Geist-Weltanschauung. Auf einer Befreiungs-Theologie. Auf einer Vorstellung der Großen Kette des Seins, Stufen vom Materiellen und Weltlichen hinauf zum Spirituellen und Göttlichen. Je dichter desto weltlicher, je subtiler desto göttlicher. Nun ja. Alte Zöpfe.

Darum ist RIVERS kein Bewusstseins-Weg, sondern ein Bewegungs-Weg, und damit ein Vernetzungsweg. Körper und Bewusstsein sind nicht getrennt. RIVERS gebraucht den Körper nicht als Objekt, als Mittel zum Zweck, oder als Materie mit dem alleinigen Ziel, sie zu transsubstanzialisieren. Wir subtilisieren zwar, verwesentlichen sogar, doch das alles geschieht mit und im Körper, ohne ihn geht es nicht. Es ist ein Prozess, der nie abgeschlossen ist. Wir transsubstanzialisieren nichts. Wenn man diesen alten Dualismus endlich mal hinter sich lässt, wird das alles klar. Ihn hinter sich zu lassen ist eine Station, an der man auf einem integralen Bewegungs-Weg unweigerlich vorbeikommt, wenn man sich nicht selbst auf den alten Zöpfen steht. Öffnen ist der Schlüssel.

RIVERS ist nicht Trauma-Therapie. RIVERS bezieht Trauma wie folgt ein: Der Schlüssel zur Trauma-Heilung ist nicht, die Trauma-Erfahrung wieder zu erleben oder Traumas auch nur zu wecken, sondern neue Erfahrungen für den Körper zu schaffen, die den Empfindungen des Traumas etwas Positives gegenüberstellen und der Person ein Gefühl der Kontrolle geben. Der Körper kann neu beheimatet werden. Solche differenzierten, guten Erfahrungen kann RIVERS bieten.

Integrale Bewegung, auch wenn sie auf Wissenschaft basiert, ist etwas ganz Anderes als Logik und Rationalität. Integrale Bewegung ist nicht trans-rational, das logische Begreifen übersteigend, sondern schlicht und einfach etwas ganz Anderes. Eine andere Form der Realität, der Realitäts-Erfahrung und der Realitäts-Interpretation.

Kreative Menschen sehen Verbindungen, wo für andere keine sind. Sie stellen (von außen betrachtet) Verbindungen her und erschaffen somit Neues. Doch Verbindungen sehen oder herstellen ist nicht nur eine Eigenschaft kreativer Menschen. Es ist ein wichtiger Aspekt für Ganzwerdung.

Deshalb arbeiten wir in integraler Bewegung mit Verbindungen. Haben unsere Hände plötzlich (oder allmählich) wieder Füße, legen wir frei oder schaffen wir eine Unzahl an Verbindungen im Nervensystem, in den Faszien, im Gehirn. Und deshalb hat integrale Bewegung auch immer einen kreativen Aspekt. Deshalb ist Kreativität, Erforschen und Improvisieren ein wichtiger methodischer Aspekt im RIVERS-System.

RIVERS bietet unter Anderem einen Rahmen, um einen optimalen Körper zu entwickeln. (Und einen optimalen Geist.) Ein optimaler Körper ist aber weder ein ausgemergelter Model-Körper, noch ein übertrainierter Bodybuilder-Körper. Es geht nicht nur um Muskeln und nicht nur um Fett. Es geht auch nicht darum, besser zu werden. Es geht darum, jederzeit die bestmögliche Version seiner selbst zu sein. Und dies nicht, weil wir in einer Leistungsgesellschaft leben, sondern weil es sich gut anfühlt und zu guten Aktionen führt.

RIVERS nutzt die Fähigkeit der phenotypischen Plastizität, also die Fähigkeit eines Organismus, sein Verhalten, die Morphologie und Physiologie einem Umfeld anzupassen, um ein möglichst kohärentes Gesamtereignis – genannt Körper, genannt Mensch – zu erzeugen. Integrale Bewegung ist der Weg dazu. RIVERS bietet die entsprechenden Umfelder als Lernfelder. Wenn das Umfeld stimmt, stimmt der Körper.

Nun ja. Optimalerweise ist das so. Dann aber stehen uns Gewohnheiten und andere Muster im Weg. Daher geht es auf einem Lernweg auch immer darum, die eigenen Widerstände zu erkennen und sich auszurichten auf das, was förderlich ist.

Praxis bedeutet in der Regel: Reduktion und Repetition. Durch diese beiden Komponenten geschieht eine Spezialisierung. Ob in der spirituellen Praxis, im Sport oder im beruflichen Sektor: wir spezialisieren uns.

RIVERS geht einen anderen Weg. Nicht reduzieren und repetieren, sondern weiten und variieren stehen im Vordergrund. Nicht Leistung und Ausrichtung auf etwas zu Erreichendes, sondern reine Freude an der Entfaltung und Kultivierung von Tiefe und Fülle in diesem Augenblick. Nicht Spezialisierung, sondern Ausdruck einer unglaublich vielfältigen, im Moment ausgedrückten Komplexität.

Denn der Mensch ist das komplexeste Wesen auf diesem Planeten. Wir haben in jeder Beziehung ein unermessliches Spektrum in uns angelegt. Wenn wir dieses nicht erforschen und erkennen, engen wir uns auf ein konformes, ja uniformes Menschsein ein. Diese Uniformität zeigt sich auch in unseren eingeschränkten Bewegungsmustern, die im Geist wurzeln. Sie zeigt sich in epidemischen Haltungsmustern und chronischen Leiden, die sich in den Körpern verfestigen. Doch diese körperlichen pathologischen Zustände sind nur ein kleiner Aspekt des ganzen Ausmaßes. Mit dem Verlust unserer Weite verlieren wir den Zugang zu unserer Tiefe. Die Tiefe des Menschseins geht verloren. Darin gründen die psychischen und seelischen Symptome der inneren Verarmung, die sich als Depression, Vereinsamung und Sinnleere zeigen. Diese werden mit Ersatzhandlungen gefüllt. Ersatzhandlungen sind diejenigen Bewegungen, die am weitesten entfernt sind von einer natürlichen und damit sinnvollen und sinngebenden Bewegung. Wenn die natürliche Komplexität verloren geht, wird es kompliziert.

RIVERS ist eine Form, welche diese unfassbare menschliche Komplexität, Tiefe und Fülle zum Blühen bringt. Ein Gefäß und eine Methodik, welche diesem Spektrum gerecht wird und es – und damit dich – fördert. Nur weil wir damit dem Uniformismus entgegen wirken, ist dies kein Individualismus. Es geht um die Entfaltung unserer Natur. Der Natur, die uns allen gemeinsam ist, und die sich individuell ausprägt.

Diese Gefäße und Methodiken brauchen wir im Bereich des Denkens, des Handelns und auch im Bereich der Bewegung. RIVERS ist ein solches Gefäß.

Jede traditionelle Bewegungs-Methode ist eine Einschränkung und Spezialisierung. RIVERS übersteigt diese Einschränkungen, ohne dabei oberflächlich oder beliebig zu werden. Wir müssen uns als integral Bewegte nicht mehr mit Kategorien befassen. Ist das nun Yoga, Taiji, Aikido, Modern Dance? Welcher Stil? Kunst, Therapie, spiritueller Weg oder Spiel?

RIVERS befreit uns von einengender Kategorisierung und

entfaltet das Potenzial ganz direkt. RIVERS hebt Trennungen von Kunst und Weg, innen und außen, Therapie und Kreativität auf. Denn diese Einschränkungen sind nicht in der Bewegung selbst angelegt, sie sind nicht im Menschen angelegt.

Das menschliche Bewegungsspektrum ist dermaßen unbegrenzt, dass es in keiner Art und Weise ein Ziel oder eine Herangehensweise sein könnte, möglichst viele Bewegungen zu meistern oder meistern zu wollen. Zumal Meisterschaft eine Spezialisierung erfordert. Ein Widerspruch in sich. In RIVERS gibt es keine Meister, keine Meisterschaften und keine Ziele. RIVERS ist keine Eintrittskarte zum Bewegungs-Jahrmarkt. Es geht darum, Bewegung aus sich selbst heraus entfalten und wieder einfalten zu lassen, und diese Bewegung zu kultivieren: zu beobachten, zu differenzieren und zu verwesentlichen, zu empfinden, zu subtilisieren und zu integrieren.

Ein Problem der Nicht-Spezialisierung ist, dass jeder so tun kann, als hätte er etwas zu sagen. Man erkennt sie an den Früchten. Ein anderes Problem ist die Beliebigkeit und die damit verbundene Oberflächlichkeit. Deshalb braucht es ein ganz klares System, eine Methodik und eine Methode. RIVERS nimmt für sich in Anspruch, genau dies zu sein.

Seit tausenden von Jahren ist der menschliche Bewegungs-Organismus im Großen und Ganzen derselbe (im Detail gäbe es da dann doch noch einiges zu differenzieren). Aber einerseits ist dieser spätestens seit der industriellen Revolution immer weniger in Bewegung und muss das Ursprüngliche, Natürliche wieder neu entdecken und kultivieren. Andererseits gibt es eine Evolution des Bewusstseins. Das Bewusstsein ist nicht seit Jahrtausenden dasselbe. Es muss neue Methodiken und Methoden geben, welche diese Evolution verkörpern.

Gerade auch, wenn eine Erkenntnis der Evolution ist, dass Körper und Bewusstsein nicht zwei Dinge sind. Also ist auch der Körper in Evolution. Neue Erkenntnisse im Gebiet der Faszien zum Beispiel müssen in eine zeitgemäße Methode einfließen. Eine andere Erkenntnis ist, dass alles Bewegung ist. Je nach dem, wie wir etwas in der Quantenphysik betrachten, zeigt es sich als Teilchen oder Welle. Als Struktur oder Bewegung, können wir sagen. Struktur und Bewegung sind nicht zwei, sie sind dasselbe, aus verschiedenen Perspektiven betrachtet. Daher sind auch Diskussionen, die das eine oder das andere mehr gewichten, müßig. Methoden, die nur mit der Struktur arbeiten, sind einseitig. Methoden, die nur bewegen, ohne die Struktur und das Bewusstsein für eine natürliche Bewegung zu schaffen, sind kontraproduktiv.

RIVERS fördert integrale Bewegung. Struktur, Bewegung, Körper, Geist, Ästhetik, Bewusstsein, Evolution, Materie – alle Aspekte sind integriert.

RIVERS fördert das Natürliche und ist gleichzeitig ein evolutionärer Schritt.

Es ist ganz einfach. Wir sind Bewegung. Wir sind keine Steine, immer am selben Ort, keine Pflanzen. Der Körper ist nicht einfach da, um uns fort zu bewegen.

Körper, Geist, Psyche, Wahrnehmung, wie man das auch immer alles nennt, sind nicht getrennt.

Jede Methode ist eine Beschränkung. Die eine legt mehr Gewicht auf Positionen, die andere auf Fließen. Die eine fördert eher klare, lineare Bewegungen, eine andere verborgene, kreisförmige.

Die eine baut Muskeln auf, die andere fördert die Ausdauer.

Oftmals wird dabei der Körper funktionalisiert. Man macht Kraft-Training, um eine Internet-taugliche Figur zu haben. Man macht Yoga, um sich zu befreien.

Integrale Bewegung bewegt und kultiviert den ganzen Menschen. Wir weiten und variieren, statt uns zu spezialisieren. Ein derart offenes Feld braucht eine Methodik, welche die Fülle strukturiert und Orientierung gibt. Es braucht ein Fundament, das einen klaren Rahmen gibt, ohne einzuschränken, und ohne beliebig zu werden.

Bewegung ist für jeden Menschen. Aber nicht jede Bewegung ist für jeden Menschen. Mit RIVERS entwickelst du deine Bewegung.

—

RIVERS hat System und es ist ein System. Ein offenes System, und mehr, ein sich selbst vernetzendes System. Es ist adaptiv, kann sich dem Menschen anpassen, statt dass der Mensch sich einem System anpassen müsste. Es passt sich dem Menschen an, um ihn optimal zu bewegen und zu fördern. Es geht auf ihn ein, damit der Mensch in ihm aufgehen kann.

—

RIVERS ist keine Idee, keine Abstraktion und kein Konzept.

Es ist ein System, und zwar ein offenes System. Offen oder nicht, es ist so umfassend, dass es nicht konzeptualisiert werden kann. Es kann nicht vollständig dargelegt oder erklärt werden. Denn der konzeptuelle Geist ist einfach zu beschränkt dazu. Diese lineare Art der Wahrnehmung und Interpretation funktioniert nicht für ein solches System. Es wird körperlich erfahren. Man wächst in es hinein, und es wächst mit.

—

RIVERS und Musik sind so sehr Ausdruck desselben, dass ich gar nicht beginnen kann, etwas darüber zu sagen. Es wäre, als würde ich Äpfel mit Äpfeln vergleichen.

—

Eine Melodie besteht aus Tönen. Doch ganz so einfach ist es nicht. Die Töne stehen in Intervallen in Beziehung zueinander. Ein Raum-Verhältnis. Sie stehen rhythmisch in Beziehung (auch Intervalle genannt). Ein Verhältnis der Zeit. Und sie stehen in Beziehung zum Grundton. Ein Verhältnis der Ausrichtung. In jeder einfachen Melodie wirkt dieses komplexe Dreier-Gewebe. Dieses Dreier-Gewebe morpht. In Phrasen steigt es hoch und verebbt, zieht sich zurück, prescht vor, steht scheinbar still, dehnt sich aus...

Bewegung ist Melodie.

Accelerando. Rallentando. Con brio. Piano. Legato. Espressivo. Calmando. Adagio. Presto. Affetto. Dolcissimo. Largo. Spiccato. Marcato. Agitato. Ritenuto. Forte. Vivo. Giocoso. Tranquillo. Energico. Espirando. Allegro. Semplice. Ritardando. Amabile. Grave. Arioso. Brillante. Naturale.

—

In traditionellen Methoden gibt es einen Sender, einen Empfänger und die Botschaft. Jemand sagt uns, was wir zu tun haben, und wenn wir den Anweisungen folgen, werden wir zu einem bestimmten Ziel kommen.

RIVERS geht einen anderen Weg als den des Frontal-Unterrichts. Wir öffnen Türen zu Erfahrungs-Feldern, in welchen und durch welche sich die eigene Bewegung durch die Realisation der eigenen Unmittelbarkeit entfalten kann. Studentinnen und Studenten sind aktiv involviert, statt passiv zu empfangen. Sie erleben unmittelbar und integrieren dieses Erleben durch Kultivation in ihre Bewegungen, in ihren Körper, in ihr Sein.

Ein weiterer wichtiger Grund, vom Frontal-Unterricht wegzukommen, ist die schlichte Tatsache, dass ich als Lernender nicht jemandem Anderem zuschauen kann, ohne dass die Wahrnehmung des Eigenen darunter leidet. Darum: Wenn es etwas vorzuzeigen gibt, dann zeigen wir kurz vor. Danach geht es möglichst umgehend darum, die Suche im Eigenen zu starten.

—

RIVERS gibt Freiheit.
Impulse entfalten sich natürlich.

—

Raum, Kreativität und Freiheit sind eng miteinander verknüpft, oder, anders herum gesagt, Aspekte desselben.

RIVERS ist die Dynamik, die zwischen diesen Aspekten desselben fließt und sie dadurch mit erschafft.

—

RIVERS arbeitet mit Impulsen, nicht mit Techniken.

—

RIVERS ist ein Feeling. Das Feeling, wenn sich Bewegung frei und kreativ im Raum entfaltet.

—

Immer wieder finden Menschen zu RIVERS, die genug haben von leeren Worthülsen und aufgebauschten oder beladenen Systemen. Sie erkennen und schätzen, dass wir tief greifende Bewegung vom Ballast der Bewegungs-Traditionen befreien. Wie machen wir das? Indem wir die Qualitäten der Traditionen verkörpern und dann im gegenwärtigen Moment neu und kreativ entstehen lassen. Dabei können wir uns jederzeit auf die Wurzeln beziehen. Doch am Anfang steht das Verkörpern, Erleben, Erfahren. Die Rückbindung oder Begründung in den Wurzeln ist dann ein Akt des Differenzierens und Integrierens.

Dieses Verkörpern ist das genaue Gegenteil von Prozessen, die mit «… ist die Essenz von» und mit «Prinzipien» angepriesen wird. Was Essenz genannt wird, ist eine Reduktion. Und Prinzipien werden als Gebrauchsanweisungen gebraucht. «Die Prinzipien der östlichen Meister für Manager von heute» sind solche ärmlichen Versuche, sich vor einer körperlich fundierten Praxis, ja vor einer Praxis überhaupt, zu drücken. In diesem (Un)Sinn sind Essenz und Prinzipien weitere Schritte der Entkörperlichung. Möchtest du authentisch sein, ist verkörpern der Weg. Die Phasen des Verkörperns sind imitieren – integrieren – innovieren.

—

Bewegung ist existenziell.

Existenziell. Wenn man die Wortbedeutung sucht, findet man unter Anderem: bedeutend, fühlbar, lebensnotwendig, lebenswichtig, spürbar, einschneidend, empfindlich, gravierend, stark, tief, wirksam, das Dasein betreffend.

Es ist spannend, wie viele dieser Worte einen körperlichen Bezug haben. Fühlen und spüren können wir nur mit dem Körper. Es ist der Körper, der empfindlich ist, selbst wenn zum Beispiel jemand schnell beleidigt ist. Denn dieses Beleidigt-Sein zeigt sich als körperliche Empfindung. Einschneiden ist ein körperlicher Akt. Wir schneiden in etwas hinein. Gravieren bedeutet, etwas auf etwas Körperliches einzuprägen, das Materielle zu gestalten.

Als Synonym von existenziell wird auch gedankenvoll genannt, und dafür werden folgende Worte gegeben: bedeutend, dunkel, fest, gehaltvoll, gründlich, hintergründig, intensiv, tiefgründig, tiefsinnig, unergründlich, viel sagend, dumpf, existenziell, intim, tief.

Hier ist es augenscheinlich, wie viele Worte aus dem Fundus stammen, den wir im Kontext von RIVERS Intimität nennen. Das Intime, welches selbst als Wort genannt wird, ist dunkel, weil es dem zerstückelnden Geist, der damit das Ganze sehen will, *verborgen* ist, aber nicht *versteckt*. Daher ist es dumpf, weil es gedämpft vom Verborgenen her klingt. Es ist in der Tiefe verwurzelt. Daher ist es tief, tiefgründig, tiefsinnig. Der

Grund, in welchen das Intime verwurzelt ist, ist tief wie der Grund eines Ziehbrunnens, daher ist es gründlich, tiefgründig, hintergründig.

Ich kann nur darauf hinweisen, dass Körper-Sein und Bewegung existenziell sind. Erfahren musst und kannst du dies selber, denn es ist eine Erfahrung. Und deshalb ist es verborgen, aber nicht versteckt. Öffne dich der Möglichkeit, dass es eine existenzielle Dimension gibt in dem, was wir hier tun und sind. Das genügt.

—

Flüsse sind natürliche Wege der Kultur. Entlang von Flüssen entstanden die großen Kulturzentren. Über die Flüsse haben Menschen und Kulturen miteinander kommuniziert und ausgetauscht.

RIVERS bedeutet, die natürliche Bewegung zu kultivieren. RIVERS hebt Grenzen auf, zwischen Bewegung und Leben, zwischen Bewegungskulturen. RIVERS bringt den Körper wieder in ein Ganzes, durch das sich Bewegung natürlich koordiniert entfaltet.

—

Flüsse sind keine Kanäle. Flüsse sind wild und nomadisch. Sie bleiben nie stehen. Sie lassen sich nicht einfangen. Gleichzeitig folgen sie aber ganz grundlegenden Prinzipien. Sie fließen nach unten. Sie ändern ihre Richtung in Kurven, nicht in Winkeln. Je tiefer oder breiter sie sind, desto langsamer fließen sie, wenn es weniger tief oder schmaler wird, fließen sie schneller. Natürlich.

RIVERS ist ein System, aber es ist kein rigides, geradliniges System. Innerhalb von RIVERS Praktizierende sind wild und nomadisch. Sie entwickeln sich ihrem Naturell gemäß, im Dialog mit der Umwelt. Sie bleiben nie stehen. Sie lassen sich nicht einordnen. («Was machst du da? Yoga? Capoeira? Hula?») Gleichzeitig verkörpern sie aber ganz grundlegende Prinzipien, da sie sich mit dem Körper und nicht gegen den Körper bewegen. Sie haben eine konstante Praxis. Wild bedeutet also nicht chaotisch, konstant bedeutet nicht rigide. Es gibt die Konstante, aber keine Routine. Die Routine ergibt sich nicht, weil jede Bewegung Teil eines ganzen Flusses ist, keine Wiederholung. Es gibt nie eine Wiederholung, nicht einmal in einem zehntausend Mal entfalteten, vorchoreographierten Bewegungs-Ablauf.

—

Unser Körper wurde durch Jahre und Jahrzehnte des Lebens geformt. Doch ein wichtiger Aspekt von RIVERS ist, die Geschmeidigkeit, Aufrichtigkeit und Direktheit eines entspannten Körpers und Geistes wieder zu kultivieren. Kultivieren ist dabei ein wichtiges Wort. Wir gehen nicht zurück, wir gehen vorwärts in einen entspannten, aufrechten und aufrichtigen Zustand. Das ist der Kern von RIVERS, dieses Entflechten vorwärts in die Ganzheit.

—

Es gibt die Möglichkeit, das eigene Bewegungs- und Bewusstseinsspektrum zu erforschen, ohne es einzuengen. Diese Möglichkeit ist RIVERS.

—

RIVERS springt nicht auf kurzlebige Trends auf. Zum Beispiel den Trend der Faszien. Faszien sind ein wichtiges und spannendes Thema und eröffnen uns ein großes Spektrum an Bewegungs-Impulsen. Wir versuchen, auf dem neuesten Stand der Forschungen zu bleiben und diese zu inkorporieren. Der Trend jedoch ist flach und oberflächlich.

Faszien-Yoga als Schlagwort zum Beispiel. Stretching ist nur ein kleiner Aspekt davon, was wir mit Faszien tun können. Faszien sind ein vielschichtiges Thema. Faszien-Yoga serviert dir vielleicht eine Schwarzwälder-Torte, jedenfalls hast du eine solche bestellt. Aber du kriegst nur die Schoko-Krümel obendrauf. Es ist absolut nichts falsch an Schoko-Krümeln! Aber es ist falsch, sie als Torte zu verkaufen.

RIVERS serviert dir die ganze Torte mit allen Schichten. Darum gibt es in RIVERS neben Dehnungen und Weitungen auch schnelle Bewegungen, hüpfen, Wellen-Bewegungen, absorbieren, speichern und freisetzen kinetischer Energie und so weiter. Es gibt lange, passive und schnelle, aktive Formen der Dehnung, es gibt ebenso Elemente der Massage und der manuellen Behandlung. Es gehört viel in einen Kuchen, der mit Faszien angeschrieben ist. Und gerade die Faszien schreien nach offenen, nicht-linearen Systemen, nach Vernetzung und Durchdringung, dies aber nie auf Kosten von Differenzierung und Einbettung.

—

RIVERS arbeitet nur sehr begrenzt mit Choreographien. Falls, dann um sie zu variieren. Wir arbeiten mit der Wahrnehmung, dem Körper-Bewusstsein, dem Körper-Sein. Damit sich integrale Bewegung frei entfalten kann.

Es ist diese Unmittelbarkeit, welche RIVERS auszeichnet. Sofort und immer wird der ganze Mensch angesprochen und bewegt.

—

RIVERS hebt die Spezialisierung auf (aber nicht die Differenzierungen der Spezialisierung). Damit werden sich nicht direkt aus der Bewegung ergebende Einschränkungen aufgehoben. Nicht spezialisieren und reduzieren stehen im Vordergrund, sondern weiten und variieren. Damit dies nicht beliebig wird und eine optimale Praxis-Struktur gewährleistet ist, braucht es ein klares, fundiertes Konzept auf der Höhe der Zeit. Ein differenziertes System, das Differenzierung fördert. Das ist RIVERS.

—

Traditionen sind beschwert. Sie sind auf der Grundlage von Philosophien und Bewusstseins-Strukturen entstanden und zusätzlich durch die Jahrtausende verwässert oder verkompliziert worden. Traditionen sind männlich geprägt und basieren auf einer dualistischen Weltanschauung. Selbst wenn sie diese Dualismen zu überwinden versuchen, machen sie dies mehr oder weniger offensichtlich in einer Reduktion auf ein Eines. (Monismus. Selbst die wissenschaftliche Suche nach einer Weltformel ist Ausdruck desselben Monismus.) RIVERS ist leicht. RIVERS hat kein metaphysisches System. Die Methodik hat aber klare Strukturen, welche die Erfahrung und Interpretation von Umfassenderem ermöglichen.

Als Kind unserer Zeit entspringt RIVERS unmittelbar einem integralen Bewusstsein, wogegen Traditionen ihre Wurzeln in archaischen, magischen, mythischen Bewusstseinsstrukturen haben (und zum Teil immer noch so funktionieren, oder eben auf dieser Grundlage, die nicht erneuert wird, nicht mehr funktionieren). Das integrale Bewusstsein zeichnet sich dadurch aus, dass es die Vernetzung der Dinge sieht und fördert, ohne diese Dinge dafür auf einen gemeinsamen Nenner einebnen zu müssen (wie es der Pluralismus der Postmoderne tut). Widersprüche sind in diesem Bewusstsein nicht Konflikte, sondern setzen Wachstums-Potenziale frei.

—

Zur dualistischen Weltanschauung gehört die Trennung von Körper und Geist. RIVERS überwindet diese Trennung, indem wir Einzelnes als Teile des Ganzen erfahren, welches sich nicht auf etwas reduzieren lässt. Anders gesagt erfahren wir Körper und Geist als verschiedene Gestalten desselben, wenn man sie aus verschiedenen Perspektiven betrachtet. RIVERS ist zwar eine Bewegungs-Methode, aber damit auch immer ein Wahrnehmungs-Training. Der Dualismus, der die letzten 2500 Jahre geprägt hat, wird durch eine neue Form von Erfahrungs-Möglichkeiten aufgehoben und in eine neue Art der Wahrnehmung überführt.

—

Zur modernen Weltanschauung gehört die Trennung von Kunst und Therapie, Spiel und Spiritualität, Erholung und Welt. Für eine Schamanin alter Zeit war Kunst und Therapie noch ungetrennt, beziehungsweise ihre ganzheitliche Methode war nicht in zwei Methoden aufgeteilt. RIVERS hebt Trennungen von Kunst und Weg, innen und außen, Therapie und Kreativität auf. Denn diese Einschränkungen sind nicht in der Bewegung selbst angelegt. Sie sind nicht im Menschen angelegt, sondern in äußeren Systemen.

—

Die Integraldynamik ist keine Erfindung. Sie ist etwas Wahrgenommenes. Sie ist nicht das Resultat von Bemühungen, etwas zu verstehen oder zu ordnen. Sie ist eine Ordnung, die sich offenbart.

Dasselbe mit integraler Bewegung. Sie ist nicht ein Wunsch, ein Ziel oder ein Ideal. Sie ist Verkörperung dessen, was in uns angelegt ist.

Dasselbe mit Umi. Es ist nicht eine neue Form der Meditation, sondern eine zeitlose Form des Sich-Einlassens. Niemand hat Umi entwickelt. Die Praxis hat sich gezeigt. Sie zeigt sich, wenn man den Lärm der Zeit durchdringt. Jeder und jede Praktizierende, welcher und welche sich genug tief einlassen kann, kann all dies (und viel mehr natürlich) in sich selbst finden.

Und so ist es auch mit RIVERS.

Nichts von alledem ist eine Leistung des denkenden Verstandes, sondern ist ganz einfach wahrgenommene Dynamik, wahrgenommene Bewegung, wahrgenommenes So-Sein. Eine Leistung des Wahrnehmens.

—

So wie ein Fluss durch seine Umgebung gestaltet wird, wird RIVERS durch die Zeit, in welcher es fließt, gestaltet. Dieser

Aspekt wird sich wieder und wieder wandeln, weil er auf die Veränderungen in der Zeit und der Menschen darin antwortet. Aber es gibt einen zeitlosen Aspekt, der in den Kern des Flusses eingebettet ist. Eine Quelle, die von der Landschaft der Zeit nicht berührt wird. Er fließt durch die Zeit und bleibt davon unberührt. Er ist die Quelle, welche Veränderung initiiert, Landschaften formt, Menschen, Kulturen, Zivilisationen. Dieser Teil wird sich nie ändern, noch hat er sich je geändert. Nur die Namen dafür ändern sich.

—

Spiritualität hat viele Namen und Gesichter. Wir können Spiritualität als ein Zustand verstehen, als ein Flow-Zustand. Dies ist heute ein häufiges Verständnis. Obwohl man sagen muss, dass Flow oftmals auf Wohlgefühl herunter gebrochen wird, das mit Düften und Klängen evoziert wird. Zustände sind flüchtig, sie kommen und gehen. Spiritualität in diesem Sinn kann man also stören, und es gibt deutlich Spirituelles und Unspirituelles.

Spiritualität kann als Ebene verstanden werden. Eine höhere oder umfassendere, inklusivere, vernetztere oder integralere Ebene. Ebenen erarbeitet man sich durch Beständigkeit, Ausdauer, Hingabe. Ebenen sind dann auch konstante Errungenschaften. Wichtig ist, bei Ebenen nicht der gängigen Vorstellung der Himmelsleiter und der großen Kette des Seins zu verfallen, die, einfach gesagt, untere Ebenen als materiell und obere als subtil und spirituell bezeichnet. Das Materielle, Subtile und sehr Subtile sind Zustände desselben, Aggregats-Zustände, und keine Ebenen. Diese Zustände sind räumlich gesehen Perspektiven, aus denen wir etwas betrachten. Nur weil wir die Perspektive ändern, ändert sich nicht das Betrachtete als Ganzes. Es ist wichtig, Zustände und Ebenen nicht zu verwechseln, um einerseits Flow nicht anzuhaften und den Fluss festhalten zu wollen, was nicht gelingen wird, und andererseits um nicht einem überholten platonischen Weltbild anzuhaften.

Spiritualität kann man als Talent sehen, ähnlich wie Musikalität oder Sportlichkeit. Talente sind Potenziale. Talent ist aber auch die Bereitschaft oder Fähigkeit, sich einzulassen. Talent ist da, wo das natürliche Interesse ist. Man entwickelt das Talent wie die Ebene durch Beständigkeit, Ausdauer und Hingabe. Dies kann, muss aber nicht zu einer Spezialisierung führen (so wie es Spezialisierung mit oder ohne Talent gibt). Das natürliche Interesse begünstigt im Normalfall eine natürliche Entwicklung ohne dissoziierende Entwicklung.

Spiritualität wird oft als Inneres und Individuelles betrachtet, eng verwoben mit dem Sein. Doch Spiritualität ist ganz klar auch ein Handeln – eine Bewegung – nach außen und in die Gemeinschaft und Gesellschaft.

Jedes Verb der Integraldynamik kann auch spirituell verstanden werden. Jedes Verb wird mithilfe der Verbenfamilien in explizit spirituellen Kontexten verwendet. Jedes Verb führt zu Qualitäten hin, die wir spirituell nennen können.

RIVERS spricht alle diese Formen der Spiritualität an. Jedoch sind nicht alle gleich gewichtet. Zustände sind willkommen als Blick über den Zaun in den Garten der Spiritualität, sind jedoch nie das Ziel und werden nicht aufwändig evoziert. Sie sind willkommen, um uns auf dem Weg zu Ebenen zu unterstützen. Bewegung in der Natur fördert ganz natürlich Flow-Zustände.

RIVERS legt Wert auf Spiritualität als eine konstante Ebene. Nicht im Sinne einer Großen Kette des Seins, in welcher untere Ebenen grobstofflich sind und höhere subtiler und schließlich spirituell. In einem solchen Fall werden Ebenen und Zustände nicht differenziert. RIVERS differenziert. Eine konstante Ebene wird durch eine konstante Praxis gefördert. Letztendlich ist Spiritualität in all ihren Differenzierungen dann ein Gegenwärtiges, Innewohnendes, eine Konstante.

Spiritualität ist die Verkörperung des Ganzen. Denn in allen Definitionen von Spiritualität, denen ich bis jetzt begegnet bin – und es waren viele! – ist nie der Körper oder das Verkörpern vorgekommen.

Das Ganze ist das differenzierbare Ungeteilte. Das Ganze ist die implizite Ordnung und deren konkrete Ausgestaltung im einzigartigen Moment. Verkörperung des differenzierbaren Ungeteilten geschieht natürlicherweise und logischerweise nie getrennt. Verkörperung ist daher immer auch Enaktion, partizipierendes und mitgestaltendes Handeln. Sie findet nicht in einem isolierten Ich-Bereich statt. Verkörperung endet nicht auf der Hautoberfläche.

Bewusstsein (und als Symbol absoluten Bewusstseins: Erwachen oder Erleuchtung) ist also nicht die Fähigkeit, alles zu wissen. Darum ist es ein seltsames Phänomen, dass man Gurus quer durchs Band alles fragt und sie scheinbar auf alles eine Antwort haben. Bewusstsein ist die Fähigkeit, die Verbindung zum Ganzen zu halten. Nicht das Unbewusstsein möchte diese Verbindung trennen, sondern das Ich. Denn letztendlich existiert das Ich oder Ego nur in der scheinbaren Trennung. Das Bezogensein ist wesentlich.

Spiritualität ist die Fähigkeit, dieses Ganze ungebrochen zu verkörpern. Dabei ist immer noch der Großteil des Ganzen unbewusst. Durch den Akt des Verkörperns als höchste Integrationsstufe fällt jedoch Trennendes, Nicht-Funktionales wie die eben erwähnten Mechanismen des Ich weg, während die brauchbaren Aspekte in den Fluss im wahrsten Sinn des Wortes eingegliedert werden. Denn natürlich hat das Ich eine wichtige Funktion. Es geht nicht darum, das Ich loszulassen, sondern es zu differenzieren und zu integrieren. Was losgelassen wird, ist die Identifikation, nicht die Identität. Diese Lösung von der Identifikation ist die natürliche Folge des Differenzierungs-Integrations-Prozesses.

Wenn Bewusstsein die Verbindung zum Ganzen ist, heißt das, dass Bewusstsein ein Akt ist, ein Akt des Wahrnehmens, und gleichzeitig ein mitgestaltender Akt. Als Akt kann es in verschiedenen Verben beschrieben werden, und «wahrnehmen» ist das übergeordnete Verb. Somit ist auch klar, dass Bewusstsein fließend ist, denn Verben beschreiben eine Dynamik. In Kontakt sein, Dialog sein, Container sein, Dynamik fördern, (in) Bewegung sein, Blockaden und Reaktionen (selbst eine Form von Blockaden) abbauen, solche Aspekte sind erstrangig.

—

Es geht nicht darum, dass wir östliche Weisheiten, Philosophien und metaphysische Systeme übernehmen. Es geht auch nicht darum, dass wir einfach östliche Bewegungs-Methoden übernehmen. Denn jede Methode ist in einem bestimmten Kontext in und aus einer bestimmten Kultur mit einer bestimmten Absicht entstanden.

Es geht darum, dass der westliche Geist im Körper verankert wird. Es geht um die Wieder-Verkörperung des Westens. Am Anfang unserer Kultur wurzelt durch die Übergewichtung des Logischen und Rationalen die Spaltung vom Körper als Empfindungs-Organ. Empfinden war eine Form der Erkenntnisgewinnung. Diese Abspaltung führte zur Objektivierung des Körpers und mit dem Rationalismus zum Materialismus. Das ist der Hunger, den viele Praktizierende von Traditionen heute verspüren. Es ist die Ahnung, dass der Körper mehr ist als ein Fitness-Gefüge.

Und hier können wir tatsächlich von den Kulturen lernen, welche Körper und Geist nicht 2500 Jahre lang getrennt haben. Was wir von ihnen lernen können, ist die Schulung der Wahrnehmung.

Doch wir müssen für unsere Zeit und unsere Kultur, selbst wenn sie global ist, die Form finden, die sich aus dieser intensiven Beschäftigung von selbst ergibt.

Der westliche Weg wird ein anderer sein, keine Kopie und auch kein Patchwork. RIVERS nimmt diese Aufgabe ernst und setzt sie konkret um.

—

RIVERS schützt Traditionen vor postmodern-westlicher Vereinnahmung, Funktionalisierung, Ästhetisierung, Beliebigkeit und Verflachung. Denn es verkauft nicht etwas, das nicht zur Tradition gehört, unter dessen Namen.

Andererseits haben im RIVERS-System Traditionen mit ihren Spezialisierungen und Differenzierungen ihren Platz. Wir können schauen, welche Methoden welche Qualitäten kultivieren und so ein differenziertes Gesamtbild erstellen.

—

Wenn von alledem, von der Integraldynamik, von RIVERS, von Bewegungsabläufen, von vielen Worten und Erklärungen einfach die zehn Verben an eine nächste Generation weiter gegeben werden, dann haben wir es richtig gemacht. Denn das genügt.

Anhang B

TRADITION

/tradiˈtsi̯oːn/
Etwas, was im Hinblick auf Verhaltensweisen, Ideen und Kultur von Generation zu Generation innerhalb einer bestimmten Gruppe entwickelt und weitergegeben wurde und weiterhin Bestand hat.

TRADITION
befasst sich mit Vernetzungen, Widersprüchen, Aktuellem und Veraltetem und mit vielen Begriffen, die verwirren oder klären können

—

Alles, was für Traditionen gilt, und damit gemeint sind die großen spirituellen Traditionen, welche den Körper einbeziehen, gilt auch für übernommene Ansichten und Werte aus der Sportwelt, Anatomie und Physiologie.

Auch das sind Traditionen. Gewachsen, zum Teil überholt.

—

Flüsse sind Wege der Kultur und Kultivation. An ihnen liegen die großen Kulturzentren. Flüsse sind Kommunikationswege. Flüsse schaffen Verbindungen und Vernetzungen in allen Bereichen des Lebens.

Flüsse sind Teil eines großen Kreislaufs. Von der Quelle bis zum Meer bis zur Quelle. Alles bewegt sich.

Jede Methode muss ein Fluss sein, oder sie erstarrt.

Wir können nicht Methoden konservieren und meinen, sie blieben lebendig.

Wir können einen Fluss nicht ins Wasserglas zwängen, ohne dass der Fluss verloren geht. Tradition muss fließen können.

Der Konservations-Aspekt der Tradition darf den Fortschritt nicht verhindern. Alles muss geprüft, integriert oder verworfen werden. Das Neue, das Alte ebenso. Tradition ist keine Einbahnstraße.

Wenn man ein Handwerk beherrscht, weiß der Körper in Koordination mit der Kognition (hier: Wahrnehmung, Analyse, Interpretation, Problemlösung, Umsetzung), was zu tun ist. Der gesamte Prozess läuft verinnerlicht und bis zu einem gewissen Grad - mangels eines besseren Wortes - automatisiert ab. Kurz: Der Körper weiß. Körperwissen. Handlung.

Wenn Bewegung ein Weg ist, gilt genau dasselbe. Ich muss die Bewegungen in mir finden, sie müssen als Bewegungspotenziale in meinem Körper angelegt sein. Diese Potenziale werden durch eine Methode geweckt und kultiviert. Ob Weg oder Handwerk, es findet eine Verkörperung statt. Etwas, das dem Körper einst fremd war, wird einverleibt. Diese Einverleibung ist der Schlüssel zum Erfolg. Daraus kann Innovation entstehen. Innovation braucht den Körper, braucht das Handwerk. Diesen Prozess unterstützt die Integrale Bewegung mit der Dreiheit «Imitieren – Integrieren – Innovieren». Dieser Dreiklang verhindert auch, dass man auf die Schnelle eine Wischiwaschi-Innovation hinlegt.

Einverleiben ist Aneignung. Etwas Fremdes wird zu etwas Eigenem. Versteht man unter Aneignung die oberflächliche postmoderne ästhetische Aneignung, die Ego-Aneignung, mit der man sich schmückt, die man trägt und zur Schau stellt, dann ist sie zu kritisieren. Wenn man darunter eine Einbettung in das eigene Sein versteht, wird es etwas komplexer. Es stellt sich die Frage, ob etwas Fremdes wirklich wesenseigen gemacht werden kann, und wenn ja, was dabei geschieht. Welcher innere alchemistische Prozess dabei abläuft. Ob es zum Beispiel zu einer Angleichung kommt. Oder ob der Prozess ein wirklicher Dialog ist, in dem sich alles verändert.

Wenn die Aneignung ein tiefer innerer Prozess ist, wer soll dann beurteilen, ob das legitim ist oder nicht? Gehören meine tiefen inneren Prozesse nicht einfach mir? Erst die Veräußerung, die Zurschaustellung, die Handlung kann kritisiert werden.

Fremde Systeme können nicht einfach übernommen werden, wenn sie in die eigene Tiefe wirken sollen. Sie müssen gewissermaßen «angeeignet» werden. Diese Aneignung kann aber keine Kopie sein. Kopieren ist jedoch eine gängige Praxis, einschließlich des Tragens chinesischer Seidenanzüge oder des gemeinsamen Singens von Sanskrit-Mantras. Es kann auch nicht die «Essenz» von etwas extrahiert und dann neu formuliert werden (ebenfalls eine gängige Praxis).

Aneignung nicht als Kopie und nicht als Essenzialisierung. Als was dann? Die offensichtliche Lösung wäre der «interkulturelle Dialog». Das ist eine gute Sache, aber diese Art von Dialog öffnet zwar die Menschen, indem sie ihnen die Relativität ihrer eigenen inkulturierten Muster vor Augen führt, entfaltet aber über die Toleranz hinaus oft weniger transformative Kraft, als man sich wünschen würde. Das hat wiederum damit zu tun, dass der Dialog nicht verkörpert ist, bzw. die Verkörperungen der Kulturen, also Praktiken, Rituale, nicht miteinander in Dialog treten, sondern nur Konzepte, Ideen, Glaubensinhalte, Werte.

In unserer Praxis können wir das tun, was der «interkulturelle Dialog» nicht tut: In unserer Praxis zwei Systeme aufeinander prallen lassen und sehen, welche Dynamik sie entwickeln. Das macht dann etwas mit uns, weil wir mittendrin sind. Die Verkörperung ist die eigentliche vermittelnde Kraft.

Suche, was die alten Meister gesucht haben. Suche und finde es auf deine Weise und formuliere es auf deine Weise. Dann kannst du es mit den Traditionen vergleichen – schauen, wo es Gemeinsamkeiten und Unterschiede in der Methode und im Verständnis gibt. Die Gemeinsamkeiten geben dir Bestätigung (falls du sie brauchst), die Unterschiede geben dir weitere Forschungsimpulse.

Die Sinne sind diejenigen, die uns eine Realität vorgaukeln, und nur das Denken kann zur Realität durchdringen. So einen erdachten Unsinn schreibt man oft Parmenides zu, doch das hat er nicht gesagt. Er hat das nicht gesagt, weil seine Wahrnehmung noch nicht entfremdet war. Erst spätere, entfremdete Geister, kamen auf solche Ideen. Nicht die Wahrnehmung und die Sinne sind das Problem, sondern die die Realität zerstückelnden Interpretationen der Informationen, welche die

Sinne liefern.

Die Sinne sind aber insofern auch ein Problem, weil sie verkümmert sind. Wieviele Menschen nehmen sich nicht wahr, den Körper, die Grenzen, die Empfindungen... Das ist aber nicht ein Problem der Sinne an sich, sondern der Entfremdung des Menschen von der/seiner Natur. Sinn-Bildung ist angesagt. Renaturierung.

—

Viele Traditionen anerkennen und kultivieren das Herz als Erkenntnisorgan. Das Erkenntnisorgan des Westens ist dagegen das Gehirn, und auch hier eigentlich nur die rationale Hirnhälfte. Hier zeigt sich wieder der fragmentierende Mythos, und es ist bezeichnend, dass dieses bevorzugte Organ an sich nicht spürbar ist und kein Schmerzempfinden hat, wohingegen das Herz ein außerordentlich großes und intensives Empfindungsspektrum aufweist. Dem westlich konditionierten Menschen klingt «Herz» nach Romantik und Drama, doch die Klarheit des Herz-Geistes ist etwas ganz Anderes. Der monologische westlich konditionierte Mensch muss bereit sein, sich auf einen Dialog einzulassen. Mit dem Herzen, aus dem Herzen, ohne Drama, ohne Zutun. Der Schlüssel dazu ist die Kultivation des Empfindungsraumes. Ich sage absichtlich Empfindungsraum, um diese kultivierte Qualität abzugrenzen vom selbst produzierten Drama, dem uneingeschränkt Ausdruck gegeben wird. So kann ein echter Dialog geschehen. So kann das Ungetrennte erkannt und kultiviert werden. Wenn ich sage, erkennen sei empfinden, ist dies keine Gleichstellung der beiden Verben. Erkennen ist empfinden in diesem Empfindungsraum, der, man mag es sich denken, identisch ist mit dem oben beschriebenen Kultivationsraum. Erkennen ist daher der dialogische Prozess des Empfindens und der Kultivation.

—

Spiritualität hat im Westen schnell die Konnotation von Mystik, Transzendenz und Individualität. Dies um so mehr, wenn sie als Gegenspielerin zur Religion, die im Kollektiv stattfindet, dargestellt wird. Spiritualität kann aber auch im Alltag und Manifestierten erlebt werden.

—

Oftmals werden wir mehrere Methoden in einer einzigen Bewegung praktizieren. Das geht, indem wir eine Bewegung durch die verschiedenen Methoden betrachten, differenzieren und entfalten – und die Methoden durch eine einzige Bewegung differenzieren.

—

Bewusstsein, Bewusstheit, Energie, Dao, Yin, Yang... Was heißt das ganz genau? Übersetze es in eine konkrete Bewegung oder Bewegungs-Praxis. Lass alles, was du nicht konkret praktizieren kannst, fallen.

—

Traditionen sind an ihren Resultaten zu messen. Nicht an der schlichten Tatsache, dass es Traditionen sind.

—

Mit der Verwesentlichung gehen zwei Tendenzen einher: Die Entmystifikation und die Reduktion. Es ist kein Zauber hinter integraler Bewegung, nichts Exotisches, und es gibt keine Geheimnisse, die in irgendwelchen chinesischen Bergen versteckt sind und nur Auserwählten zugänglich gemacht werden. Wer das Exotische mag, das Unklare, das Unerklärliche, ist damit natürlich nicht so gut bedient. Doch wichtig ist: Das Bezaubernde bleibt. Nur weil wir etwas aus dem Sumpf von vagen Vorstellungen und faszinierender Unklarheit befreien, heißt das nicht, dass es reduziert wird. Im Gegenteil. Nur so können wir dieses Etwas als das sehen, was es wirklich ist. Und die Wirklichkeit ist zauberhaft, voller Poesie. Dafür braucht es keinen Romantizismus, keine mystische Verschleierung.

Reduktion ist gefährlich, wenn sie nicht in einem integralen Kontext stattfindet. Am Schluss sind da nur noch Elementarteilchen, Punkt. Es ist in keiner Weise meine Absicht, die Vielschichtigkeit der Welt und des Menschen auf einen materiellen Sachverhalt zu reduzieren, wenn ich Konzepte wie Qi und Chakra nicht aufgreife, sondern direkt auf die Empfindungsqualität zusteuere ohne konzeptuelle und kulturfremde Gebäude darum herum zu errichten. Die Reduktion wird zu dem, was ich Verwesentlichung nenne.

Der Weg, der nicht dem Reduktionismus verfällt, ist also, die Qualitäten einer Tradition ernst zu nehmen und sie nicht primär als kulturelles Erzeugnis, sondern als menschliches Erfahrungspotenzial zu betrachten. Wir stoßen damit auf eine grundlegendere Ebene vor, welche die Kultur nicht negiert, sondern sie erschafft. Diese grundlegendere Ebene ist eine Ebene, aus der die Kultur entsteht. Sie ist an sich formlos, hat aber formbildende Kraft. Wir beschreiben sie daher auch nicht durch Methoden (Formen, Nomen), sondern durch formbildende Kräfte (Verben). Sie ist kein «Etwas», sondern eine Dynamik.

Wir werden also einer Kunst oder einem Weg, die oder der in vergangener Zeit in einer anderen Kultur entstanden ist, viel gerechter, wenn wir uns mit der kulturbildenden Dynamik befassen, als ausschließlich mit der Kultur selbst, und diese irgendwie in unser westliches Weltbild zu integrieren versuchen.

Diese formlose Dynamik ist zudem nicht nur kulturbildend, sondern auch menschenbildend. Und es ist die Dynamik, die uns in Bewegung versetzt.

Es ist nicht nötig, einer Tradition abzuschwören, wenn wir unsere Bewegung innerhalb einer Tradition entwickeln. Statt die Tradition zu negieren, fügen wir uns der Tradition hinzu, und halten sie damit nicht nur lebendig, sondern entwickeln sie weiter.

—

Es herrscht zum Teil immer noch der naive Glaube, dass, wenn ich eine bestimmte Form, sagen wir eine Taiji-Form, lange genug praktiziere, oder wenn ich lange genug still sitze, sich die verschiedenen Aspekte von Gelassenheit über Qi-Projektion bis Erleuchtung von alleine entfalten. Das entspricht etwa dem Glauben, dass wir erlöst werden, wenn wir regelmäßig zur Kirche gehen und beim liturgischen Ablauf einfach nur anwesend sind. Im Kontext der Kirche haben die meisten Menschen diesen Glauben als naiv erkannt, in übernommenen östlichen Formen ist das noch nicht immer der Fall. (Vorsichtig ausgedrückt. Einen weiteren Widerspruch finden wir auch, wenn die veralteten Strukturen der katholischen Kirche zu recht kritisiert, veraltete Strukturen aus dem Osten unhinterfragt akzeptiert werden.) Was jede Form braucht, ist eine Methodik der Kultivation. Diese sind in den Traditionen sehr kontext- und kultur-gebunden und meist unnötig metaphysisch angereichert.

In östlichen Kulturkreisen wird Kunst als Weg aufgefasst, bei dem ein eventuelles Produkt als angenehme Nebenerscheinung betrachtet wird, wogegen die traditionelle Auffassung der westlichen Kultur Kunst mit einem Werk, einem Endprodukt definiert. Der Weg zu diesem Produkt ist dabei nicht wichtig. Ob Mozart eine Sinfonie aufs Papier wirft oder Beethoven unter langen Qualen eine Sinfonie entwickelt, kümmert den Durchschnittshörer nicht. Er will einfach gute Musik hören. Es zeigen sich hier also diametral entgegengesetzte Auffassungen.

Was aller wahrhaft großen Kunst jedoch gemeinsam ist, sind folgende zwei Punkte:

Sie führt zu einer Erweiterung des Erfahrungsfeldes hin zur Transzendenz.

Sie wirkt integrierend, was heißt, sie vernetzt die Erfahrung mit anderen vorhandenen Erfahrungen und schafft somit Sinn und Immanenz. Große Kunst führt über sich selbst hinaus und bettet diese Erfahrung in ein Ganzes ein.

Gibt es Qi auch außerhalb von China?

Gibt es Prana auch außerhalb von Indien?

Außerhalb von Systemen?

Wie kann ich diese Qualitäten mit meinem ganz eigenen System, dem Nerven-System, erfahren? Braucht es dazu fremde Begriffe?

Nehmen wir nur wahr, wofür wir Worte haben? Konzepte? Hier liegt das Potenzial, und hier liegt die Falle.

—

Östliche Begriffe sind, eingebettet in ihre Sprache und Kultur, geläufige Begriffe. Einem Chinesen etwa muss man «Qi» nicht erklären. Er hat sofort ein intuitives, intimes Verständnis dafür. Das heißt nicht, dass er auch ein wissenschaftliches Verständnis haben muss. Für uns sind es fremde Begriffe, da wir nicht in einem intimen Verhältnis dazu stehen. Wir müssen sie uns erarbeiten, sowohl aus einer wissenschaftlichen Perspektive, um unseren rationalen Verstand ruhig zu stellen, als auch aus einer intimen Perspektive durch die jeweilige Bewegungspraxis.

Fremde Begriffe setzen eine Interpretationskompetenz voraus oder fördern sie, die diejenigen, welchen diese Begriffe nicht fremd sind, bereits mitbringen. Für uns Fremde werden sie zu einem Deutungssystem, dem wir die Deutung abringen müssen. Das ist an sich eine gute Sache und das Potenzial in jeder Begegnung mit dem Fremden, in welcher Form auch immer dieses Fremde sich zeigt. Jedes Übungssystem wie Yoga, Qigong oder Aikido (und ihre jeweilige Vielfalt von Stilen) ist immer auch ein Deutungssystem. Sie sind eine Art der Fragestellung, die ihre jeweilige Art der Antwort vorspuren.

In dieser Situation zeigen sich verschiedene Potenziale: Entweder wird das Fremde als Fremdes erkannt und anerkannt. Das Potenzial darin ist, dass keine Assimilation und oberflächliche Inkulturierung angestrebt wird, sondern eine Bereicherung durch nicht vereinbare Pole, zwischen denen eine Dynamik entsteht.

Ein anderes Potenzial in der Begegnung mit dem Fremden zeigt sich, wenn wir beginnen, das Fremde in unserer eigenen

Sprache zu entdecken. Damit vielleicht auch die Grenzen unserer Sprache und damit unserer Begreifens. Einerseits können wir dadurch unsere Begrifflichkeit und damit unser Begreifen ausdehnen, wo dies möglich ist. Andererseits können wir uns das Nicht-Begreifen eingestehen und uns ergreifen lassen.

—

Die Systeme, in welche die uns bekannten Bewegungs-Traditionen eingebettet sind, also philosophische oder religiöse Systeme, haben weitgehend einen Dualismus etabliert, den sie dann zu überwinden suchen. Durch die Jahrtausende wurden Bewegungen eher beschwert als erleichtert. Sie wurden metaphysisch beschwert, oder sind erst durch diese Metaphysik entstanden. Yoga zum Beispiel ist letztendlich eine Befreiungs-Methode. Ein wichtiger Aspekt des achtgliedrigen Pfades ist Ishvarapranidhana, die Hingabe an Gott.

Man kann nun sagen, naja, heute hat das im Westen keine Gültigkeit mehr, oder man kann es umformulieren, wie es eben durch die Jahrhunderte getan wurde, was die Methoden aber eher beschwerte als erleichterte. Die Ausrichtung auf das Unendliche etwa, das man als Alternative geben würde, lässt viele Aspekte der Hingabe an Gott aus, diese Qualität des Dialogs, des Du. (Obwohl: Wir müssten sofort definieren, was der Yoga mit Gott meint. Denn es ist nicht dasselbe wie der Gott der abrahamitischen Religionen Judentum, Christentum und Islam. Und auch zwischen diesen Religionen und innerhalb der Religionen gibt es sehr viele Auffassungen davon, was Gott sei und wie man sich mit ihm in Beziehung setzt.)

Oder man lässt diesen Aspekt der Yoga-Praxis einfach weg, was natürlich im Mainstream-Yoga so gemacht wird. Da ist Ishvarapranidhana kein Thema, weil nie benannt oder längst vergessen.

Konsequenter ist es, zur gefühlten Qualität zu kommen und dann diese eventuell neu zu formulieren. Diesen Weg geht RIVERS. RIVERS ist von dem her nicht eine neue Methode, und RIVERS verwirft keine Traditionen. RIVERS ist kein Mosaik aus Bruchstücken von Traditionen, die uns gegenwärtig dienlich sein könnten. RIVERS besteht nicht aus Implantaten. RIVERS geht den Dingen auf den Grund und birgt sie so, dass sie involvieren und integrieren.

—

Jede Methode ist durch einen bestimmten Kontext, durch eine bestimmte Fragestellung und durch bestimmte Bedürfnisse entstanden.

Taiji ist eine Kampfkunst. Also geht es darum, mit Kräften umgehen zu können. Sie zu speichern und wieder freizusetzen. Es geht um elastische Kräfte der Faszien, nicht um die Kraft von einzelnen Muskeln. Also ist Taiji kein Training, das zu großen, eindrucksvollen Muskeln führt.

Im Yoga ist das Speichern und Freisetzen von Energie kein Thema. «Length is strength», heißt es da. Yoga kann Hyperflexibilität fördern, was für den Körper ein Problem sein kann, und was für den Kampfkünstler definitiv ein Problem wäre. Für den in sich versunkenen Yogi ist dies jedoch kein Thema.

—

Es ist nicht so, dass Sport generell optimiert und Bewegungstraditionen kultivieren. Man kann Sport kultivierend treiben. Treiben bedeutet einerseits forcieren. Andererseits kommt es vom Trieb, und der Trieb ist ein natürlicher Impuls aus dem

Organismus.

Man kann sich in Bewegungstraditionen optimieren. Dies gilt nicht nur für die Wellness-Auswüchse unserer Zeit, sondern auch für die Traditionen an sich. Im Taiji ging es darum, zu gewinnen. Schließlich ist es eine Kampfkunst. In gewissen daoistischen Strömungen und damit in gewissen Qigong-Schulen ging und geht es darum, Unsterblichkeit zu erlangen, in anderen, eine soziale Ordnung zu gewährleisten. Yoga ist ein Befreiungsweg aus dem Kreislauf der Reinkarnation. Dies sind alles endliche Settings mit konkreten Zielen, auf die man hinstrebt. Dieses Streben nennen wir trainieren. Auch wenn Elemente der Kultivation in einzelnen Traditionen vorhanden sind, heißt das also nicht, dass sie selbstverständlich reine Kultivationswege sind. Die Bewegungstraditionen eignen sich natürlich bestens, um zu kultivieren. Ganz natürliche, selbstverständliche, dem Körper eingegebene Bewegung eignet sich jedoch genauso gut; ebenso Systeme und Methoden, die aus und auf diesem Kultivationsboden entstanden sind: integrale Bewegung, RIVERS und so weiter. Sie sind direkter und sich stetig wandelnder Ausdruck dieser Kultivationsdynamik ohne ein Ziel des Gewinnens oder der Befreiung oder einer sonstigen Form der Optimierung.

Wenn wir große Ströme betrachten, sind Verallgemeinerungen unumgänglich. Doch verallgemeinert können wir sagen: Diejenigen Methoden, die in einer Befreiungslehre wurzeln, sind Endliche Spiele. Wohlgemerkt, das sind sehr viele Traditionen und Wege: Die meisten Meditationswege und alle Yoga-Wege. Sie alle streben auf eine Befreiung hin. TeilnehmerInnen mit einem solchen Mind-Setting sind Endliche Spieler. Diejenigen, die im Rahmen solcher Traditionen das Unendliche anstreben – sie nennen es Erleuchtung, Befreiung, Erwachen, Erlösung – spielen das Endliche Spiel. Solche

Teilnehmer brauchen LeiterInnen, die «realisierte Meister» oder ähnliche Titel tragen, mit simplen Menschen kommen sie nicht zurecht. Sie brauchen eine Projektionsfläche für ihr Endliches Spiel, das sich als Befreiung ins Unendliche, Absolute tarnt. Menschen mit Namen eignen sich nicht für diese Projektionen, nur Menschen mit Titeln.

Nicht nur die spirituellen Befreiungswege sind Endliche Spiele. Auch die meisten Kampfkünste sind Endliche Spiele. Denn es geht ums Gewinnen. Natürlich gibt es wenige Ausnahmen.

Eine Taiji-Form lernen, einen Yoga-Flow lernen, ein Qigong-Set lernen, Aikido-Techniken aneinanderreihen, den Handstand lernen und so weiter: Endliche Spiele. Endliche SpielerInnen brauchen daher immer noch mehr davon, noch mehr Abwechslung. Für Unendliche SpielerInnen sind dies Gefäße der Unendlichkeit. Daher reicht ihnen ein absolutes Minimum an intelligent ausgewählten Gefäßen.

Auch Therapiemethoden, die sich mit der Lösung von Problemen und Traumas befassen – mit der Lösung der Vergangenheit – sind Endliche Spiele. Ebenso die meisten Sportarten. Falls es dabei nicht ums unmittelbare Gewinnen geht, dann doch meist um Optimierung, ein weiteres Endliche Spiele.

Das heißt nun nicht, dass alle, die sich in diesen Traditionen und Wegen bewegen, Endliche SpielerInnen sind. Es heißt, dass diejenigen, die sich in einer endlichen Tradition bewegen, damit aber auf unerklärliche Weise nicht im Frieden sind, in integraler Bewegung eine neue Heimat finden können, ohne ihre Traditionen und Wege aufgeben zu müssen.

—

Der Atem ist die Urbewegung, zusammen mit dem Ur-Impuls, dem Herzschlag. Der Atem ist zentrales Element jeder den Körper einbeziehenden Praxis der Verwirklichung. Atem ist aber nicht gleich Atem.

Durch Yoga befreien wir den Atem. Wir schaffen Atem-Räume, Lebens-Räume. Diese Räume beginnen sich zu überlagern und zu durchweben, bis wir ein Gewebe aus Freiheit sind.

Damit dies gelingt, müssen wir mehr machen als Stretching. Stretching wäre, wenn wir eine Strecke dehnen. Nehmen wir nun die Atembewegung dazu, lassen wir den Atem einströmen in diese Dehnung. Die Dehnung wird dreidimensional. Sie wird räumlich. Atemraum und Freiraum entsteht. Dabei ist es nicht nur der Torso, der sich räumlich ausdehnt. Diese Raum-Qualität können wir bis in die Hände und Füsse bringen. Das Empfinden, das mit der Kultivation dieser Atemräume einher geht, ist das von Ruhe, Weite und Freiheit.

Taiji (kultiviert den Atem, um Energie oder Kraft zu generieren. Oder anders herum gesagt, die Kraft des Taiji ist die Kraft des Atems. Die Atem-Räume entstehen nur sehr bedingt durch Dehnung. Sie entstehen vor allem durch Entspannung. Diese Entspannung ist Erdung, also Entspannung nach unten. Das ist wörtlich zu verstehen. Wir sinken innerlich wie Sand in einer Sanduhr. Wir entrümpeln. Dafür muss der Weg nach unten freigelegt werden. Diese Wege werden durch die Taiji-Bewegungen freigelegt. Es sind die faszialen Bahnen, wie sie zum Beispiel von Anatomy Trains beschrieben werden. Sind sie freigelegt, können wir von unten nach oben Kraft generieren. (Das ist ein Beispiel dafür, warum es im Taiji heißt, es müsse zuerst das Yin kultiviert werden, das Yang folge dann ganz natürlich.) Dies geschieht immer in spiralförmigen Bewegungen. Mal sind diese Spiralen externer, mal interner. Viele dieser Spiralen kombinieren sich zu einer einzigen kraftvollen Bewegung.

Der Atem ist das essenzielle Element für die Entspannung, und die Koordination des Atmens, meist des Ausatmens, mit der Kraft generierenden Bewegung ist das, was der Ganzkörperbewegung die wichtige Stabilität verleiht.

Das Empfinden des Atems im Taiji ist das von Klarheit und Stabilität.

Einerseits braucht der sitzende Mensch meist etwas deutlichere Impulse zur Dehnung als jene, die Taiji bietet. Hier kommt Yoga ins Spiel.

Andererseits inkorporieren sich die Spiralen des Taiji perfekt in die Optimierung der Effektivität von Yoga-Asanas. Wenn wir diese spiralförmigen Verbindungen im Körper durch Taiji freigelegt haben, genügt es zum Beispiel, eine Hand zu drehen, und der ganze Oberkörper dreht sich ohne weiteres Zutun subtil und natürlich in einer ausfaltenden, öffnenden Spiralform mit. Womit, zusammen mit dem Atem, noch subtilere Freiräume geschaffen werden.

Ruhe, Weite und Freiheit mit Klarheit und innerer Stabilität zu kombinieren, mag dem einen oder anderen Menschen durchaus wünschenswert erscheinen. Vor allem, wenn wir mit der Ausarbeitung dieser inneren Qualitäten auch noch die neun Grundqualitäten kultivieren. (Stabilität, Agilität, Flexibilität, Elastizität, Mobilität, Fluidität, Stärke, Kraft und Ausdauer)

Dies ist ein kleines Beispiel, warum es sich lohnt, entweder methoden-übergreifend zu praktizieren, oder eine Methode zu praktizieren, welche alle Aspekte anspricht. Die eine Möglichkeit ist nicht besser als die andere.

Es sind die subtilen Zusammenhänge, die den großen Unterschied machen. Sie zu entdecken, lohnt sich.

—

Subtile Bewegungen haben großes Potenzial. Wir müssen in unserer Bewegungs-Praxis nicht immer noch verrücktere (sic!) Bewegungen machen. Doch subtile Bewegungsformen wie Qigong wurden nicht für Menschen entwickelt, die viel zu viel sitzen und chronisch verkürzte Gewebe haben. Für solche Menschen mag Qigong zu subtil sein. Es braucht einen etwas größeren Hammer, um diese Muster zu lösen und die Freiräume frei zu hauen. Dazu und danach ist Qigong natürlich eine wunderbare Sache.

—

Was unterscheidet heute Yoga von Akrobatik? Yoga ist ein Zustand. Ein Zustand, in welchem das um sich selbst Kreisende zur Ruhe kommt. Ein Akrobat hat in Aktion auch keine Kapazität, um sich mit Wirrungen zu beschäftigen. Der Unterschied ist aber, dass Yoga diesen Zustand nicht nur während der Praxis fördern soll. Es soll eine Ebene, eine neue Grund-Qualität, daraus werden. Diese Qualität wird ganz gezielt und differenziert gefördert.

Yoga ist Atem-Arbeit. Akrobatik bezieht den Atem auch ein, um Kraft und Stabilität zu generieren. Der Unterschied ist, dass Yoga den Atem einbezieht, um nicht nur auf körperlicher Ebene Kraft und Stabilität zu generieren.

Ahimsa, die Gewaltfreiheit, ist vielleicht der wichtigste Punkt. Es geht dabei nicht nur darum, sorgfältig zu praktizieren, das muss ein Akrobat auch. Es geht darum, den Körper nicht zu gebrauchen, etwa, um berühmt zu werden, indem man ihn zur Schau stellt. Ahimsa übersetze ich mit: aufeinander eingehen und ineinander aufgehen.

Gerade heute wird Yoga natürlich sehr stark zur Schau gestellt. Dumm nur, dass sich die intimen Qualitäten nicht zeigen lassen, es sei denn man veräußert sie. Yoga-Porno kann man das nennen.

Die Eingangs-Frage ist also sehr wichtig.

Warum können nicht alle Kinder selbstverständlich in einer sitzenden Vorbeuge mit gestreckten Beinen ihre Füße umfassen, obwohl sie doch so flexibel sind? Weil wir auf dem Spielplatz in der Regel keine Kinder sehen, welche die sitzende Vorbeuge spielen. Diese und andere Yoga-Positionen sind in kindlichen Körpern, anders als gehen, hüpfen, springen, fallen, rollen, nicht angelegt.

Das hat einerseits damit zu tun, dass Yoga keine Bewegungs-Praxis ist, sondern eine Positions-Praxis (asana). Anders als Kampfkunst, welche eine Differenzierung und zum Teil Subtilisierung natürlich eingegebener Bewegungen sind, ist Hatha-Yoga bereits eine Antwort auf körperliche Untätigkeit. Der sitzende Mensch ist zwar erst in unserer Zeit epidemisch, doch das Sitzen als körperliches Problem ist kein neues Phänomen. Auch Qigong entstand zum Teil als Gegenmittel zur sitzenden Meditation.

Das Idealbild des westlichen Körpers ist der gut trainierte Mann oder die gut trainierte Frau mit möglichst wenig Fett, einem Sixpack und so weiter. Geformte Körper, geformt durch energisches Training, bei dem man immer wieder über die

Grenze von 100% geht.

Auf der anderen Seite des Spektrums stehen die Daoisten. Aus der daoistischen Kultur entspringen viele der chinesischen Künste und Kampfkünste wie Qigong, Taiji oder Bagua. Ihr ideales Körperbild ist – ein Baby. Babys sind entspannt und offen. Sie haben keine andere Wahl, als im Moment zu sein. Sie können wirklich stark greifen, ohne dass sie ihre Muskeln hart trainiert haben. Sobald sie sich bewegen, bewegen sie sich mit Beweglichkeit und Anpassungsfähigkeit, flexibel und fließend. Die Bewegung ist spiralförmig, sie rollen spiralförmig, stehen spiralförmig auf, lassen sich spiralförmig wieder zu Boden.

Jedes Mal, wenn ich mich mit der überlieferten Form zu einem Tanz der Gegenwart verbinde, bin ich mir der Vergangenheit und der Zukunft bewusst, die sich darin vereint. Bevor ich beginne, bitte ich die vergangenen Tajij-Meister bei mir zu sein und mit mir und durch mich zu fließen. Ich bin ihnen dankbar und bin mir der Verantwortung bewusst, die ich gerne trage. Dies sind meine persönlichen Intentionen, mit denen ich das Ritual-Gefäß fülle, um es lebendig zu erhalten. Jeder muss seine eigene Art des Dienstes finden.

Eine weitere Ebene ist, dass ich die Form wirklich in vollem Bewusstsein mache und dadurch die Verben und Prinzipien in meinem Körper, meinem Wesen und meinem Geist verankere. Es empfiehlt sich, jedes Mal eine Qualität oder eine Ebene auszuwählen und während der Form darauf zu fokussieren. Andernfalls besteht wieder die Tendenz, einfach Bewegungen zu machen, während ich in Wirklichkeit irgendwo anders bin.

Beim Üben der Form durchläuft man verschiedene Stadien: Am Anfang bewegen wir uns durch die Form, überlegen, welcher Körperteil sich wohin bewegt, gehen von Stellung zu Stellung. Allmählich beginnen wir dann, durch die Form zu fließen, ohne viel überlegen zu müssen. Doch auch dies gehört noch immer zum Anfangsstadium. Erreichen wir eine höhere Stufe, kehrt sich der Prozess um, und die Form fließt durch uns, während wir einfach sind. Auf dieser höheren Stufe kommen wir dem Taiji näher und näher. Doch wir können und sollen noch weitergehen: Auf der dritten Stufe gibt es keine Trennung mehr zwischen uns und der Form. Es ist der Zustand des dynamischen Seins, des ewig Wandelbaren, des Einsseins mit dem Dao, dem So-Sein.

Es wichtig, nicht Methoden aus einem Kontext zu reißen und zu funktionalisieren. Also nicht: Hier ein bisschen Vipassana-Meditation, hier ein wenig christliche Hingabe – oder doch lieber hinduistische? –, dann noch etwas Taiji und Yoga und etwas Psychotherapie.

Der Weg des inneren Meisters entfaltet sich von innen heraus und ist kein postkoloniales Vereinnahmungspuzzle.

Es ist nichts falsch an diesen und anderen Methoden, doch es ist falsch, sie aus dem Kontext zu reißen und zu funktionalisieren. Es ist nicht unbedingt ethisch falsch, sondern vom Menschsein her. Der Weg des inneren Meisters entfaltet sich von innen nach außen und ist Geschenk an die Welt, er bedient sich der Welt nicht. Der Weg des Meisters ist kein ich-zentrierter Prozess, sondern ein weltzentrierter. Um zu dienen können wir uns nicht bedienen.

Wenn innerlich etwas reif ist und von außen die entsprechende Praxis an uns tritt, ist das ein Werkzeug, das sich uns anbietet. Das ist jedoch ein ganz anderer Vorgang, als sich zu nehmen, was man gerade will, und was gerade en vogue ist.

Was aus innerer Reife entsteht, ist ein Baum mit vielen verschiedenen Früchten mit einem gemeinsamen Stamm und gemeinsamen Wurzeln. Was entsteht, wenn ich mir nehme, was mir gerade passt, ist ein Patchwork, ein Flickwerk ohne Zentrum und inneren Sinn.

Anders gesagt: Es ist perfekt, wenn eine Praxis mich findet, und sei sie noch so östlich. Es ist jedoch nicht förderlich, wenn ich sie mir nehme. Weder für mich, der damit eher wieder die Ichzentriertheit fördert, noch für die Praxis, die ich damit funktionalisiere.

Integrale Bewegung ist jenseits von Ost und West. Sie ist kein westlicher Name für östliche Bewegungsmethoden. Sie ist keine Synthese von Ost und West. Wir erforschen, was entsteht, wenn wir uns an jenen Platz begeben, aus dem heraus alle Bewegung entsteht.

Auch diese von und nach Nord und Süd, sei hier angemerkt.

Ein Transfer von östlicher Weisheit in den Westen ist nicht das, was der Westen braucht. Vielmehr muss der östliche Umgang mit dem Körper in den Westen transferiert werden, da der Westen das Körper-Sein fast 2500 Jahre lang nicht kultivierte, beziehungsweise die Trennung von Körper und Geist aktiv auf die Spitze trieb. Dieser Transfer ist einerseits genau das Gegenteil von dem, was weitläufig geschieht, auch wenn es oberflächlich nicht so aussieht, werden doch zu Hauf östliche Bewegungs-Methoden im Westen praktiziert. Doch entweder werden diese Methoden reduziert und dienen dann nur wieder dem westlichen Mechanismus von Leistungssteigerung wie Stressreduktion und Burnout-Prävention, wofür die Methoden ursprünglich nicht angelegt worden sind, und was nicht dem östlichen Umgang mit dem Körper entspricht. Oder es findet tatsächlich mit dem Transfer der Körper-Methoden ein Transfer des entsprechenden Weltbildes, der Philosophie, des metaphysischen Systems, der Tradition statt. Dadurch wird zwar die Reduktion gemindert (nicht aber zwingend die Funktionalisierung), doch der westliche Mensch wird nun vollends seinem geistig-kulturellen Nährboden enthoben, durch dessen Verlust die restorativen Maßnahmen überhaupt erst eingeleitet werden mussten.

Die Aufgabe ist daher eine Wieder-Verkörperung des Westens. Eine Verwurzelung des westlichen Geistes (und nicht nur des Rationalismus) im Körper. Eine neue Einheit von dem, was man zum Beispiel mit Körper, Seele und Geist bezeichnet, wird angestrebt, und zwar auf dem eigenen westlich-kulturellen Nährboden, im eigenen, westlich geformten Körper.

—

Wenn im Folgenden von Ost und West gesprochen wird, ist das natürlich eine der gröbsten Verallgemeinerungen, die man machen kann. Ost und West sind in keiner Art und Weise schwarz und weiß. Sie sind und waren nie getrennt. Schon in frühester Zeit fand ein reger Austausch zwischen Regionen und Kulturen statt, welche für alle Beteiligten prägend waren.

Auch ist es heute nicht so, dass alle Menschen im Osten spirituelle Körper-Wesen und alle Westler Materialisten wären. Das alles liegt, davon gehe ich aus, offensichtlich auf der Hand.

Was mit Ost und West gemeint ist, ist die schlichte Tatsache, dass tendenziell im Osten in den letzten 2000 Jahren der Körper nicht verneint wurde, wie es im christlich geprägten Westen geschah. Im Osten haben sich Praktiken entwickelt, die den Menschen kultivieren und dabei den Körper einbeziehen. In den Kampfkünsten, im Qigong, tendenziell in tantrischen Strömungen des Yoga und auch im Zen mit seinen vielen Ausgestaltungen in verschiedene Künste geschieht dies integral, also den Körper gleichwertig einbeziehend. Andere Praktiken instrumentalisieren den Körper vielleicht eher wieder, um auf eine Befreiung aus dem Materiellen und dem Kreislauf der Wiedergeburt hinzuarbeiten, wie etwa gewisse Interpretationen des Yoga des Patanjali.

Im Westen hingegen wurde eine Abspaltung des Mythos zu Gunsten des Logos praktiziert, welcher seine Alleinherrschaft in Form von Rationalismus und schließlich Reduktionismus und Materialismus und im Ideal von grenzenloser Ausdehnung und Innovation fand. Das Christentum, eigentlich als körperliche Lebens-Praxis angelegt, schließlich wurde im Christus-Ereignis das Wort Fleisch, verlor sich dabei weitgehend in der Strukturierung und Umstrukturierung von Ideen und Institutionen. Erst seit wenigen Jahrzehnten integriert man den Körper wieder in das Feld der Kognition.

So sind also Ost und West im Folgenden zu verstehen: Ost hat einen Bezug zum Körper und bezieht ihn ein. West hat diesen Bezug in einem Gewalt-Akt der Entkörperung, ja einem Vater-Mord, als Plato das Erbe des Parmenides umbrachte, verloren und auch im tatsächlich physischen Sinne erfolgreich ignoriert.

Vor Plato waren Philosophen nicht einfach Denker. Sie waren Propheten, Oulios, Heiler, welche Gesetze aus der Unterwelt in unsere Welt brachten. Parmenides war ein Vertreter einer Tradition, eines Mysterienkultes. Er war damit nicht allein.

Er verkörperte eine Tradition.

Die Vertreter dieser Tradition reisten in die Unterwelt. Sie waren das, was man heute am ehesten als Schamanen bezeichnen könnte. Aber dieser Begriff ist zu sehr mit indigenen Völkern verknüpft, als dass er uns wirklich eine Vorstellung geben kann von der Technik, die angewendet wurde, und dem System, in welchem dies geschah.

Die Technik war die Inkubation. Incubare bedeutet in oder auf etwas liegen. Und das taten diese Propheten. Sie legten sich hin und starben, ohne zu sterben. Sie reisten mit ihrer Wahrnehmung in den Körper.

Die Parallele zum Shavasana des Yoga (und auch zum Yoga Nidra, dem Yoga des Schlafs) fällt sofort auf. Shavasana, die Totenstellung, das Liegen am Ende der Yoga-Praxis, ist nicht einfach ein sich Hinlegen und Abtauchen oder Einschlafen. Es ist die schwierigste Yoga-Position überhaupt. Denn man ist sich selbst überlassen und hat allen Grund, einzuschlafen. Die Herausforderung ist, zu sinken, ohne zu versinken. Es geht nicht darum, wach zu bleiben und bei der reinen Wahrnehmung des Körpers zu verharren. Dies wäre eine Einschränkung und Fixierung. Es geht aber auch nicht darum, abzutauchen und in einen unbewussten hypnagogischen Zustand oder in den Schlaf einzutauchen.

Shavasana ist eine Transfer-Position. Wir transferieren den Grad an Bewusstheit und Kultivation, den wir während der aktiveren Praxis hatten, in die Ruhe. Wir entspannen ebenso beobachtend und differenziert, wie wir vorher schwierigere Positionen eingenommen haben. So verankern wir die Wahrnehmung im Körper, und nicht bloß in der Aktion. Wir verankern sie im Sein, nicht nur im Tun. So findet ein Transfer von Bewusstsein statt. Der rote Faden durch verschiedene Bewusstseins-Zustände hindurch ist dabei der Atem. Wir üben, immer mit dem Atem in Beziehung zu sein, wo auch immer wir uns befinden. Wo immer wir auch sind, wir sind nicht allein. So bleiben wir bewusst.

Nach Shavasana transferieren wir dieses Bewusstsein in eine andere Welt: die Außenwelt, denn dahin gehen wir mit dem Körper. Und das ist der wesentlichste Punkt überhaupt.

Shavasana ist ein Übergang. Wir bringen Yoga in die Welt. Die Klarheit, Entspannung, Ausrichtung des Yoga. Wir bringen die Gewaltfreiheit ahimsa in die Welt. Nicht als Worte, sondern als Verkörperung.

Genau so brachten die Oulios Grundlagen der Naturwissenschaft, der Politik, des Sozialen mit aus ihren Reisen.

Wäre die Wahrnehmung der durch Inkubation Reisenden ein Außenblick, würde dies bedeuten, dass sie eine anatomische Reise unternahmen. Doch ihr Gefährt war das Gefühl, das Empfinden. Dieses Empfinden ist die Fähigkeit, mit dem Körper wahrzunehmen. Es ist nicht ein romantisch gefärbtes Suhlen in Gefühlen oder ein Ausbreiten innerer Ego-Prozesse. Solche Reisen zeigen sich in Zuständen, und Zustände sind körperlich empfindbar. Trance könnte man es nennen. Heute spricht man vom hypnagogischen Zustand. Dies ist der Zustand zwischen Wach- und Traumbewusstsein, in welchem man noch meint, wach zu sein, aber bereits träumerische Dinge geschehen. Wir gleiten normalerweise schnell durch diesen Zustand hindurch in den Schlaf. Die Kunst war es, diesen Zustand auszudehnen und in ihm wach zu bleiben. Zu sinken ohne zu versinken. Sich einzulassen und sich sein zu lassen. Wach und spürend, fühlend, empfindend, mit dem ganzen Körper wahrnehmend.

Die Sehnsucht zum Beispiel ist eine Empfindung. Und Empfindungen sind immer körperlich. «So weit meine Sehnsucht mich trug», beschreibt es Parmenides am Anfang seiner Reise in die Unterwelt. Sehnsucht ist sein Motor ins Unerdenkliche. Nun war das kein mystischer Trip. Was Parmenides aus der

Unterwelt zurück brachte, waren Einsichten in Naturgesetze und in die Logik. Einsichten, die das rein Rationale überstiegen, aber auch Grundsteine für die Wissenschaften legten. Hätten sie das Rationale nicht überstiegen, hätte er es sich auch einfach denken können.

Die westliche Wissenschaft gründete also in Reisen, die in Zwischenzuständen geschahen und das Gefährt des Empfindens benutzten, um weit, weit ins Unerdenkliche vorzudringen.

—

Wir stehen heute im Westen und in allen vom Westen vereinnahmten Regionen der Welt vor einer Aufgabe, die kollektiv noch nicht wahrgenommen wird. Weil sie mit aller Dringlichkeit ansteht, aber noch nicht wahrgenommen wird, entstehen verwirrende Situationen, die zwar allenfalls in die richtige Richtung zeigen, aber gleichzeitig viele Irrwege öffnen. (Wir nennen dies Phase 1 eines mindestens zwei-phasigen Prozesses.) Dies zeigt sich daran, dass als Antwort auf die Frage, die man gar nicht kennt, ja von der man nicht einmal weiß, dass sie existiert, östliche traditionelle Methoden übernommen werden, weil sich durch die Öffnung der Welt und durch ihre Vernetzung gerade die Gelegenheit bietet. Die Methoden werden in ihrer Körperlichkeit übernommen, manchmal mit dem metaphysischen Überbau, manchmal auch nicht. Die Methoden werden auf vielfältige Weisen adaptiert oder auch nicht. Sowohl Adaption als auch Nicht-Adaption befriedigen nur ein oberflächliches Bedürfnis. Nichts reicht an die Frage heran. Die Adaption führt zu neuen Fitness-Systemen (Yoga), Effizienz-Steigerung (Mindfulness) oder Stressreduktion (Mindfulness, Qigong, Zen, Meditation) und Selbsthilfe-Ratgebern (Zen, Kampfkünste für Nicht-Kampfkünstler, Esoterik). Die Nicht-Adaption befriedigt die naive Faszination von Exotischem, den Wunsch nach (scheinbar) intakter Tradition und damit dem Wunsch nach Sicherheit durch Verwurzelung, oder sie befriedigt pluralistischen, multikulturell Ausgerichteten den Wunsch nach duftender Harmonie, also Frieden für alle.

Wie wir sehen werden, müssen wir die ganze Sache um 180 Grad drehen. Es geht nicht darum, östliche Weisheiten zu übernehmen.

Was ist die Aufgabe? Auf den Nenner gebracht: die Wieder-Verkörperung des Westens. Eine Verwurzelung des westlichen Geistes im Körper. Eine Wiedervereinigung.

Das Judentum zeichnet sich durch ein klares, dualistisches Verhältnis von Mensch und Gott aus. Im Christus-Ereignis fällt dieser Dualismus in einer Kernschmelze in sich zusammen, bzw. wird in eine andere Form überführt. (Begriffe wie Nicht-Dualität sind dann bereits östlich geprägte Begriffe.) Es wird im und durch das Christus-Ereignis nicht nur die jüdische Dualität aufgehoben, sondern eine ganz neue Dynamik der Trinität geschaffen, auch wenn diese als solche im neuen Testament nicht gelehrt bzw. von Jesus als solche benannt wird. Denn sie ist die Folge des Gesamt-Ereignisses. Diese Trinität hat eine evolutionäre Eigenschaft und hat wohl erst den westlich-expansiven Siegeszug in Gang gesetzt. Durch den frühen Verlust des Körpers wurde diese trinitäre Evolutionsdynamik jedoch mit einem wieder-installierten Dualismus gepaart, der nun, im Gegensatz zum jüdischen Dualismus, eine destruktive Eigendynamik annahm und das Monster der westlichen Zivilisation gebar und aufzog, dessen destruktives Gehabe nun sogar sich selber bedroht. Eine Rückkehr zur Wurzel und Ausrichtung auf Neues bedeutet, den Dualismus, also die scheinbare Trennung von Körper und Geist, zu überwinden und die trinitäre Dynamik zu bewahren, ja endlich zu erkennen und zu kultivieren. Den Dualismus überwinden wir im Westen durch die Wieder-Verkörperung des Westens, durch die Anerkennung körperbasierter Kognition, nicht durch eine Flucht in die Nondualität des Ostens. Die Trinität kultivieren wir durch eine Praxis, die sich bewusst in Dreiheiten bewegt.

—

Der Osten hat seine dualen Ausformungen wie Nirvana und Samsara, Yin und Yang, Shiva und Shakti. Diese Dualitäten sind jedenfalls zum Teil eher als polare Dynamik zu verstehen und sind zu unterscheiden von der jüdischen Dualität Gott-Mensch. Der Osten hat gleichzeitig seine vielfältigen nondualen Ausformungen wie advatia (Nicht-Dualität), Brahman (absolutes Sein und Bewusstsein) und Athman (das absolute Selbst), prajna (nonduale Weisheit), jnana (höchstes Wissen), samadhi (Versenkung), nirvikalpa samadhi (völliges nonduales Bewusstsein), satori (direktes Verstehen). Duale und nonduale Modelle/Szenarien bestehen im Osten gleichzeitig, sie fallen nicht in einer Kernschmelze wie dem Christus-Ereignis in sich zusammen. Das Christus-Ereignis muss auf dem dualen jüdisch-kulturellen Kontext von damals als Hintergrund gesehen werden, von dem es sich deutlich abhebt. Es wird nicht ein Sohn Gottes in eine Götterwelt hinein geboren, sondern es geschieht schlicht und einfach das Unmögliche. (Im Alten Testament zeigt sich Gott einem Auserwählten als brennender Dornbusch. Im Neuen Testament zeigt er sich allen Menschen als Mensch.)

Das duale System des Ostens sucht tendenziell das Gleichgewicht, am deutlichsten dargestellt im Symbol von Yin und

Yang und studiert den Wandel, am deutlichsten dargestellt in den Hexagrammen des Yijing. Es sucht keine Evolution, und deshalb hat der Osten ursprünglich nicht die evolutionäre Dynamik entwickelt, die der Westen auf Grund der Trinitäts-Dynamik entwickelt hat. Noch hat der Osten die Evolution des Bewusstseins (stages) in seine Lehren integriert, sondern lediglich die Zustände (states).

—

Die metaphysischen Gegebenheiten, welche eine traditionelle körperliche Praxis ausrichten und gestalten, die Weltbilder, allenfalls Gottesbilder, die großen Systeme, Philosophien, müssen und können sich selbst überlassen werden. In einer Praxis-Bildung müssen sie nicht transferiert werden. Traditionen können nicht andere Traditionen ersetzen. Wenn in unserem Dorf eine (wenn auch verlassene) Kirche steht, statt ein hinduistischer Tempel, ist das ein klarer Verweis auf unsere Wurzeln. Womit aber nicht gesagt werden soll, dass unsere Wurzeln nur christlich sind. Wir müssen noch weiter zurück gehen. Denn das Christentum ist schon in den frühesten Anfängen umgeprägt und, für unseren Kontext besonders wichtig, *entkörpert* worden, also gehen wir vor diese Einflüsse auf die Griechen zurück. Auf die Griechen vor Plato wohlgemerkt, denn auf dessen Nährboden wurde das Christentum entkörpert, so wie er es mit seiner eigenen Tradition getan hatte. Wir gelangen damit sowohl zu den vor-christlichen (den griechischen, nicht den jüdischen), als auch zu den christlichen Wurzeln (den jüdischen Wurzeln und dem Christus-Ereignis, das sich auf diesem Hintergrund abhebt).

Wir müssen und können Traditionen auch nicht übernehmen, um sie zu bewahren, weil sie in ihrer Heimat durch Verwestlichung verloren gehen. Denn das Übernehmen und

Bewahren wäre bereits wieder ein westlicher Akt. Wenn man helfen will, kann man die traditions-eigenen Ressourcen vor Ort stärken helfen. Traditionen müssen sich zudem aus sich selbst heraus reinigen, und es ist nicht westliche Aufgabe, den Osten von seinem metaphysischen Ballast zu befreien, sondern es ist seine Aufgabe, den Westen von seinem metaphysischen (und institutionellen und rationalistischen und reduktionistischen) Ballast zu befreien. Da hat er mehr als genug zu tun.

Philosophien und metaphysische Systeme aus anderen Kulturen zu übernehmen, ist nicht der Weg, denn er hilft uns nicht. Die physische Praxis ohne den Kontext zu übernehmen, ist auch nicht der Weg, denn dann machen wir das, was der Westen so gerne tut: vereinnahmen, reduzieren und funktionalisieren.

Wie bewegt sich der Mensch in der westlichen oder vom Westen geprägten Welt? Was ist die Aufgabe eines Bewegungssystems für den Menschen von heute, wenn es über die reine Physiologie hinaus wirken soll? Was ist integrale Bewegung?

Übernahmen von Systemen sind aus verschiedensten Gründen nicht die Lösung. Wenn wir also weder die physische Praxis noch das philosophische Weltbild einer Kultur übernehmen – was bleibt? Die Frage ist: Was machen diese Systeme, was der Westen nicht macht? Und die Antwort ist ganz einfach. So einfach, dass sie zu einfach erscheint. Aber sie ist nicht zu einfach.

Es ist die Wahrnehmungs-Schulung. Oder, etwas weniger pädagogisch ausgedrückt: die Kultivation der Wahrnehmung. Die körperliche Kognition und ihre Kultivation.

Ost, der Körper wird wahrgenommen. West, er wird trainiert. Ost, er ist erlebte, erfahrene, empfundene Realität. West, er ist eine Idee (da nicht erkannt, nur gewusst), oder das Gefährt, um unsere Ideen umher zu tragen, oder Werkzeug zur Leistungssteigerung oder Objekt zur Selbst-Erhöhung. Ost, er ist integriert in ein Ganzes, ist Teil dieses organischen Ganzen. West, er ist isoliert, ein Fremd-Körper.

In einer integralen Bewegungspraxis geht es nicht darum, besser zu werden. Es geht um die Bewegung hier und jetzt, um deren Kultivation und um die Kultivation durch Bewegung.

Dieses Nicht-Erreichen-Müssen ist deutlich sowohl in den östlichen Systemen als auch in den Wurzeln des Christentums verankert. Jesu Taufe – und damit jede Taufe – ist das Aktivieren der vollen Fülle, die schon immer da ist. Im östlichen Verständnis ist es die Nondualität, welche alles durchdringt, Athman und Brahman. Im Yoga nach Patanjali ist es der «Zustand, in welchem die um sich selbst kreisenden Aktivitäten gestoppt werden» (citta-vritti norodaha). Dann «ruht der Sehende in seiner Wesens-Identität».

Die Nondualität des Ostens und die christliche Einheits-Erfahrung sind jedoch nicht dasselbe. Im Osten geht es letztendlich um eine monistische Einheit, eine, wie im obigen Sutra benannte, Identität. In diesem monistischen Kontext ist die Entkörperung immer noch ein mögliches Szenario. Im christlichen Kontext ist die Entkörperung gar nicht möglich (auch wenn sie praktiziert wurde). Die christliche Einheits-Erfahrung dagegen ist immer relational, eine Beziehung. Das Tauf-Ereignis ist ein paradoxes, das heißt nicht linear fassbares Einheits-Ereignis, Vater und Sohn sind derselbe, ohne derselbe zu sein. Im christlichen Kontext macht es Sinn, im Sinne der Non-Dualität von Einheit oder Einssein zu sprechen. Eine Eins, die nicht monistisch «nur Eins» ist, sondern alles umfasst. Dieses Einssein stünde für den Christen mit der Taufe am Anfang des Weges und ist kein zu Erreichendes, fernes Ziel.

Der Weg des Christen wäre also ein Weg der Fülle. Eine individuelle Fülle im einzigartigen, gegenwärtigen Menschsein, welches sich der Welt schenkt, also andere Menschen begeistert, und sich schließlich (in der Eucharistie, dem finalen körperlichen Akt) für die Welt hingibt. Das Tauf-Erlebnis ist ich-zentriert, die Wirkkraft ist wir-zentriert, die letzte Hingabe ist eine Hingabe an eine Sache, die sowohl das Ich als auch das Wir übersteigt. Diese Dreiheit entspricht auch der buddhistischen Dreiheit von Buddha (ich), Sangha (Gemeinschaft) und Dharma (die Lehre, das Ganze). Ein Christ bewegt sich aus der Fülle und wird aus ihr bewegt, er muss sie nicht erreichen.

Nun, jedenfalls war das beim einen Christen der Fall. Schon seine Jünger hatten Mühe, das zu verstehen. Diejenigen Nachfolgerinnen und Nachfolger, welche das verstanden, die Mystiker, wurden dann von der platonischen und wieder von der neuplatonischen Welle verschluckt. Diese Welle entstand durch die Teilung und Entkörperung und fand ihren Ausdruck in der «Großen Kette des Seins».

Die Große Kette des Seins wurde von Plato, Aristoteles, Plotinus und Proclus entwickelt und im Mittelalter prägend vom Heiligen Thomas von Aquin weitergeführt. Das Modell ist ein

Stufen-Modell, welches, von oben nach unten, Gott, engelhafte Wesen (auch Dämonen, gefallene Engel), Menschen, Tiere, Pflanzen und Mineralien abstuft. Die unterste Stufe, die Mineralien, existieren, und nichts weiter. Eine andere Eigenschaft haben sie nicht. Jede nächste Stufe nimmt die Qualitäten der unteren Stufe in sich auf und fügt neue hinzu. Während Steine einfach existieren, existieren Pflanzen, und sie leben. Tiere existieren und leben nicht nur, sondern bewegen sich und ernähren sich von Pflanzen und anderen Tieren, und so weiter. Es entwickeln sich Stufen der Komplexität. Und das ist unzweifelhaft der Fall. Und so können wir heute auch subatomare Teilchen, atomare Teilchen, Atome, Moleküle, Zellen dieser Kette hinzufügen.

Der Mensch ist in dieser Kette zwischen dem endlichen Reich der Tiere und Pflanzen und dem unendlichen geistigen Reich der Engel und von Gott situiert. Er hat die Wahl, ob er sich nach unten orientiert und bewegt, also seinen Trieben folgt, oder ob er sich nach oben orientiert und bewegt, zu Gott hin. Vielleicht wird jetzt allmählich der Widerspruch klar, der sich hier zum Christus-Ereignis auftut. Das Christus-Ereignis beginnt in der Fülle, in der verkörperten Einheit. Es muss keine hierarchische Stufe vom Niederen zum Höheren erklommen werden. Man muss nichts erreichen, muss sich nichts verdienen, muss sich nicht hocharbeiten. Man lebt die gegebene Fülle. Sie wird im Leben verwirklicht. Doch genau dieser Aspekt ging verloren.

Zurück zur Großen Kette. Das Bild des niederen, von Trieben bewegten Körpers und des zu erreichenden reinen, lichtvollen Geistes, beziehungsweise des unerreichbaren Gottes, prägte unsere letzten 2000 Jahre und ist tief in uns eingeprägt. Selbst dann, wenn wir in unserer Selbstbezogenheit von heute meinen, wir hätten dies längst hinter uns. Wir sind geschichtliche Wesen, in einen ganz besonderen Augenblick hinein geboren. Man lässt Geschichte nicht hinter sich. Man ist sie.

Mit dem Modell der Großen Kette des Seins wurde also eine Hierarchie angelegt, die aus dem Geist der Entkörperung entstand. Man gebrauchte dafür das alttestamentarische Bild der Jakobsleiter. Man muss zu Gott hinauf steigen, sich hoch arbeiten.

Was auch heute, nach aller Aufklärung bleibt, und das muss uns aufhalten und umtreiben, bis wir einen Weg daraus heraus finden, ist dieser Nachgeschmack. Diese kaum oder nur vage wahrgenommene, aber deutlich eingeprägte Idee, dass Dichte weiter weg ist vom Spirituellen als das Subtilere. Je subtiler, desto spiritueller, je körperlicher, desto weltlicher. Dieses Konzept wird durch integrale Bewegung als falsch erkannt.

—

Dieser Glaubenssatz: je subtiler, desto spiritueller, je körperlicher, desto weltlicher, ist uns allen eingeprägt. Er sitzt so tief, dass wir ihn uns kaum so denken. Das Bewusstwerden und Formulieren hätte (und hat jetzt hoffentlich) zur Folge, dass er an Kraft verliert. Jedes Mal, wenn er bewusst wird, verliert er etwas mehr an Kraft. Solange er nicht bewusst wird, produziert er seine giftigen Dämpfe, die wir aufnehmen und dann in Gedanken, Urteile und Handlungen umsetzen, ohne dass uns die Wurzel und die Wurzel der Wurzel je auch nur flüchtig auffallen würde. So wird dann eine körperbetonte Yoga-Praxis als weniger spirituell wahrgenommen als eine, bei der man noch Mantras singt. Dieses «weniger spirituell» ist, je nach Bedürfnis, genau das, was man sucht, obwohl es dann eher «nicht esoterisch» genannt wird, oder es ist das, was man vermisst. Und anders herum: Nur schon der Hinweis darauf, Körper-Empfindungen wahrzunehmen, ist «esoterisch».

All dies nährt sich aus der Quelle der Entkörperung. Einer Entkörperung, die weder im Christentum, noch weiter zurück bei den vorplatonischen Kulturen angelegt ist.

Die Wahrnehmungs-Schulung wird verhindert, wenn wir Weltbilder, metaphysische und philosophische Inhalte oder fremde Begriffe übernehmen. Es sei denn natürlich, und das ist wichtig, wir nehmen sie als Impulse um uns zu fragen, was das genau für uns, dich und mich, jeden einzelnen, das Individuum des Westens in dieser Zeit, bedeutet, und – und das ist ebenso wichtig – uns diese Frage zu einer unmittelbaren Erfahrung hin bewegt.

Ein Kurzschluss ist, dass besagte Wahrnehmungsschulung nur innerhalb des östlichen Bewegungssystems möglich sei. Obwohl natürlich die Art der Fragestellung, aus welcher eine Bewegungsmethode sich entwickelt, entscheidenden Einfluss auf die Bewegung an sich hat, bedeutet dies nicht, dass die Wahrnehmung nur in diesem Rahmen möglich ist. Wenn «zentrieren» im Qigong primär Verwurzelung, Sinken und Entspannung bedeutet, heißt das einerseits nicht, dass wir «zentrieren» nicht auch in anderen Bewegungen erforschen können. Andererseits heißt es nicht, dass «zentrieren» nur die eben genannten Qualitäten umfasst. Zu zentrieren kann zum Beispiel auch heißen, die Rumpfmuskulatur (den «Core») zu stärken. In entsprechenden Anleitungen dazu kann die Empfindungsfähigkeit und das Subtilisieren genau so kultiviert werden wie in einer Qigong-Bewegung, auch wenn wir dabei Anderes empfinden und subtilisieren.

Weltbilder, fremde Götter, Worthülsen wie Achtsamkeit

oder Konzepte wie Qi können die direkte Wahrnehmung verhindern, weil sich der Verstand-Geist zwischen die Wahrnehmung und den Körper stellt. Der Verstand hat seinen Platz *nach* der Erfahrung. Zuerst muss etwas entstehen, dann kann man es verstehen wollen. Der Weg ist also, dass wir etwas wahrnehmen. Danach können wir allenfalls schauen, wie andere Systeme und Weltbilder diese Wahrnehmung interpretieren und integrieren, um Impulse zur eigenen Interpretation und Integration zu erhalten.

—

Mit der Platonisierung des westlichen Denkens fand eine Einschränkung der Wahrnehmung auf das rational Beobachtbare statt, und diese Einschränkung ging Hand in Hand mit der Entkörperung. Man könnte platonische Denker aufzählen und durch die Jahrhunderte über Descartes hinaus eine schöne, breite Linie ziehen bis in die heutige Zeit. Doch man kann auch einfach sagen: der Effekt des Rationalismus und der Entkörperung war flächendeckend und allumfassend. Davon betroffen sind nicht nur die Akademien, sondern alle Menschen der westlichen oder vom Westen beeinflussten Welt.

Die westliche Form der Wahrnehmung ist das Beobachten. Wissenschaft beruht auf Beobachtung und auf der Reproduzierbarkeit und damit Verifizierbarkeit dieser Beobachtung. Was mit der Entkörperung abhanden gekommen ist, ist die andere Seite der Wahrnehmungs-Münze: das Empfinden. «So weit meine Sehnsucht mich trug», das war Parmenides' Antrieb. Ein Empfinden. Körperbasierte oder Körper-integrierende Kognition.

Was in der Platonisierung verloren ging, war nicht die reine physische Bewegung. Schließlich bewegte man sich auch weiterhin im Westen. Die Empfindungsfähigkeit des Körpers wurde als irrelevant fallen gelassen, und damit die Bewegungen in den subtileren Bereichen der Wahrnehmung, des Geistes. Die fehlenden Bewegungen wurden schließlich durch Strukturen, durch philosophische und theologische Gebäude ersetzt.

Der Westen hat ein großes geistiges Potenzial und ein großes körperliches Manko. Das körperliche Manko bezieht sich nicht so sehr auf eine fehlende Körper-Kultur oder ein nicht vorhandenes Wissen von Zusammenhängen zwischen Gesundheit und Bewegung. Natürlich ist im Bereich des Wissens im Westen kein Manko vorhanden. Doch *wissen* und *kennen* ist nicht dasselbe. Das Manko bezieht sich auf die Spaltung von Körper und Geist, von Körper und Bewusstsein, und wieder nicht auf das Wissen, sondern auf das Erkennen. Deshalb haben wir nicht eine Körper-Kultur, sondern einen Körper-Kult, und deshalb entstehen aus wissenschaftlichen Fakten keine existenziellen Einsichten. Es gilt, das Entwurzelte, das in der Zeit Verlorene und das durch alleinige Differenzierung Abgespaltene wieder zu integrieren in eine Ganzheit, welche die Trennungen von Körper und Geist hinter sich lässt. Das Integrationsgefäß dazu muss jedoch erst geformt werden, weil der Westen keine solchen Gefäße entwickelt hat. Die Differenzierungs-Fähigkeit, welche in den letzten 2500 Jahren herausgearbeitet wurde, muss nicht abgelegt, sondern integriert werden. Ebenso gibt es unzählige Differenzierungen in Bezug auf den Körper, besonders auch in neuester Zeit, welche ein heutiges System unglaublich vielfältig machen. Ein «Zurück zur Natur» im Sinn einer Regression ist ebenso wenig Thema wie ein Herbeiziehen von Weisheiten und/oder Bewegungsformen aus dem Osten oder aus anderen indigenen Kulturen.

Dies ist auch und gerade in einer Zeit der Globalisierung von größter Wichtigkeit. Um etwas zu assimilieren, braucht es Wurzeln. Ansonsten findet eine Imitation statt, die keinen Boden hat, und damit keine Zukunft. Ein Dialog kann nur stattfinden, wenn zwei etwas einzubringen haben. Ein Austausch findet statt, wenn zwei etwas geben können. Eine Befruchtung findet statt, wenn etwas befruchtet werden und erblühen kann, was bereits vorhanden ist. Es ist an der Zeit für den westlichen und für den vom Westen geprägten Menschen, sich mit seinen kulturellen Wurzeln zu befassen und sich selbst darin zu verwurzeln. Dies geschieht jedoch nicht auf die Art und Weise, welche einst zur Entwurzelung führte, durch Vergeistigung und Abstraktion, sondern durch den radikal integrierenden Akt der Verkörperung. Der Körper wird zum Wahrgenommenen und zum Wahrnehmungs-Organ. Zum Organ der Erkenntnis. Damit diese Wahrnehmung greifen kann, müssen Jahrtausende alte Dualismen erkannt und überwunden werden. Der Irrtum, der sich in Variation immer wieder als die Überzeugung zeigt: je subtiler desto spiritueller, je physischer desto materieller, muss wieder und wieder erkannt werden. Was aus anderen Kulturen als Inspiration und zum Teil als Anleitung übernommen werden kann, ist die Schulung der Wahrnehmung, der Empfindungs-Fähigkeit, der verkörperten Kognition. Mit dieser Schulung kehren die Praktizierenden zugleich zurück an die verloren gegangene westliche Wurzel (und lassen die östlichen Formen des Körper-Geist-Dualismus, die dort ebenso gepflegt werden, hinter sich). Der Transfer von östlichen Bewegungs-Methoden in den Westen kann dabei als Phase 1 eines größeren Prozesses gesehen werden. Phase 2 differenziert und integriert. Sie übernimmt die Erkenntnisse betreffend Wahrnehmung aus den östlichen Traditionen und betreffend Körper aus der westlichen Wissenschaft, sie übernimmt methodische Erfahrungswerte aus beiden Kulturen und integriert alles in ein umfassendes System.

—

Ein Grund, die Prinzipien integraler Bewegung deutlich herauszuarbeiten, war für mich, dass ich in meinem eigenen Unterricht als Lehrer lernte, was für meine Studenten hilfreich ist und was nicht. So gibt es zum Beispiel das Konzept des Qi, Ki oder Prana. Dies sind kulturell geprägte Konzepte für etwas, das wir empfinden. Statt nun diese Begriffe einzuführen, ist es förderlicher, das körperliche, konkrete Empfinden dafür zu schulen, was die jeweilige (fremde) Kultur mit diesem Begriff umschreibt. Dadurch kommen wir zu einer direkten Erfahrung, statt uns plötzlich in der Situation zu finden, über Begriffe aus einer anderen Kultur diskutieren zu müssen. Innerlich oder äußerlich.

—

Wenn wir unser konkretes Erleben in Beziehung setzen zu Traditionen, können wir es vielleicht einbetten in ein größeres Verständnis. Vielleicht entsteht aber auch einfach Verwirrung und Entfremdung, und diese tarnen sich vielleicht sogar als Schein-Sicherheit. Denn die Traditionen, in welche wir einbetten, sind meist fremde Traditionen, nicht diejenigen, die wir vor unserer Haustür, ja im Generationen-Fundament unseres eigenen Hauses finden. Jedenfalls uns Westlern geht es so, denn ein noch nicht verstandenes Christentum hat zweitausend Jahre lang keine Tradition entwickelt, die Atem, Körper und Bewegung integrieren würde.

—

Das eigentliche Wachstumspotenzial entsteht nicht da, wo wir Modelle vergleichen und sie sich decken, sondern da, wo sie sich reiben. Hier beginnt die Entdeckungs-Reise ins eigene Selbst.

—

Die meisten Gedanken, die wir denken, die meisten Wertvorstellungen, die wir hegen, sind nicht unsere, sie sind ein kulturelles Produkt, das wir übernehmen, bevor wir es auch nur ein wenig reflektieren können. Am einfachsten zu erkennen ist dies, wenn wir uns in eine andere Kultur begeben. Sofort stoßen wir an Grenzen. Nichts von fließen im Begegnen, es sei denn, mit Händen und Füßen irgendwie klarkommen nennen wir fließen. Dann gewöhnen wir uns allmählich an die neuen kulturellen Muster, passen uns an, übernehmen sie. Und wenn wir nach Hause kommen, haben wir den Schock, also die Handlungsunfähigkeit, einfach in die andere Richtung.

Es existiert immer eine kollektiv-kulturell geformte Identität, die wir, paradoxerweise, als Ich bezeichnen. Selbst der erleuchtetste japanische Zenmeister ist noch ein japanischer Zenmeister, eine Gestalt kultureller Prägungen in einer Tradition.

—

Viele Menschen im Westen haben den Bezug zu ihrer eigenen spirituellen Tradition verloren oder nie gefunden und beziehen sich daher auf anderes, auf das, was sie am meisten anspricht oder ihnen gefällt.

Wir leben in einer multikulturellen Welt. Sozial, kulturell

und spirituell. Alle spirituellen Traditionen stehen uns offen. Wir können wählen, was in uns am meisten Resonanz auslöst, lassen uns von Menschen und Methoden aus den verschiedensten Traditionen ansprechen und antworten darauf. So sehr wir verbunden sind – gerade dadurch kann auch eine Entwurzelung entstehen. Wo bin ich eigentlich zu Hause?

Sind meine geistigen Wurzeln eine Wahl, die ich mir selber wähle? Sind sie willkürlich? Worin wurzeln die Wurzeln des Geistes? Wenn ich antworte, von welchem Standpunkt aus mache ich das? Worauf beziehe ich mich in meinem Leben? C.G. Jung hat es so formuliert: «Die entscheidende Frage für den Menschen ist: Bist du auf Unendliches bezogen oder nicht? Das ist das Kriterium des Lebens.»

Das alles sind ganz entscheidende Fragen, die wir uns an dieser Stelle der Köbi-Dynamik stellen können. Oder anders formuliert: Die früher oder später in der einen oder anderen Form auftauchen, wenn wir den integraldynamischen Prozess nicht behindern.

—

Er-innern. Ein nach innen Wenden, das nicht einfach passiv ist. Dermaßen präsent sein, dass jeder Moment vom anderen unterschieden werden kann. So gelangen wir sowohl ins Fließen als auch ins Jetzt.

Sich er-innern verweist zudem darauf, dass wir nicht *etwas*, etwas *Anderes*, er-innern, erwandeln. Es verweist auf sich selbst, sich er-innern verweist darauf, dass das eigene Innere er-innert wird. Das, was bereits voll und ganz da ist, wird durch einen Akt des Wahrgenommenseins, des Wahrseindürfens, wirklich. Es wird aktiviert, real, bewusst, kultiviert.

Interessant auch der englische Begriff remember.

Re-member. Sich wieder eingliedern, wieder Mitglied werden. Das Wort Glied wiederum verweist bereits auf dem körperlichen Aspekt. Member leitet sich her vom Sanskrit-Wort mamsam, dem Wort für Fleisch. Er-innern, re-member, ist also schon von seiner Wurzel her im Körper verankert. Wieder Fleisch werden.

Interessant, nicht? Man könnte meinen, wieder Geist zu werden sei das, was der Weg des Menschen ist. Warum wieder Fleisch werden? Um voll und ganz, total, hier anzukommen. Nicht einfach nur ein Fleischsack sein, ja und nicht einmal nur Gefäß für Geist zu sein, sondern Geistesgestalt. Ein kultivierter Körper wird durch er-innern kultiviert. Beobachtend und empfindend werden aus isolierten Einzelteilen des Körpers und aus dementsprechend eingeengten und verstümmelten Bewegungen durch eingliedern wieder ein Körperganzes und dementsprechend integrale Bewegungen.

Das ist der Kern integraler Bewegung, dieses Wieder-Eingliedern, das Begegnen, das ein Wieder-Begegnen und damit mehr als ein Nur-Begegnen ist.

Das Christentum hat zwar keinen solchen Weg entwickelt, im Gegensatz zu den östlichen Wegen. Doch wir sind hier trotzdem auch am Kern des Christentums. Die Grundlage des Christentums ist nicht der Glaube. Die Grundlage des Christentums ist Fleisch. Jesus, der Menschensohn. Gott ist Fleisch geworden. Tun wir es ihm nach. Tun, das Verb, das sich dann aufspaltet in begegnen, essen, feiern, heilen, reden, zuhören, lieben, lehren, wandern, vergeben, leiden, auferstehen…

Und somit ist die Erinnerungspraxis an sich, die Achtsamkeit, von der Wurzel her im Körper verankert. Das Sanskritwort smrti, welches mit Achtsamkeit übersetzt wird, heißt denn auch Erinnerung und leitet sich her von samarati, er erinnert sich.

Ach! So wenig gibt es zu tun! Alles, was wir brauchen, haben wir in uns! Den Weg, die Methoden, das Ziel.

Es ist dermaßen unkompliziert, dass man es kaum wahrhaben will.

Die Herausforderung als Lehrer, Mentor, Unterrichtender ist, es nicht kompliziert zu machen und sich auch nicht von Methoden, Besserwissern oder umtriebigen Schülern dazu verleiten zu lassen.

—

Die Rückkehr in die Stille des Herz-Geistes kennen wir aus dem Zen-Buddhismus, denn die Übersetzung dafür ist «Sesshin». Sesshin ist verwandt mit dem Chinesischen «Shen», was gerne als Geist übersetzt wird, aber auch ein Verb ist: ausdehnen. Das Ausdehnen kehrt ins Herz zurück. Das ist der große Köbi-Kreislauf: Vom Zentrum in eine neue Welt, diese neue Welt zurückbringend ins Zentrum, das dadurch zum neuen Zentrum wird.

—

Es ist nicht im Nachdenken, in welcher die Klarheit des Verstandes sich entfaltet, sondern in der Stille. Das Nachdenken mit all seinen Einsichten kann ein Weg zu dieser Stille sein. Die Stille aber ist unersetzlich.

—

Wenn Zweier-Dynamiken wirken, ist das Resultat, das angestrebt wird, ein Gleichgewicht, nicht Dynamik und Innovation. Yin und Yang sind das Paradebeispiel dafür, das Taiji-Zeichen ist die perfekte Illustration davon. Eine andere Yin-Yang-Illustration (hotu) zeichnet einen leeren Kreis, um den sich ein weißer und ein schwarzer Wirbel wirbelt. Es ist viel dynamischer. Ein Drittes (hier die Leere, wuji) macht es dynamisch. Die Natur strebt immer ein Gleichgewicht an. Innen und außen. Innerlich sorgt diese Dynamik zum Beispiel dazu, dass unsere Körpertemperatur möglichst konstant bleibt. Yin und Yang, die Dynamik polarer Einheit, strebt ein Gleichgewicht an. Darum sind zum Beispiel in der Traditionellen Chinesischen Medizin (TCM) Aspekte wie Leidenschaft nicht so en vogue. Auch eine Beziehung zwischen zwei Menschen strebt ein Gleichgewicht an, und das macht ja auch Sinn. Das heißt nicht, dass einzelne Begegnungen nicht auch heiß und leidenschaftlich sein können oder dass in einem Reinigungsprozess nicht auch mal die Fetzen fliegen. Aber über das Große gesehen ist das der Sinn einer Beziehung: Gleichgewicht. Interessant ist ja, dass diese Alten Chinesen das dualistische System von Yin und Yang viel differenzierter betrachtet haben. Sie haben daraus Trigramme gebastelt und diese zu Hexagrammen kombiniert. Diese 64 Hexagramme genügen, um den Wandel zu beschreiben. Doch es sind nicht 64 Zustände, sondern es sind – man rechne … die Zahl ist mir zu hoch – eine unglaubliche Zahl von Wandlungsmöglichkeiten, die sich daraus ergeben. Nun ja, sie haben natürlich keine «Trigramme gebastelt», entschuldige bitte. Sie haben ganz, ganz genau beobachtet.

Wir setzen im Yijing nicht Trigramme in Beziehung, sondern wir setzen bereits komplexe Beziehungen miteinander in Beziehung! Wahrhaftig!

—

Integrale Bewegung kultiviert alle Aspekte oder Ebenen des Seins. Wenn wir die Vielschichtigkeit auf eine Dreiheit reduzieren, kultiviert sie den Körper, die Wahrnehmung und die Interpretation. Traditionen nennen die zwei letzten Aspekte auch die subtile und die kausale Ebene, Qi und Yi, Prana und die Koshas und so weiter, wobei die einzelnen Begriffe und Traditionen zwar Ähnliches, aber nie dasselbe meinen. Denn natürlich sind Ebenen Unterscheidungen des Verstandes, sie dienen der Orientierung, existieren aber ebenso wenig, wie die Landkarte in der Landschaft existiert.

Integrale Bewegung arbeitet nur insofern mit solchen fremden Begriffen, als es darum geht, fremde Begriffe, die wir irgendwo aufgeschnappt oder scheinbar vermittelt bekommen haben, mit Leben zu füllen, sie aus ihrem Konzept-Dasein, welche sie in unserem fremdländischen Geist erst einmal sind und oft bleiben, herauszubefördern in die Gestalt des eigenen Menschseins.

—

Die Verbindung zur Kultur ist heute eine große Herausforderung. Einerseits wandelt sich unsere Kultur sehr schnell. Andererseits ist die Beliebigkeit nicht weit, wenn uns alle Kulturen aller Länder und Zeiten quasi frei zur Verfügung stehen. Das muss man sich mal vorstellen: Wie viel Verbindung wir heute haben, etwa im Vergleich zu einem Schweizer Bergbauern vor hundert Jahren. Daher ist es nicht gerecht, unser Interesse an anderen Kulturen nur als postmoderne Oberflächlichkeit abzutun. Auch wir arbeiten hier schließlich mit «Produkten» aus anderen Kulturen. Unsere eigene Kultur hat nun mal zweitausend Jahre lang kein Gebet des Atems und des Körpers kultiviert. Was soll man da machen? Wir arbeiten sehr ernsthaft damit.

—

Wir werden auf Anweisungen aus den Traditionen stoßen, die oftmals falsch verstanden und gelehrt werden – und damit höchst kontraproduktiv sein können. Etwas «das Brustbein senken», wie es im Taiji heißt, und «das Kinn fallen lassen» und «die Rippen einziehen», wie es im Yoga gerne heißt. Meist sind die Anweisungen richtig und die Missverständnisse durch Tradition geprägt.

Die Verknüpfung von Wellness und Spiritualität ist eine New-Age-Verknüpfung. Integrale Bewegung ist auch spirituelle Bewegung. Doch Spiritualität ist zur leeren Worthülse geworden. Zum Label für Wohlfühl-Oasen, wo Seelen baumeln.

Spiritualität definiere ich als das Bewusstsein, das sich selbst erforscht. Oder anders ausgedrückt: fortwährend beobachten und empfinden, differenzieren und integrieren, subtilisieren und verwesentlichen, das kann man zusammenfassen unter dem Wort Spiritualität, und auch unter dem Wort Achtsamkeit. Achtsamkeit ist der Anfang jeder Form von Spiritualität. Die Form, die geglückte Form, kann wieder durch einen Verbenhaufen verstanden beziehungsweise erforscht werden: zentrieren, öffnen, ausdehnen, begegnen, integrieren. Aus den englischen Bezeichnungen center, open, expand, blend, integrate ergibt sich das Kürzel coebi, und das ergibt im Schweizerdeutschen das Kürzel Köbi. «Köbi» ist ein heiterer, lockerer und spielerischer Begriff. Die fünf Verben von Köbi, diese Dynamik, die sie beschreiben, findet sich in jeder Gestalt, die glückt, sei es in einer Aikido-Interaktion, in einem Yoga-Flow, in der Taiji-Form, in einem kirchlichen Ritual oder in der alltäglichen Begegnung mit der Nachbarin. Zusammen mit den sechs Kultivationsverben bilden die fünf Köbi-Verben ein vielschichtiges Netz, mit dem wir bewusst in Beziehung treten können. Dadurch wird ein integraldynamischer Prozess gestartet, eine Dynamik, die Potenzial freisetzt, und dies in allen Bereichen und auf allen Ebenen des Menschseins.

Aus diesem Grund sind wir nicht hier für Wellness. Wellness wird nicht ausgeschlossen, und wunderbare Zustände werden sich hoffentlich im Laufe dieser Tage immer wieder einstellen. Doch daran anhaften wird nicht gelingen. Anhaften ist kein Verb des integraldynamischen Prozesses. Zustände sind flüchtig, sie kommen und gehen, und daher ist es bereits Teil des Prozesses, dies zu erkennen.

Yoga, Qigong, Taiji und weitere traditionelle Methoden sind verschiedene Gestalten des integraldynamischen Prozesses, es sind keine Wellness-Methoden. In ihrem Ursprung und Kern geht es immer um das Menschsein und um Befreiung aus selbstauferlegten Zwängen.

Qigong hat drei Grundpfeiler: atmen, entspannen, vergegenwärtigen. Vergegenwärtigen wird meist übersetzt mit Vorstellungskraft. Wir bewegen uns also, wenn wir diese drei Pfeiler beachten, im Qigong immer schon als Dreiheit. Ich nenne die Vorstellungskraft gerne ein Vergegenwärtigen, damit wir uns nicht etwas Realitätsfernes vorstellen (meist aus einem Mangel geboren), sondern die Bilder eher von innen her entstehen lassen. So ist die Vorstellungskraft bereits ein Ausdruck des sich entfaltenden Potenzials und nicht eine «Idee».

Im Unterrichten – von Qigong und auch bei allen anderen Methoden – ist da einerseits die Bewegung und andererseits sind da die «Prinzipien», also die Technik. Viele der Prinzipien der verschiedenen Methoden decken sich, werden aber natürlich anders benannt. Doch wir richten uns in allen Methoden auf. Wir entspannen, wo wir nur können. Wir halten das

Sprunggelenk, das Knie und die Hüfte auf einer Linie. Das Knie geht dorthin, wo die Zehen hinzeigen, und so weiter. Das sind strukturelle Gegebenheiten, die überall und immer dieselben sind. Dann gibt es methoden-spezifische Gewichtungen. Taiji und Qigong lassen das Becken gezielter senken als Yoga. Das liegt an den Bewegungen, die ausgeführt werden, und in einer anderen Gewichtung des Sinkens. Taiji und Qigong sind mehr nach unten gerichtet als Yoga. Doch natürlich ist auch im Yoga das Sinken essenziell.

Traditionelle Methoden sind immer auch Beschränkungen und basieren auf einer Form von Dualität von Materie und Geist, selbst wenn sie diese Dualität zu überwinden suchen. Sie machen dies, indem sie sagen: Alles ist Geist. Der Körper wird funktionalisiert, um Befreiung oder Erleuchtung zu erlangen. Darum braucht es eine neue Methodik. Eine integrale Methode, welche neu differenziert und integriert. Ein Vorschlag dafür ist RIVERS.

Man kann nicht Traditionen von außen reinigen. Man muss den ganze Hasen schlucken und dann die unverdaubaren Teile wieder ausspucken. Das ist ein fortdauernder Verdauungs-Prozess. Auch diese Dynamik folgt dem integraldynamischen Grundsatz: imitieren – integrieren – innovieren.

Traditionen müssen sich aus der Tradition heraus reinigen und ständig erneuern. Tun sie das nicht, erreichen sie die Menschen nicht mehr. Ein selbstreinigender Prozess.

Was nicht geht, ist, dass wir Versatzstücke aus Traditionen

herauslösen und geschickt in ein neues Framework integrieren. Selbst wenn dies noch so schön erscheint. Es ist und bleibt ein Mosaik aus Unverdautem.

—

Schon Franz von Assisi litt durch die zwangsläufige Institutionalisierung seiner einfachen, radikalen, naturverbundenen Lebensweise unter Depressionen. Er musste schriftliche Regeln aufstellen, um die ständig wachsende Bruderschaft als solche erhalten zu können, ja er wurde von der Bruderschaft, der Masse, aufgefordert, solche Regeln aufzustellen. Als sie zu streng ausfielen, weil sie ganz einfach sein eigenes – radikales – Leben widerspiegelten, wurde er von der Brudermasse aufgefordert, sie lockerer zu gestalten. Das ist ein schönes Beispiel, wie die Masse zwar einer Leitfigur folgen möchte, aber doch nicht wirklich. Die Masse lebt also weder ihr eigenes Potenzial, sondern folgt lieber jemand anderem, noch folgt sie der Leitfigur. Es fehlt, um es auf den Punkt zu bringen, an innerer Verpflichtung. Weder jemand anderem gegenüber, noch sich selbst gegenüber. Die innere Verpflichtung und die daraus folgende Radikalität, welche der Masse fehlt, ist die Qualität, welche die Leitfigur auszeichnet.

—

Wenn eine Vorstellung eine Erkenntnis ist, die aus Begriffen abgeleitet wurde, ist sie eine Verblendung, das heißt, sie verankert uns nicht im gegenwärtigen Entfalten. Darum muss, wie es schon in Patanjalis Yoga-Sutra in Vers 9 heißt, jede Art der Vorstellung freigelassen werden.

Im Qigong aber ist Vorstellungskraft einer der drei Pfeiler

(neben Entspannung und Atmung). Was ist damit gemeint? Eine Vorstellung, ein Bild, sollte ein Tor sein, durch das wir in einen möglichst tiefen Zustand gleiten. Aus dieser Tiefe kann sich dann ein umfassenderes (und bewussteres, weil kultiviertes) Jetzt entfalten.

Wobei gleiten das eigentliche Schlüsselwort ist. Eine gute Vorstellung ist das Surfbrett, nicht die Welle. Durch eine gute Vorstellung gleiten wir mühelos auf der Kraft des Jetzt, wir müssen nichts erzwingen, was nicht da ist. Aber sie ist die entscheidende Hilfe.

Eine Vorstellung ist also nichts Vor-gestelltes, das uns die Sicht verstellt, sondern eine Be-gleiterin, die uns zu gleiten hilft.

Wenn wir etwas in dieser Weise vorstellen, können wir es darstellen.

Dadurch können wir es werden. Dadurch können wir es sein.

—

Begriffe sind nicht da, um sie zu begreifen, sondern um von ihnen ergriffen zu werden.

Konkrete Gestalten sind immer von ihrer Zeit und ihrer Kultur geprägt. Der Kern der Praxis aber ist durch alle Zeiten und Kulturen derselbe: Wir werden still und öffnen uns. Wir werden so still, bis nur noch Sein ist, und in diesem Sein erkennen wir das Nichtsein ebenso wie das Werden. Wir zentrieren, öffnen, weiten, begegnen, integrieren. Wie sich diese Dynamik genau entfaltet, ist kulturell bedingt. Ob wir um zu zentrieren beten, ein Mantra singen, uns tanzend im Kreis drehen, die Glieder verrenken oder still auf einem Kissen sitzen. Wieso sich die Dynamik entfaltet, ist offen. Dass sie sich entfaltet, ist offensichtlich.

—

Wir sind eingebettet in eine größere Geschichte, in einen Mythos im positiven und ursprünglichen Sinn. Wir sind mit unserer Erfahrung nicht allein. Die alten Hindus kannten den Mythos als mithya. Mithya war der Versuch, das Unnennbare in Worte und Bilder zu fassen. Der Gegenpol dazu ist im Sanskrit sat, die absolute Wahrheit, die nicht in Worte, Bilder und Symbole zu fassen ist. Mithya ist das Fenster zu sat. Mithya wird manchmal mit unwahr, unwirklich übersetzt, was sehr oberflächlich ist. Mithya bezeichnet die relative Wirklichkeit im Gegensatz zur absoluten Wirklichkeit. Beide sind jedoch wirklich.

Andererseits sind es die Unterschiede im Verstehen dieser Begriffe, die so extrem spannend sind. Diese Unterschiede, die wir nicht einebnen müssen, können verschiedene Facetten aufzeigen. Sie können zudem eine evolutionäre Spannung erzeugen, die zu einem Dialog führen. Aus diesen Gründen werde ich immer wieder Begriffe einbringen, ohne ein oberflächliches Patchwork einer Schein-Universalität zu kreieren. Der Vorgang ist dann nicht, dass wir über Begriffe diskutieren. Wir lauschen den Resonanzen und erforschen uns selbst. Wenn daraus ein Dialog wird, um so besser. Doch Begriffs-Diskussionen braucht es nicht. Gleichzeitig steuern wir immer auf eine Bewegung hin, die von Begriffen gereinigt ist.

—

Begriffe sind eine Hilfe, um das individuelle Erfahren in etwas Größeres, Kulturelles einzubetten. Wenn ich immer wieder mal Begriffe aus anderen Kulturen und Zeiten bringe, dann möchte ich damit einerseits aufzeigen, dass es über Zeiten und Kulturen hinweg Verbindungen gibt, andererseits und vor allem aber möchte ich das eigene Erfahren in eine Mythologie einbetten. In eine Mythologie einzubetten bedeutet zu erkennen, dass wir Teile eines Größeren sind, und in jedem dieser Teile spiegelt sich das ganze Größere wieder. Ein Fraktal, ein Holon. Es geht darum, das eigene Erfahrungspotenzial, das sich auf ganz einzigartige Weise zeigt, als auch in jedem Menschen angelegtes Potenzial aufzuzeigen. Kurz: Du bist nicht allein mit deinen Erfahrungen. Andere Menschen in anderen Zeiten und Kulturen haben diese Erfahrungen auf diese oder jene Weise gemacht und reflektiert, differenziert und integriert. Aus diesem Prozess haben sich die Wege und Methoden entwickelt, die wir hier auch anwenden: Yoga, Taiji, Qigong. Meine Hinweise auf Anderes, scheinbar Fremdes und scheinbar Vergangenes sind als Integrationshilfe gedacht. Es geht nicht darum, dass sie abschrecken sollen, weil man sie noch nicht kennt. Es geht nicht darum, Begriffen anzuhaften, sonst kommen wir früher oder später wieder bei leeren Worthülsen an. Es geht nicht darum, sich mit ihnen zu identifizieren, sondern sich zu fragen, «OK, was hat dieser Begriff mit mir und meinem Leben zu tun?»

So fallen die Begriffe nach und nach weg, in einem positiven und einem negativen Sinn. P. Y. Deshpande, der Patanjalis Yoga-Sutras gekonnt kommentiert hat, sagt es sehr schön: «Wir müssen uns in der Richtung bewegen, in welche die Worte zeigen, und sie dabei zurücklassen.» Das ist der positive Sinn. Ich entdecke, dass die Worte mich weisen, gehe den Weg, den die Worte und ich zusammen bilden und gehe über sie hinaus. Wenn ich jedoch feststelle, dass die Worte nicht greifen, weil sie leere Begriffe sind oder beim besten Willen in mir keine Resonanz auslösen, kann ich sie fallen lassen. Das wäre der negative Sinn. Dramatisch wird es, wenn wir an leeren Worthülsen ohne Resonanzpotenzial festhalten.

—

Wenn wir heute im Westen von Yoga sprechen, meinen wir in der Regel Hatha Yoga, den körperbetonten, Asana-zentrierten Yoga. Hatha wird manchmal mit Sonne (ha) und Mond (tha) übersetzt, was aber nicht den Wurzeln im Sanskrit entspricht. Ha und tha entsprechen dem Yang und Yin, sie sind Ausdruck einer polardynamischen Einheit und bezeichnen zwei Urkräfte. Es wäre ebenso falsch, Yin und Yang mit Mond und Sonne zu übersetzen. Yin und Yang werden als polardynamische Einheit Taiji genannt. Das ist die Bedeutung der Bewegungsform, die wir Taiji nennen. Taiji und Hatha bedeuten daher im Grunde dasselbe. Doch die Wurzeln der beiden Begriffe könnten unterschiedlicher nicht sein und geben uns den Hinweis darauf, wie nach der jeweiligen Sicht diese Einheit verwirklicht werden soll. Und sie zeigen damit den fundamentalen Unterschied von Yoga und der Kampf- und Bewegungskunst Taiji auf. Hatha bedeutet ursprünglich Kraft, Hartnäckigkeit, aber auch Unterdrückung und Gewalt. Hier kommt das kriegerische Element zum Vorschein. Hatha Yoga ist das Fitness-Training der Yoga-Wege. Es diente ursprünglich zur Ertüchtigung derer, welche die anderen Yoga-Wege, vor allem den Königs-Weg Raja Yoga, begingen. Bei Qigong war es dasselbe. Boddhidharma, der von Indien nach China kam und den Buddhismus einführte, der vor allem aus sitzender Meditation bestand, führte auch körperliche Übungen ein, um die Meditierenden fit und wachsam zu halten. Die erste Quelle muss genährt werden, damit der Rest der Arbeit geschehen kann. Die erste Quelle gibt das Fundament. Eine Schwäche in der ersten Quelle führt zu Schläfrigkeit, Energieverlust, Antriebslosigkeit und vielerlei physischen Beschwerden. Hatha Yoga ist das Krafttraining des Yoga, zu dem es Willenskraft braucht, und das, neben Muskelkraft, die Willenskraft auch stärkt. Wenn wir lernen wollen, aus einem Fersensitz in den Handstand zu fließen, werden wir selbst erfahren, dass es Muskelkraft, Willenskraft und auch Hartnäckigkeit braucht, um dies zu erreichen. Auf einer subtileren Ebene braucht es anfänglich Willenskraft, um den Kultivationsprozess aufrecht zu erhalten. Es ist einfacher, abzuschweifen, sich Tagträumen hinzugeben, schläfrig zu sein, als fortwährend zu differenzieren, zu bezeugen, zu verwesentlichen. Dazu braucht es, jedenfalls zu Beginn, in der Tat Ausdauer und Hingabe. Gewalt und Unterdrückung sind weitere kriegerische Begriffe. Die Unterdrückung ist ein wichtiger Aspekt im Yoga, den wir aber, da wir spätestens seit der Einführung der Psychologie um die Problematik von Unterdrücktem wissen, umformulieren müssen. «Zur Ruhe kommen lassen», wie es P. Y. Deshpande formuliert, scheint eine bessere und treffendere Bezeichnung zu sein. Die treffendste Übersetzung für das entsprechende Sanskrit-Wort «nirodha» ist einfach: stoppen. Die Frage ist jedoch, wie dieses Stoppen gelingt, und da ist «zur Ruhe kommen lassen» förderlicher als «unterdrücken». Denn es zeigt sich, dass viele Yoga-Praktizierende, die Yoga mit einer gewissen Intensität (hatha) praktizieren, ein ausgeglicheneres Leben führen (solange sie nicht in ein Extrem kippen). Nach meiner Beobachtung hat dies damit zu tun, dass Exzesse durch Triebe entstehen, und Triebe sind im Wesentlichen das Verlangen nach Intimität.

—

Kaum bringt man Begriffe wie Ost und West, ist man ganz grob am Verallgemeinern. Ich möchte aber auch nur kurz auf eine allgemeine Tendenz aufmerksam machen und keine Dissertation produzieren. Der traditionelle Osten hat nicht die Trennung von Herz und Geist oder Herz und Kopf entwickelt, wie das der Westen gemacht hat. Der Herz-Geist ist eine Form des Verstandes und hat herzlich wenig mit dem romantisch gefärbten Verständnis von Herz (und damit verbundenem Schmerz) im Westen zu tun. Intensive Emotionen werden zum Beispiel in der TCM (Traditionelle Chinesische Medizin) eher der Leber zugeordnet als dem Herzen. Das Herz ist eine sensitive Antenne für intuitives Erkennen von Weisheit, Liebe, Einheit, Ästhetik und anderen Qualitäten, die subtiler sind als die Machenschaften des Ego. Andererseits ist der Osten nicht durch dieselbe Romantik gegangen, von der wir noch heute zehren, sei es in wehmütigen korsischen Gesängen, im neuesten Hitparaden-Herzschmelzer, im Kino-Film oder in verborgenen Sehnsüchten nach dem Prinzen und dem mythologischen Helden. Der Osten hat auch nicht die Leidenschaft entwickelt, wie wir ihn im Süden Europas und in Südamerika finden. Der Tango. Der Flamenco. Die portugiesische Saudade im Fado. Alles Qualitäten, die ich nicht missen möchte. Genauso wenig wie die mitfühlende Besonnenheit des Reichs der aufgehenden Sonne. Integraldynamik sagt nicht entweder oder. Sie lädt ein, das gesamte Spektrum zu erfahren und zu integrieren.

—

Alles riskieren, um die Liebe zu leben. Dieses Ja zur Fülle und Intensität liegt an der Wurzel unserer spirituellen Kultur. Zusammen Feste feiern, das Leben teilen, hinabsteigen in das Reich des Geistes, welches auch das Reich des Menschen ist, das sich in einem leidenschaftlichen Blickkontakt zeigt, in einem sanften Lächeln, im gemeinsamen Bewegtsein, im Miteinander und Füreinander. Verwirklichung finden in der Welt, im Zusammensein, im Berühren und Berührtwerden, im Jetzt. Nicht im Himmel, im Jenseits, im Danach, im Nirvana. Still und leise nagt im Hinterkopf der Gedanke in uns, dass mit der Schöpfung etwas schief gegangen ist. Dass dieser Download in die Manifestation voller Viren ist. Dass es perfekte Formen gibt, von denen wir aber nur ein Zerrbild sind, Plato lässt grüßen. Wir sehen die perfekten Formen am ehesten in Magazinen und im Internet und möchten auch so sein. Irgendwie verschwurbelt und unbewusst meinen wir, dass hier unten Chaos und dort oben Ordnung herrscht. Dass wir erlöst werden müssen. Dass wir eine Leiter hochklettern müssen. Dass wir befreit werden müssen. Wir haben das so mitbekommen, es wurde uns so gelehrt, oder eher impliziert, darum ist es so schwer zu fassen. Doch zumindest unsere kulturellen Wurzeln (nicht die institutionalisierte Religion) sagen klar nein zu solchen Dualismen. Die daoistische Lebenshaltung (nicht die Religion) sagt dies auch. Alles ist das Dao! Der Zen-Buddhismus sagt das auch. Doch wir sind geprägt von platonischen Ideen. Von der Vorstellung eines perfekten Paradieses und einem mehr schlechten als rechten Abklatsch genannt Erde. Und so hat Plato schon vor zweitausend Jahren Herrn Parmenides auf den Kopf gestellt, danach hat man die christliche Tradition schon in den Anfängen platonisiert und heute noch sieht man das Dao und Buddha durch diese Irr-Brille. Wir meinen, wir müssten uns hocharbeiten, Stufe um Stufe. Wir seien getrennt. Ich arbeite auch oft mit dem Modell, welches das Ganze in einen grobstofflichen, einen subtilen, einen kausalen Aspekt, einen Raum des Ich-Bin (turya) und einen Raum des So-Seins (turyatita) unterteilt. Das Modell ist, wie die fremden Begriffe schon andeuten, buddhistisch geprägt. Doch es gibt diese Abstufung im Sinn einer Wertung nicht, und die Prägung möchte ich gerne immer wieder überwinden. Es gibt keine Sprossen, keine Leiter, keine Ebenen der Realität. Das sind alles Modelle, Landkarten zur Orientierung, aber nicht die Landschaft. Sie helfen uns, Erfahrungsräume zu öffnen und Erfahrungen zu integrieren. Doch es gibt keine Trennung von Körper, Psyche, Seele, Geist. Das bedeutet nicht, dass alles Körper ist, oder alles Geist, oder alles irgendeine Ursuppe. Körper, Psyche, Seele und Geist sind Fokuspunkte. Wenn ich hier mit dem Fotoapparat stehe, kann ich auf die nächste Person fokussieren, oder auf den Baum dahinter, auf den Strand oder auf das Meer, auf die Wellen oder den Horizont. Aber es ist immer alles als Einheit da, als ein Bild, ich setze nur den Fokus verschieden. Dadurch gestalte ich das Bild, die Realität. Ich gestalte sie, doch ich erschaffe sie nicht. Und die Trennungen existieren zwar, vor allem auf der grobstofflichen «Ebene», doch es gibt nichts Abgetrenntes. Meer und Strand, Baum und Wasser, Sonne und Wind, sie sind alle vernetzt. Manchmal ist nicht ganz klar: höre ich jetzt das Rauschen des Windes in den Pinien, oder höre ich das Rauschen des Meeres? Sobald die Wahrnehmung subtiler wird, verschwinden klare Grenzen relativ schnell. Bruno Barnhart, ein christlicher Mönch, beschrieb diese Nicht-Getrenntheit von Fülle und Stille, von Himmel und Erde, in seinem Buch Second Simplicity so: «Es gibt ein Geheimnis im Herzen des Lebens, und es ist nicht nur unbewegtes weißes Licht. Es ist nicht nur der Stillpunkt der sich drehenden Welt, nicht nur das lichterfüllte, leere Zentrum. Es ist auch der Löwe des Feuers, die unaufhörliche Explosion des sich weitenden Seins, ein sich schnell vermehrendes Leben aus dem Zentrum heraus. Es ist die quellhafte Energie, die sich überall und in jeder Form ausdrücken möchte. … Es ist nicht nur verborgen, sondern auch manifestiert.»

—

Wenn wir den Körper wahrnehmen, immer differenzierter, immer subtiler, wird aus der Beobachter-Perspektive eine intime Perspektive. Denn spüren – fühlen – empfinden ist eine Subtilisierung in die Intimität hinein. Was sich durch eine fortdauernde Praxis ergibt, ist, dass sich die Trennung von Wahrnehmendem und Wahrgenommenem auflöst. Die scheinbare Trennung von Körper und Geist oder Materiellem und Geistigem wird aufgehoben. Die scheinbare Trennung von Logos und Eros, von Wort und Fleisch.

Wir «landen» im Körper. Kommen an im Da. So sehr, dass unser Da-Sein eine Qualität des Ja-Seins entwickelt. Eine Qualität der Ausrichtung und des Eingebettet-Seins.

Dieser Vorgang, den wir wieder und wieder praktizieren, ist als Mythos in unserer Kultur angelegt. Ja, er ist die Wurzel unserer Kultur. Das Ereignis des Ankommens, so sehr im Intimen und Dunklen, dass daraus in der Mitte des Herzens ein neues Licht entsteht, das Veraltetes verbrennt und das Miteinander radikal ins Zentrum stellt, nennen wir Weihnachten. Sein Leben, das deutlich macht, dass eine Trennung von Körper und Geist nicht gültig ist, nennen wirkliche Christen Jesus. Den Mythos, die große Geschichte, die uns allen inne wohnt, nennen wirkliche Christen Christus.

Natürlich wurde viel verschüttet, viel pervertiert, viel missverstanden, darum sage ich auch: wirkliche Christen. Doch jenseits von metaphysischem, geschichtlichem und aktuellem Ballast, ja jenseits von Begriffen, ist dies der Vorgang, den wir jedes Mal praktizieren, wenn wir uns integral bewegen.

Die kritische Überprüfung starrer Traditionen und verhärteter Strukturen, die Spontaneität, Kreativität, ja Innovation, in welcher der Mensch im Zentrum steht, wurde uns in unserer kulturellen Wurzel bildhaft angelegt. Die Liebe über Grenzen hinweg – über geographische Grenzen, ethnische Grenzen, also die Horizontale; die Liebe zur Erde und zum Größeren, also die Vertikale – steht über allem. Das Verkörpern ist unsere Urwurzel («das Wort wurde Fleisch»), und zwar ein Verkörpern, das nicht getrennt ist, weder von der Umwelt und Welt, noch von anderen Menschen, noch – und das ist der springende Punkt – vom Geist selbst. Wir sind der verkörperte Kosmos, kein vom Himmel Gefallenes, das irgendwie den Rückweg finden muss, am besten indem man die Fülle verneint und sich nur der Stille zuwendet, durch Verneinung des Körpers, ach, wenn ich doch nur daraus befreit würde. Ich hatte mal einen Lehrer, ein sehr intelligenter, vernünftiger, wunderbarer Mensch, ein Priester dazu, der aber vom Körper als «Gorps» (Rülpser) sprach, und dazu noch in seinem Ostschweizer Dialekt, wodurch das Wort zu einem einzigen Laut wird, von dem es einem schon fast schlecht wird.

Die Griechen nannten sie Eros, die gestaltende Kraft, die vorwärts treibt und quasi von unten her die Welt gestaltet. Und sie nannten die sich niedersenkende kreative Kraft Agape. Die verbindende Liebe. Agape ist metta im Theravada Buddhismus, maitri im Sanskrit. Der Hinduismus ist wie unser Christentum eine Befreiungsreligion, und so wurde und wird auch Yoga, wenn man es innerhalb einer Religion praktiziert, als Befreiungs-Praxis praktiziert. Erst in späteren Auffächerungen wurde die Frage gestellt, wohin man denn befreit – nur ins Nirvana oder vielleicht doch in die Welt hinein? In die Horizontale oder in die Vertikale? Nicht nur der Buddhismus findet dazu verschiedene Antworten, woraus verschiedene Richtungen entstanden. Auch im kirchlichen Christentum wurde diese Frage fundamental falsch beantwortet, nur die Mystiker haben verstanden, worum es geht. Ein integrales Bewusstsein kann heute auf die Frage, wohin die Reise geht, nach oben oder unten, in die Welt oder aus der Welt hinaus, antworten: beides. Und das Herz dieser zwei Dimensionen, wo sie sich treffen, woraus sie strömen, ist das Herz.

—

Öffnen ist dynamischer als loslassen. Es hat mehr Potenzial und ist ausgerichteter. Entspannen, loslassen, empfänglich und gebend sein sind im Öffnen drin, wenn wir es richtig machen. Öffnen ist loslassen. Darum spreche ich vermehrt vom Öffnen. Das ist übrigens die Qualität, welche Christen als Kenosis bezeichnen, leer werden, Entäußerung. Das buddhistische shunyata, die Leerheit, ist hier auch drin.

—

Atha ist das erste Wort der Yoga-Sutras. Atha yoga anushasanam, jetzt beginnt die Praxis des Yoga. Jetzt und hier, nicht irgendwann und irgendwo. In diesem Hier und Jetzt ist bereits die Ausrichtung unseres inneren Kompasses drin. Es ist die Linie, welche das Hier der ersten Quelle am Damm und das Jetzt der siebten Quelle am Scheitel zusammen bilden.

—

Jedes Mal, wenn wir eine Bewegung ausdehnen und in die Mitte zurückführen, kommen wir als andere Menschen zurück. Ich sage das immer wieder, und ihr lächelt vielleicht etwas mitleidig, der Martin, ein Poet und Melodramatiker, und dann geht ihr nach Hause und wundert euch, weshalb das Leben ein anders ist. Wir berühren neues Leben, aktivieren Potenzial, wir wechseln Perspektiven, kommen als Geweckte nach Hause, als Andere. Doch das Zuhause ist noch dasselbe. Das verursacht Reibung. Und unsere Potenziale – deren Erwachen wir während der Woche vielleicht gar nicht bewusst wahrnehmen – würden wieder einschlafen, würden sie nicht sofort getestet und geschliffen werden, damit sie sich entfalten und zeigen müssen. Das Universum wird mobilisiert und scheinbar äußere Prozesse – Menschen, Ereignisse – kommen in Gang, damit wir die Richtung gehen, nach der wir uns in Korsika ausgerichtet haben. Das ist unsere Praxis, das ist unser Weg. 100 Billionen Zellen hat unser Körper. 100 Billionen Kompasse, die wir wieder ausrichten können. Stell dir diese Kraft vor, wenn 100 Billionen Einheiten in einer einzigen Ausrichtung vernetzt sind! Die Epi-Genetik zeigt uns eindrücklich, dass Zellen miteinander arbeiten. Es ist immer ein Miteinander. Stell dir die Kraft vor, wenn wir dieses Miteinander kultivieren. Wenn wir nicht andauernd widersprüchlichen Kräften in uns selbst ausgesetzt sind. Wenn jede Zelle, jede Quelle des Empfindens, bestehend aus Milliarden von Zellen, ihren Beitrag leistet. Der Körper ist nicht Gefäß für Geist, für Spirituelles. Er ist die dichteste Form des Spirituellen. Wir haben den Weg zu uns in uns. Das haben die Menschen durch alle Zeiten immer wieder erkannt und benannt. Die verschiedenen Begriffe sind verschiedene Perspektiven auf dasselbe, sie haben also auch Unterschiede, doch weisen auf dasselbe hin. Diese innere Weisheit und Kraft heißt im Yoga buddhi. Buddhi kommt von der Wurzel bodh, wissen, und Buddha ist natürlich auch davon abgeleitet. Buddhi sitzt im Herzen des Herzens. Buddhi ist diejenige Qualität in uns, die verschiedene Perspektiven zulassen kann und ihre Werte sieht. Durch diese Qualität sehen (empfinden) wir höhere Stimmigkeiten, das Eine im Vielen, das Viele als Eines. Um zu dieser Stimme, dieser Qualität, diesem Ort zu kommen, studieren wir uns selbst (svadhyaya). Wir sind unser Kultivations-Futter. Durch das Selbst-Studium lösen wir alle oberflächlichen Stimmen auf, diejenigen Stimmen, die entstehen und vergehen, eine Schicht nach der anderen. Im Buddhismus heißt diese innere Kraft und Ausrichtung sati. Einer der wichtigsten Texte des Theravada-Buddhismus ist das Satipatthana Sutta. Sati wird mit Achtsamkeit übersetzt – seufz. Es ist so viel mehr. Sati ist eine Kraft, die wir durch Achtsamkeit entwickeln oder erreichen – oder die sich endlich entfalten kann, wenn wir das Unnötige sein lassen. Wir übergeben uns sati, übergeben uns buddhi, auf dass es seine transformative Kraft entfalte, und werden dadurch entfaltet. Dieses Sich-Übergeben ist natürlich ein Reinigungsprozess. Von dem her kann man sati schon als Achtsamkeit übersetzen, wenn man Achtsamkeit als Codewort für eine Ansammlung von Verben betrachtet, vor allem der Kultivationsverben: bezeugen und empfinden, differenzieren und integrieren, subtilisieren und verwesentlichen. Im Chinesischen heißt diese innere Kraft xin und shen, der Herz-Geist, im Christentum ist es die Kraft des Heiligen Geistes. Die Ausrichtung unseres inneren Kompasses heißt im Yoga vidya. Vidya wird oft als Klarheit übersetzt – ein Nomen. Eigentlich bedeutet es *wirklich durchdringen*. Ein Verb. Wie ein starker Laserstrahl richten wir uns klar aus und durchbrennen alle Hindernisse. Vidya ist nicht nur das Ausrichten des Kompasses, es ist die Entscheidung, dem Kompass zu folgen, ohne Wenn und Aber, ohne links und rechts. Der Gegenbegriff ist avidya, die Unwissenheit oder Ignoranz, doch auch hier, es bezeichnet eher ein Handeln, das nur halbherzig geschieht. Vidya hingegen geschieht aus vollem Herzen. Wir erinnern uns, dass auch im Chinesischen shen, das als Geist oder Herz-Geist übersetzt wird, ein Verb enthalten ist, das Verb ausdehnen (wie auch die Wurzel tan des Tantra ausdehnen bedeutet). Dieses Ausdehnen hat eine klare Richtung. Wir dehnen nicht einfach mal ein bisschen aus und schauen, wohin es uns treibt. Seht ihr, wie vielschichtig vernetzt das Ganze ist, und wie verschiedene Zeiten und Kulturen diese Vernetzung kartographiert haben, um Orientierung zu bieten?

—

Im Laufe des integraldynamischen Prozesses übersteigt man stereotype duale Prozesse. Nicht, indem wir sie verneinen, sondern indem wir sie differenzieren. Die Trigramme des chinesischen Yijing, des Buches der Wandlungen, zeigen das auf, welche sich auch schön in Analogie mit der Chaosforschung und mit dem genetischen Code bringen lassen; Gurdijeff nennt es das Gesetz der Drei; die erst allmählich verstandene Trinität ist die innerste Dynamik des Christentums; es sind die drei Pfeiler des Buddhismus, buddha (Selbst), dharma (Lehre) und sangha (Gemeinschaft). Im Daoismus ist es die Dynamik zwischen den drei Dantian, den drei zentralsten Energiezentren. In der franziskanischen Spiritualität spricht Bonaventura von drei Büchern: dem Buch der Schöpfung, dem Heiligen Buch und dem Buch des Lebens. Das Buch der Schöpfung, die Schöpfung selbst also, führt uns hin zum Unsagbaren, Unsichtbaren, Unfassbaren, welches sich in der Schöpfung sichtbar und fassbar macht. Das heilige Buch ist die Heilige Schrift, die Lehre – die Gebrauchsanweisung, die Landkarte, das Selbsthilfebuch. Das Buch des Lebens zeigt sich in der Sehnsucht, der wir folgen, und der Lebensgeschichte, die daraus entsteht.

Auch im Hinduismus gibt es ein göttliches Eins, das aus drei Kräften besteht (trimurti): Brahma, der Schöpfer, Vishnu, der

Erhalter und Shiva, der Zerstörer. Diese Dreiheit wird auch mit den drei gunas begründet, den Grundursachen der Wirkungen und Tätigkeiten: tama, raja und sattva. Tama bedeutet Unwissenheit, Trägheit, geistige Dunkelheit. Die tamas sind Shiva zugeordnet, der diese zerstört. Die rajas sind Aktivität, Leidenschaft, Bewegung und Neubeginn und werden mit Brahma verbunden. Sattva (hier finden wir sat wieder), bedeutet Klarheit, Güte und Harmonie und wird mit Vishnu in Verbindung gebracht. Aus diesen gunas entstehen wiederum vrittis, Geistes-Zustände. In Patanjalis Yoga-Sutras heißt es gleich zu Beginn: yogas citta vrittih nirodha: «Yoga ist jener innere Zustand, in welchem die seelisch-geistigen Reaktionen zur Ruhe kommen», also jene Geistes-Zustände, die um sich selber kreisen. Es gibt auch eine weibliche göttliche Dreiheit, tridevi genannt, mit Saraswati der Schöpferin, Lakshmi der Erhaltenden und Kali der Zerstörerin. (Warum es in der christlichen Trinität kein weibliches Gegenstück gibt? Weil diese nicht als männlich und weiblich funktioniert, auch wenn sie männlich formuliert ist. Jede Qualität kann sowohl männliche als auch weibliche Qualitäten annehmen.)

—

Wie im chinesischen System der Fünf Wandlungsphasen oder Fünf Elemente gibt es im Yoga und Ayurveda Fünf Winde, vayu, fünf Formen der Lebensenergie. Das chinesische System nennt die Lebensenergie Qi und das ayurvedische Prana. Beide Systeme differenzieren diese Begriffe dann sehr stark in Unterkategorien. Die fünf vayus sind: prana, apana, vyana, udana und samana, wobei dieses prana nun schon eine Differenzierung zum Sammelbegriff Prana bedeutet. Apana ist die sinkende Energie, und diese ist die Voraussetzung, damit prana fließen kann. So wie wir im Taiji sinken, damit das Qi fließen kann. Auch im Yoga hat das Sinken, sich einlassen und sein lassen, also einen ganz wichtigen Stellenwert. Natürlich lassen sich die Fünf Winde mit der Köbi-Dynamik in Verbindung setzen.

—

Einige von euch sind auf das Thema Tantra gekommen, kopfschüttelnd, lachend, denn das ist Tantra bei uns meistens: einfach lächerlich. Tantra ist oft reduziert worden auf Primitives, Ungehemmtes, welches sich als Spirituelles ausgibt. Aber das ist eine andere Geschichte. Doch was wir hier machen, wäre dem tantrischen Weg zuzuordnen. Denn wir befreien uns nicht in ein Nirvana. Wir bleiben nicht auf der Insel. Unser Weg führt zurück ins Leben, in ein kompetenteres, lebendigeres Leben. Integrale Bewegung ist keine Welt-Flucht, kein Abwenden von der Welt. Wir wenden uns hin, suchen und versuchen die Welt.

Es ist schade, hat Tantra bei uns diesen Geschmack des Lächerlichen oder Abstrusen, etwas verrucht, verwegen oder verrückt. Auch im Osten wird damit Unfug betrieben. Darum ist dieser Weg fast verloren gegangen. Man hat im Namen der Integrität das Kind mit dem Bade ausgeschüttet. Mit dem Verneinen der Sinnlichkeit als legitimem Weg hat man die gesamte Intimität verworfen. Einst hat man aus Chakras gelernt, heute lernt man über die Chakras. Aus Erfahrungspotenzial wurden Tabellen, aus Erfahrungswelten Tabletten.

—

Es gibt Dinge, die nicht übermittelt oder vermittelt werden können, sondern die sich nur in einem direkten, unmittelbaren Miteinander offenbaren können. Dieses Miteinander kultivieren wir in uns selbst, indem wir uns in Beziehung setzen. Ich (die Wahrnehmung), der Körper und Yoga zum Beispiel. So entsteht eine dynamische Dreiheit und ein intimes Lernfeld. Auf dieselbe Weise kann ein intimes Lernfeld entstehen, wenn ihr euch in Bezug zu mir setzt. Wenn ich nicht einfach das Objekt bin, das euch Inhalte übermittelt, ich Sender, ihr Empfänger, dazwischen die Botschaft, fertig, alle und alles auswechselbar. Denn da ist kein Dialog, kein Miteinander drin. Wir können uns jedoch nur in einem Dreieck zueinander in Beziehung setzen. Ich, du und unser gemeinsames Interesse, also eine Form von Bewegung. Tun wir das, entsteht ein intimes Lernfeld. Wir sind Weggefährten, und letztendlich bin nicht ich der Meister oder Lehrer, sondern Yoga, Qigong, Taiji oder die reine Bewegung ist die Meisterin. Wir hören beide hin, schauen beide hin, und fragen uns dann: «Siehst du das auch so?» Ich habe ein paar Jahre mehr auf dem Buckel des Hinhörens und -Sehens, deshalb sehe ich es anders, manchmal hoffentlich etwas differenzierter, dafür bin ich da. So beginnt ein Dialog in der Dreiheit. Das ist der tantrische Weg, im Gegensatz zum Dozenten, der einer anonymen Masse einen ewig gleichen Inhalt rüber schiebt. Das Dreieck ist je nach Konstellation unterschiedlich gewichtet. Die einen gewichten mich etwas stärker als andere. Dann müssen sie aber auch die Praxis dementsprechend stärker gewichten. Jeder und jede kann sich innerhalb des Dreiecks so in Beziehung zu mir setzen, wie es stimmig ist. Wichtig ist das Dreieck. Das Dritte, also unser gemeinsames Interesse, darf nicht verloren gehen, sonst interessieren wir uns nur noch für uns selber, und das ist dann keine Lern-Beziehung mehr, sondern eine private Beziehung. Obwohl ich uns als Weggefährten auf Augenhöhe sehe, ist das nicht die Idee. Die Idee ist immer, dass ich auch mit euch lerne. Und manchmal mache ich auch Fehler, denn die sind das Zeichen, dass Lernen geschieht. Ich sage vielleicht etwas, das nur aus einer bestimmten Perspektive stimmt, komme selber aber nicht darauf, dass dies aus einer anderen Perspektive falsch sein könnte. Ihr bringt die andere Perspektive ein, wir haben einen konstruktiven Dissens, der Wachstumspotenzial freisetzt. Das ist Gemeinschaft, nicht ein ewiges Wohlfühl-Lächeln-Begegnen, das man ja nicht stören darf mit einer anderen Perspektive. Die gemeinschaftliche Qualität, die hier entsteht und die viele so schätzen, kann auch nur durch das Dreieck entstehen. Wir alle haben ein gemeinsames Interesse, auch wenn in diesem Interessensfeld die Schwerpunkte bei jedem ein wenig anders liegen. Dieses gemeinsame Dritte ermöglicht uns, aufeinander zuzugehen, aufeinander einzugehen und manchmal auch, ineinander aufzugehen, ohne dass es privat oder unklar oder schlüpfrig wird.

—

Für jede Quelle des Empfindens gibt es ein Lied, sagt der Vijnana Bhairava Tantra-Text sehr schön. Das nehmen wir ernst, denn dieser poetische Text ist nicht nur schön, er ist eine ganz konkrete Anleitung.

—

Die Traditionellen Chinesen haben die Köbi-Dynamik in den Fünf Wandlungsphasen (auch Fünf Elemente) beschrieben. Zentrieren entspricht dem Element Wasser, öffnen dem Holz, ausdehnen dem Feuer, begegnen der Erde und integrieren dem Metall. Das Wasser (zentrieren) ist das große Yin, das Holz (öffnen) das kleine Yang, das Feuer (ausdehnen) das große Yang, die Erde (begegnen) ist neutral, das Metall (integrieren) das kleine Yin.

Yin ist das Weibliche, Empfangende, Zulassende, Sich-Einlassende.

Yang ist das Männliche, Zielorientierte, Tuende. Die Köbi-Dynamik beschreibt im Gewand der Fünf Wandlungsphasen einen Zyklus vom Sein ins Tun und wieder zurück. Dabei gibt es einen dynamischen Stillpunkt, eine Phase der Ausgeglichenheit: die Erde, das Begegnen.

Wir kommen kollektiv nicht zur Ruhe, weil wir nicht ankommen. Wir streben immer weiter, wir kommen nicht ins Begegnen oder bleiben nicht darin. Dieser Zyklus gibt uns den Hinweis darauf, dass wir nicht das Yin kultivieren müssen, um aus dem Yang-Zwang herauszufinden. Das Tor ins Yin ist das Begegnen.

—

Kontemplation ist das Verweilen in einem offenen Wir-Raum, statt wie in der Meditation immer noch tiefer in den Ich-Raum zu sinken, bis das Ich sich in Allem auflöst und das Alles im Nichts. Kontemplation ist auch das Kultivieren dieses Wir-Raumes. Diese kontemplative Qualität ist auch im Yoga angelegt, im Yoga der Hingabe, dem Bhakti-Yoga. Das ist etwas ganz anderes als der Hatha-Yoga, den wir hier praktizieren, doch wir können im Bhakti-Geist unser Hatha praktizieren. Diese Qualität ist teilweise angelegt im Daoismus, im de, den Tugenden des Daodejing, der Grund-Schrift des Daoismus. Die daoistischen Tugenden betonen Einfachheit, Ruhe, Gleichmut, Geschehen-Lassen, das «leere Handeln» (wuwei), also das Handeln, indem man der natürlichen Entfaltung nicht im Weg steht, und sein positiv formuliertes Geschwister, das Von-Selbst-so-Seiende (tziran): Natürlichkeit, Spontaneität, Wandlungsfähigkeit. (Ich habe an anderen Stellen auch schon erwähnt, dass das de des Daodejing auch als unsere Kultivationsdynamik verstanden werden kann.) Die daoistischen Tugenden sind im Grunde nicht sehr interaktiv, es wird nicht aktiv ein Wir gestaltet. Der Buddhismus ist ein wenig aktiver: Die Vier Erhabenen Verweilzustände (brahmavihara) sind Übungen zu den Tugenden: Güte (metta, was verwandt ist mit der christlichen agape, der ersten «Frucht», siehe unten), Mitgefühl (karuna), Mitfreude (mudita) – was für ein schönes Wort! – und Gleichmut (upekkha), da haben wir ihn wieder. Die anderen drei Zustände gestalten jedoch schon aktiver ein Wir, auch wenn der Gleichmut wieder darauf hinweist, dass wir nichts erzwingen müssen oder können.

Ja was denn nun, ist Kontemplation also yogisch, daoistisch oder buddhistisch? Ist denn das Wir nicht einfach menschlich, jenseits von Religionen und Philosophien?

Verschiedene Menschen in verschiedensten Zeiten und Kulturen haben diese Wir-Qualität, die in uns angelegt ist, erfahren, benannt und ihrem Kontext gemäß erforscht. Dadurch haben sie Schwerpunkte herausgearbeitet. Das hat auch unsere eigene Tradition getan. Die gute Nachricht daran ist, dass wir also nichts Exotisches praktizieren müssen. Die schlechte Nachricht ist, dass wir zu unserer Tradition kaum einen gereinigten Zugang haben. Doch die Qualitäten des Wir werden bei uns Früchte des Heiligen Geistes genannt. Der Heilige Geist ist unser sich entfaltendes Potenzial. Wenn sich unser Potenzial entfaltet, entfalten sich auch Qualitäten wie Liebe, Freude, Friede, Langmut (Geduld, Gleichmut), Freundlichkeit, Güte, Treue, Sanftheit und Selbstbeherrschung. Wobei mit der Beherrschung das nicht das Herrschen, sondern ein kultiviertes Selbst gemeint ist. Man kann auch noch weitere Qualitäten hinzufügen (oder anders übersetzen): die Fähigkeit zu vergeben, Mitgefühl, Großzügigkeit, unerschöpfliche Kreativität.

Das Erwachen oder die Erleuchtung ist in unseren eigenen kulturellen Wurzeln ein kreativer Akt: die oben genannten Qualitäten zum Blühen zu bringen. Diese Qualitäten sind nicht ein Nebeneffekt einer Selbst-Erlösung, einer Rückkehr zu einem Ur-Zustand, oder Mittel, um alle zu erlösen (wie bei Boddhisattva, dem erlösenden Buddha, der nicht ruht, bis alle erlöst sind und alles erlöst ist). Denn es gibt in unseren eigenen spirituellen Wurzeln keine Trennung von Leben und Spiritualität, von Körper und Geist!

Das freut mich als eingefleischter Kampf- und Friedenskünstler, also als einer, der den Weg des Wir explizit geht, ungemein und verwurzelt mich, mein Sein und mein Tun um so mehr.

Damit sich die Kraft des Begegnens entfaltet, ist der springende Punkt, dass ich diese Tugenden sowohl in mir entdecke und kultiviere, als auch ermögliche, dass dies das Gegenüber machen kann. Wir helfen uns. Wir missionieren nicht. Wir flirten. Ein Lehrer von mir hat weise gesagt: «Missionieren heißt zeigen, was man liebt». Ich möchte das noch weiterführen. Ich zeige dir nicht einfach, was ich liebe. Ich zeige dir, was ich in dir liebe. So kannst du es auch sehen.

Alles ein wenig kompliziert? Es ist ganz einfach, auch wenn es, wenn man es kulturell aufgeschlüsselt betrachtet, komplex ist. Groß flirten ist die Devise. Sich flirten lassen. Die Tiefe des Flirtens freisetzen. Nur das kleine Flirtchen hat mit Flittchen zu tun. Das große ist tief und weit. Wir flirten, indem wir (zentriert) offen und öffnen sind. Nicht «ich öffne dich», das wäre die klassische Mission, eine Invasion, sondern ich bin öffnen. Vielleicht entsteht Resonanz, vielleicht auch nicht. Wir sind empfinden und ermöglichen empfinden. Wir sind (zentriert) weiten und Weite. Wir sind integrieren und integrativ. Wir haften nicht dem Kurzschluss an, es gehe hier um unsere Befreiung, um mein Erwachen, um mich selbst. Wir gestalten das Leben. Gemeinsam. Wir haben nur dieses Leben. Komm, wir machen ein gutes Leben daraus. Damit wir am Ende sagen können: *Das* war ein Leben, danke!

—

Mein ursprünglicher Weg ist der Weg der Kampfkunst. Der Bewegung, die berührt. Mit Taiji und Open Hands natürlich. Doch auch Yoga ist in einem anderen Sinn eine Kampfkunst. Eines der wichtigsten Prinzipien ist ahimsa, was wir mit Gewaltfreiheit übersetzen. Ahimsa ist die Qualität, die entsteht, wenn wir aufeinander eingehen und ineinander aufgehen. Das gilt zwischenmenschlich, das gilt aber auch für jede Yoga-Praxis, Taiji-, Qigong- oder andere Praxis. Ahimsa ist also auch weit mehr als Respekt oder Achtung. Im Yoga wird die Gewaltfreiheit betont, weil mit der Praxis Kräfte erwachen, die wir gegen andere einsetzen könnten.

Aber auch die Praxis an sich muss gewaltfrei sein. Ich lasse die Positionen Gestalt annehmen, ich zwänge mich nicht in sie hinein. Wenn wir hier also Yoga praktizieren und gewaltfrei üben, ist meine Zuversicht, dass diese gewaltfreie Haltung, die wir uns antrainieren, sich nach außen in die Welt weitet. In der Kampfkunst geht es nicht um Kampf. Dafür ist der Kampfsport da. Kampfkunst ist Friedenskunst. Wir haben die Intention, das Potenzial im Kern des Konflikts freizusetzen. Denn in jedem Konflikt ist ein enormes Wachstumspotenzial angelegt. Wir müssen es nur freisetzen und bereit sein, uns von der Energie der Versöhnung und Vergebung tragen zu lassen. «Nur freisetzen», sage ich, ha! Ich sage damit nicht, es ist einfach. Aber wir müssen Frieden nicht herstellen. Es reicht, ihn freizusetzen.

—

Die Kraft, die unsere innere Kompassnadel ausrichtet und

uns bewegt, heißt im Yoga buddhi, im Buddhismus sati, im Christentum ist es der Heilige Geist, Hildegard von Bingen nennt sie die Grünkraft. Für Teilhard de Chardin ist dieser Punkt, auf den wir zustreben, der Omega-Punkt.

Wir haben zwar Wurzeln, eine Biographie, bewegen uns in einem kulturellen Kontext, und, wenn wir Yoga, Taiji oder Qigong praktizieren, bewegen wir uns in einer Tradition. Doch der Ursprung unserer Handlung ist immer das reine Potenzial, die volle Stille, die Unendlichkeit (shunya im Sanskrit). Jedenfalls ist es förderlich, wenn dies der Ursprung der Handlungen wäre. Wenn sich jede Bewegung aus der Stille ausfaltet. Wenn jede Bewegung die erste Bewegung ist, oder Ausdruck der ersten Bewegung. Dies ist ein Reifungsprozess, auch wenn der Prozess zum Ursprünglichen hinführt. Wir können nicht zurück zum Ursprünglichen. Der Fluss fließt nur vorwärts. Und das macht Sinn.

Das erzählt uns schon unser eigener kultureller Mythos, wenn Gott den beiden ersten Menschen sagt, sie sollen nicht die Früchte des Baumes der Erkenntnis essen. Denn Wissen in der Hand eines Menschen, der nicht durch einen Kultivierungsprozess gegangen ist, kann gefährlich sein. Technologie in unethischen Händen ist tödlich, in ethischen Händen rettet sie Leben. Wissen ohne Weisheit ist oft destruktiv. Interessant ist, dass eine Schlange die beiden dazu verleitete, von den Früchten zu essen. Interessant darum, weil die Kraft an der Basis der Wirbelsäule, die Kundalini, auch Schlangenkraft genannt wird. Wird diese Kraft losgetreten, steigt sie hoch durch die Quellen des Empfindens, die Chakras. Sind diese noch nicht kultiviert, kann das Nervensystem überlasten. Wenn zu viel Energie auf Unaufgeräumtes, Unangeschautes, Undifferenziertes trifft, kann sie, beziehungsweise das, was damit losgetreten wird, destruktiv werden. Deshalb bewegen wir uns hier durch einen Prozess, der von Anbeginn an auf Integration zusteuert.

—

Yoga heißt das «Joch», nicht das belastende, einengende, sondern das Element, das erst bewirkt, dass der Pflug sich vorwärts bewegt. Ist der Ochse nicht eingespannt, läuft er seines Weges, ohne dass des Bauers Pflug einen Wank tut. Der Pflug ist das kultivierende Element, und die Verbindung von Natur und Kultur, von Köbi und Kulti, ist Yoga. Denn im Laufe unseres Lebens (oder vielleicht schon bei der Inkarnation, wenn man diese in Betracht zieht) werden wir gebrochen, und Yoga bindet uns wieder zusammen. Taiji und Qigong bringen die ursprüngliche Dynamik von Yin und Yang wieder ins Fließen, indem wir alles weglassen, was uns am Fließen hindert.

Wenn wir integrieren, ist es förderlich, zuerst zu differenzieren. Deshalb hält Ganesha, der so beliebte wie beleibte hinduistische Gott mit dem Elefantenkopf und Menschenkörper mit Wabbelbauch, Beschützer der Reisenden, in der einen Hand eine Axt, in der anderen ein Seil. Differenzieren und integrieren. Das Gebrochen-Sein wird eher geheilt, wenn es anerkannt wird. «Heilung» heißt Ganzwerdung. Ein «Heiliger« ist in sich ganz. Wir werden hier kaum heilig, aber gehen hoffentlich den Weg zur Ganzheit hin. Nicht zur Vollkommenheit hin, sondern zur Ganzheit. Vollkommenheit ist wenn schon eine Dynamik, kein Seins-Zustand. Wir kommen voll. Als ganzer Mensch zeigen wir uns. Nicht nur fragmentarisch, sondern als Fragmente. Verletzlich. Verletzlichkeit ist im Herzraum und im wirklichen Begegnen die entscheidende Kraft. Verletzlichkeit ist eine Kraft. Die Kraft des Begegnens ist die Kraft der Verletzlichkeit.

Ihr macht hier die Erfahrung, dass ihr im einen Moment aus vollem Herzen lachen könnt, um im nächsten Moment euch weinend vorzufinden. Das sind bereichernde, zutiefst menschliche Erfahrungen. In der integralen Bewegung hat das alles Platz, seinen richtigen und wichtigen Platz, sonst wäre die Bewegung nicht integral. Wir haben viel Spaß hier, doch das ist nicht oberflächlich. Spiel und Wachstum, Humor und Tiefe, Geist und Körper, Seele und Bewegung, innen und außen sind nicht nur verbunden. Sie sind dasselbe, aus verschiedenen Perspektiven erforscht. Sie sind Ausdruck desselben aus verschiedenen Perspektiven. Integrale Bewegung ist so viel und so einfach. Das Universum, so erfahren wir durch integrale Bewegung, besteht nicht aus sehr Vielem, aber aus sehr vielen Perspektiven. Yoga ist ein Ausdruck des Einen, Taiji ein anderer. Das bedeutet nicht, dass Taiji und Yoga dasselbe sind. Sie sind Ausdruck desselben. Sie sind verschiedene Wege zum selben.

—

Wir orientieren uns am Orient. Wir richten uns dahin aus, wo das Licht erscheint. Gleichzeitig sind wir auch das Licht, und wir sind Leuchtturm für andere. Wie die Bedeutung von Namaste, welche Gandhi so ausdrückte: «Ich verbeuge mich vor dem Ort in Dir, an dem der ganze Kosmos wohnt. Ich verbeuge mich vor dem Ort der Liebe, des Lichtes, des Friedens, der Wahrheit und der Weisheit in Dir. Ich verbeuge mich vor dem Ort, wo, wenn du an diesem Ort bist und ich an diesem Ort in mir bin, es nur das Eine von uns gibt». Wie die Bedeutung von Aloha: Der ursprüngliche Atem begegnet sich selbst. Derjenige Atem, der uns beide atmet, der uns alle atmet.

—

Das Wort Chakra ist ein Wort aus dem Sanskrit, und viele kennen es. Haben wir also etwas Vedantisches im Körper? Nein. Es kann eine subtile Entfremdung stattfinden, wenn wir unreflektiert Begriffe gebrauchen, die fremd sind. Chakra ist ein Fremdbegriff und präsentiert uns daher das Eigene als Fremdes. Als Exotisches, Erotisches, Esoterisches, wie auch immer wir den Begriff behaften. («Chakra? Ist das nicht eine Musikgruppe?»)

Es beginnt nicht nur eine Entfremdung, sondern auch eine Vereinfachung. Man hört dann tatsächlich Aussagen wie: «Bei den unteren drei Chakras geht es um Überleben, Sex und Macht.» Bumm. So einfach. Abgehakt. Schon sind wir mitten in der traditionellen Abwertung der unteren drei Chakras und damit den Körpers, der Sinnlichkeit und des Ich. Doch das ist zu einfach, Leute. So einfach ist es nicht. Schwarz, weiß. Unten schlecht, oben gut. Nein. Wie soll man da Ganzheit erreichen? Genau das ist der Grund, warum die traditionellen Wege nicht integral sind. Wir werden darauf zurückkommen.

Wir stellen einen geladenen Begriff zwischen uns und unseren Körper, und statt den Blick nach innen (oder unten) zu wenden und zu empfinden, wenden wir den Blick auf Tabellen und beginnen zu denken. Farben, Edelsteine, Planeten, Tageszeiten, Pflanzen, was wird den Chakras alles zugeordnet. Das mag alles stimmen, lenkt aber den Blick vom Wesentlichen ab: Dass wir direkten Zugang haben zu dieser Erfahrungswelt, welche die frühen vedischen Forscher und Lehrer durch genaue Innenschau entdeckt und Chakras genannt haben. Dieser Zugang steht uns jetzt und hier sofort zur Verfügung. Betreten wir diese Erfahrungswelten, lernen wir viel über uns selbst und unser Eingebettet-Sein in den Kosmos. Und das ist der Punkt. Darum geht es hier. Es geht nicht um uraltes Wissen, und wie es der westliche Geist in Tabellen gebracht hat. Es geht um ewiges, aktuelles Wissen. Um die eigene Weisheit, die uns jetzt gleich zur Verfügung steht. Und das ist auch unsere Aufgabe als Begleiter: euch Erfahrungen zu ermöglichen und bei der Integration zu unterstützen. Unter keinen Umständen geht es darum, dass wir uns zwischen euch und die Erfahrung oder die Integration stellen. Genau das passiert aber oft bei Lehrern, die etwas «beibringen» möchten und daher etwas erzwingen. Leute in Asanas hineinzwängen zum Beispiel. Wir bringen nichts bei. Wir führen hin. Wir sind Initianten. Danach ist es dir überlassen, ob du dich darauf einlässt. Wir helfen dir, dich möglichst kompetent einzulassen. Dasselbe in der Integrationsphase. Ihr müsst und sollt nicht unsere Integration übernehmen. Wir teilen mit euch, wie wir unsere Erfahrungen integrieren. Das mag euch Inspiration sein und euch zu eurer eigenen Integration bewegen, vielleicht aber auch nicht.

Zuerst muss also eine Erfahrung da sein. Je tiefer und voller die Erfahrung ist, desto mehr kann man sie danach differenzieren. Dann ist es durchaus förderlich, die alten Quellen und neuen Tabellen der Chakras zu studieren. Doch erst dann. Wir brauchen Erfahrung.

—

Unser Ablauf der Verben korrespondiert sehr schön mit den Quellen des Empfindens. Zentrieren durch beobachten korrespondiert mit der ersten Quelle, dem Damm: entspannen, sinken, verwurzeln, ein Fundament und Stabilität schaffen. Öffnen durch empfinden korrespondiert mit der zweiten Quelle im Becken: entfalten, zulassen, Form annehmen lassen. Weiten durch differenzieren korrespondiert mit der dritten Quelle im Solar Plexus: expandieren, bedenken, konsolidieren. Begegnen durch subtilisieren mit der Herz-Quelle: verbinden, berühren, vernetzen, in Resonanz sein. Integrieren durch verwesentlichen mit den oberen drei Quellen Hals, Stirn und Scheitel: nuancieren, nachkosten, nachlauschen, klären, reinigen, sich vertiefen.

—

Das ist die «direkte Unterweisung» in Traditionen wie dem Zen-Buddhismus: Es geht dabei nicht darum, dass einem eine Information direkt und ohne Umwege ins Ohr geflüstert wird. Die Weisheit ist in dir. Wir in-formieren, indem wir von innen her Form entstehen lassen. Das, was in dir ist, wird entdeckt und geweckt. Das ist «darshan» im Hinduismus und Buddhismus, das direkte Sehen (drish) in der Verschmelzung.

—

Sowohl auf körperlicher wie auf geistiger Ebene wird unsere Bewegungsfreiheit in eine Begegnungsfreiheit münden. Der Raum, der entsteht, ist Bewegungsraum und wird zum Begegnungsraum. Verschiedene Traditionen beschreiben das verschieden (oder beschreiben es eben nicht und sind daher nicht integral). Im tibetischen Buddhismus ist das erste, was sich in diesem Raum manifestiert, das Mitgefühl. Das ist bemerkenswert. Das erste, was aus dem «Nichts» entsteht, ist das Verbindende, nicht etwa ein Einzelnes. In der christlichen mystischen Tradition ist dies der Raum für die Große Liebesbeziehung, welche das Fundament von allem ist. Im Daoismus ist das der Raum, in welchem Wuwei, das Handeln durch Zulassen, sich entfaltet.

Taiji bedeutet die polardynamische Einheit von Yin und Yang. Die Bewegungsweise, welche diese Einheit verwirklicht, ist Taijiquan, wobei «quan» die Faust bedeutet. Taijiquan, oder kurz Taiji, ist eine Kampfkunst, die Qigong einbezieht. Die Grundlage des Taijiquan ist die Entspannung, also das Gegenteil von Anstrengung und Kraft. Aus der Entspannung entsteht eine agile Struktur, aus dieser innere (oder fasziale) Stärke, aus dieser wiederum Kraft.

Hatha Yoga erreicht die polare Einheit und Kraft durch eine (gewaltfreie) Anstrengung, Taiji durch Entspannung. Darum ergänzen sich diese zwei Wege so wunderbar: weil sie fundamental verschieden sind. Was beiden gemeinsam ist, dass sie im Ursprung kämpferische Wege sind. Das hat auch damit zu tun, dass sie in einem Milieu entstanden, in welchem es überlebensnotwendig sein konnte, der Stärkere zu sein.

«Yoga» bedeutet verbinden, anschirren, integrieren. Was man verbindet, sind Körper und Geist, die sich im Prozess der Entwicklung irgendwie abhanden gekommen sind. «Wie bringen wir das wieder zusammen?» Dazu ist eine Anstrengung nötig.

Der Daoismus als Grundlage von Taiji und Qigong sagt im Grunde das Gegenteil: Alles ist das Dao, es ist unausweichlich, und alles ist der Tanz von Yin und Yang. Um das zu realisieren, muss nichts getan werden. Es muss aber viel gelassen werden. Alles, was scheinbare Trennung ist, kann weggelassen werden, und es offenbart sich die Einheit. «Wie lassen wir?» Indem wir entspannen.

Der ausgemergelte Yogi in seiner Versenkung und der dickbäuchige, die Arme in die Höhe haltende, lachende Buddha illustrieren diesen Unterschied deutlich. Und genau darum ist es auch so wertvoll, zwei Wege zu praktizieren. Der eine Weg wirft Licht und Schatten auf den anderen Weg. Sie stellen scheinbare Gewissheiten und Eindeutigkeiten immer wieder in Frage und fordern im verkörperten Dialog den Praktizierenden auf, immer wieder neue Antworten zu finden.

Für die meisten Praktizierenden unserer Zeit sind solche Betrachtungen kaum wichtig. Yoga genügt, weil es in sich schon ein zweiter Weg ist: die Alternative zum Bewegungsmangel. Ebenso genügt Qigong, genügt Taiji. Doch Bewegungsmangel ist kein Weg, und bei zwei Wegen geht es nicht einfach um Ausgleich eines Mankos. Der Zwei-Wege-Weg geht viel tiefer.

Die Wege sind längst Kult geworden. Yoga ist Kult und hat seine eigene Mode und Bilderflut im Internet. Taiji ist eher ein Insider-Kult. Es gibt genügend Gründe, diese Kulte zu überschreiten und wieder zum Ursprung vorzudringen: das Natürliche zu kultivieren, statt aus Begrenzung einen Kult zu machen. Denn ein Kult ist die primitive Version der Kultur.

Der Ereignis-Horizont ist ursprünglich ein Begriff aus der Physik. Er ist die Grenze kausaler Zusammenhänge. Der Punkt, an welchem die Linearität von Zeit und Raum zusammenbrechen. Ich gebrauche den Begriff hier als Point of No Return: Der Ereignishorizont der zweiten Quelle ist dann erreicht, wenn die Vereinigung und Materialisierung, sexuell oder kreativ-gestalterisch, unausweichlich ist. Wenn also die Spannung so stark ist, dass sie freigesetzt wird in einen kreativen Akt im doppelten Sinn. Bei zwei Menschen, die eine polardynamische Beziehung aufbauen, ist das der Punkt, an welchem sie sich endgültig vereinen, ohne Wenn und Aber. In einem kreativen Akt ist das der Punkt, in dem das Werk – die Geschichte, das Gedicht, die Musik, das Bild, die Skulptur, die Bewegung – und der Künstler so zusammenfinden, dass das Werk sich mühelos und frei und zur Überraschung, ja hoffentlich Begeisterung des Künstlers und anderer Menschen, frei entfaltet. Verschiedene Traditionen beschreiben diese Ereignishorizonte natürlich nicht als Ereignishorizonte. Aber sie beschreiben sie, einfach anders. Verschiedene Wege arbeiten auf verschiedene Ereignishorizonte hin. (Das hören einige Vertreter dieser Wege nicht gerne, weil sie ihren Weg als absolut, integral und umfassend sehen.) Der den kreativen Akt befreiende Horizont der zweiten Quelle wird im Tantra-Yoga kultiviert und in den verschiedenen japanischen Wegen gegangen. Basho, der große Haiku-Poet, sagt zum Beispiel: «Wenn der Geist ruhig wird und der Raum zwischen dem Selbst und dem betrachteten Objekt verschwindet, kann die ursprüngliche Natur des Objekts wahrgenommen werden. Gib ihm unverzüglich Ausdruck. Beginnst du, darüber nachzudenken, verschwindet das Ursprüngliche aus deinem Geist». In den Kampfkünsten (Budo) finden wir dieselbe Dynamik. Morihei Ueshiba, der Gründer des Aikido, sagt zum Beispiel: «Wirklicher Budo ist ein Akt der Liebe. Es bedeutet, allen Wesen Leben zu schenken, nicht zu töten oder miteinander in Konflikt zu sein. Liebe ist die schützende Gottheit von allem. Nichts existiert ohne sie. Aikido ist die Verwirklichung dieser Liebe.» Und: «Wahrer Budo ist die Kultivation einer Anziehungskraft, die den gesamten Gegner zu dir zieht.» Aikido und Open Hands arbeiten darauf hin, ohne zu zögern im Einklang mit dem Ganzen zu handeln. Wir kultivieren ein Handeln, das die natürliche Entfaltung kultiviert (im Chinesischen Wuwei), verankert in strukturierter Spontaneität (chin. Tzujan). Dieser kreative Akt verlangt einem alles ab. Dazu nochmals Basho, der Haiku-Poet:

«Poesie ist ein Platz am Feuer im Sommer und ein kühlender Fächer im Winter.» Der Ereignishorizont der dritten Quelle ist im allgemeinen die Erleuchtung vieler östlicher Traditionen, vom Advaita über den klassischen Yoga des Patanjali bis zum Zen-Buddhismus. Hier fällt alles weg, was ohnehin nicht ist. Illusion, Maya, wird als solche erkannt. Darum ist Erleuchtung nicht «etwas», sondern das Wegfallen von etwas: der ganzen Ego-Aktivitäten. Bhakti-Yoga, der Yoga der Hingabe, die kontemplativen christlichen Wege, seien sie mystisch, seien sie orthodox, und viele Aspekte des tibetischen Buddhismus führen uns hin zum Ereignishorizont des Herzens. Der Daoismus mit seinem «Handeln durch Nicht-Handeln» (Wuwei) und die christliche Tradition (ich möchte absichtlich nicht vom Christentum sprechen, denn die Institutionen haben hier keinen Verdienst geleistet) spricht von der Reife, was wir immer noch mit «selig» übersetzen. Sie betonen den Ereignishorizont der oberen Quellen besonders stark.

Das Leben gestaltet sich im Leben durch das Leben. Wir können es uns nicht erdenken, wir können es nicht planen. «Das Leben gestaltet sich im Leben durch das Leben.» Dieser Satz erinnert doch stark an die Definition des Yoga, «durch sich selbst in sich selbst das Selbst zu erkennen». So nah sind wir mit Yoga am Leben, es ist keine vom Leben isolierte Praxis, oder eine Praxis, durch die wir uns vom Leben erholen. Yoga ist eine Lebens-Praxis. Taiji ebenso, Qigong ebenso. Yoga funktioniert. Qigong funktioniert. Taiji funktioniert. Es kann dein Leben umgestalten, kann dich umgestalten. Darum ist mein einziger Rat: praktiziere. Lass dich ein. Generationen von Menschen haben das getan und haben dadurch sich und ihr Leben verändert.

Alle spirituellen Traditionen machen uns deutlich, dass es nicht so sehr darum geht, *etwas* zu lösen, sondern sich *von etwas* zu lösen. Das kann als Weltflucht missverstanden werden, ist es jedoch nicht, im Gegenteil. Sich von etwas lösen ermöglicht erst die Erfahrung des All-Einen und damit der Welt in ihrer unermesslichen Fülle. Es geht nicht um Isolierung und Entfremdung, sondern um Einbettung. Es geht nicht um das Auflösen von Identität, sondern um das Lösen von Identifikation. Wir lassen kleine Muster los, die das Eingewoben-Sein in das große Netz verhindern.

Sehnsucht ist eine Antwort. Wir werden bereits gerufen und antworten. Das spüren wir als Sehnsucht. Sehnsucht ist nicht das Gefühl eines Defizits, von Alleine-Sein etwa. Sie ist der Weg zur Fülle. Der Weg zum gelebten Verbundensein. Sehnsucht ist eine Umkehr. Wir haben etwas verloren. Es ruft uns und wir kehren um, um es wieder zu finden, auch wenn wir gar nicht wissen, wonach wir suchen. Wir haben uns oder etwas abgespalten und kehren zurück, um uns oder etwas zu integrieren. Wir gliedern ein und werden eingegliedert. Das ist der Kern unserer Bewegungspraxis, diese Rück-Bindung, wie es das Wort «Yoga» meint, und wie es das Wort «religio» meint. Es ist das Einswerden mit dem Dao des Qigong und Taiji. Wenn wir von Sehnsucht sprechen, ist das also kein romantisches Geschwätz. Es ist der Kern dieser Traditionen und Methoden.

—

Der moderne Mythos der Achtsamkeit. Als die östlichen Praktiken zu uns kamen, geschah dies innerhalb von Prozessen, deren gestaltende Kraft man kennen sollte. Kennt man sie, erkennt man, was wie umgeformt wurde und was verloren ging.

Die Praktiken trafen auf ein pluralistisches Milieu, das an differenzierten Unterscheidungen weniger interessiert war als an Gemeinsamkeit auf Kosten von Verflachung. Sie wurden zudem salonfähig gemacht und inkorporiert. Man sehnte sich nach einfachen Rezepten, nachdem das scheinbar komplizierte Christentum nicht mehr funktionierte.

Der Achtfache Pfad des Buddhismus war ein bisschen viel auf einmal. Also hat man das Ganze eingedickt, denn bei uns hat man die Tendenz, alles auf Eines zu reduzieren. Auf den einen Gott, auf die Wirtschaft, auf Neuronen. Es wurde «Mindfulness» daraus, was wir mit Achtsamkeit übersetzen. MBSR, Mindfulness-Based Stress Reduction, und MBCT, Mindfulness-Based Cognitive Therapy sind zwei bekannte Anwendungen, die daraus entstanden sind. Der Mindfulness-Gründer Jon Kabat-Zinn bezeichnet seine Definitionen von Achtsamkeit als „Arbeitsdefinitionen". Es sind methodische Werkzeuge, um „... den Dharma in den Bereich des Mainstreams zu bringen", und dass „die Einzelheiten in Bezug auf die Nutzung des Wortes Achtsamkeit ... später von Forschern geklärt und differenziert werden könnten."

Dieses Später ist heute. Die Differenzierung ist wichtig, und die Integraldynamik kann ihren Beitrag leisten. Wie ich im Rahmen der Integraldynamik immer wieder aufzeige, verstehe ich Achtsamkeit als Kürzel für den Kultivationsprozess, einen Prozess, den wir mit sechs Verben beschreiben können:

bezeugen und empfinden, differenzieren und integrieren, subtilisieren und verwesentlichen. Damit wird Achtsamkeit wieder, wie ursprünglich gedacht, als Prozess definiert, statt als Fertigkeit oder Eigenschaft. So wird Achtsamkeit praktiziert.

Doch das ist nicht alles. Denn damit sind und bleiben wir bei der Achtsamkeit. Jedoch ist Achtsamkeit nicht alles. Wir sind so sehr mit Achtsamkeit beschäftigt, dass wir meinen, sie sei die Essenz aller östlichen Weisheit und Wege. Doch ist das so? Es reicht vielleicht zur Stressbewältigung und fürs Wohlbefinden, die inneren Zustände fortdauernd zu bezeugen, zu empfinden und so weiter. «Du meinst, ich müsse es nur wahrnehmen, und dann ist gut?» Nein, meine ich nicht. Denn das ist der klassische Fehler, der beim Import in den Westen passiert ist. «Spüre es. Das reicht.» Nun ja.

Viele östliche Traditionen beschreiben, dass Erleuchtung (oder das Erwachen, wie es meist genannt wird), eine Sache ist, die einem alles abverlangt. Das steht im Gegensatz zum Wellness-Ansatz, dem diese Wege bei uns dienen.

Yoga gibt uns nicht nur viel, es verlangt uns auch viel ab, wenn es viel geben soll. Wohlfühl-Yoga ausgenommen natürlich. Taiji lernt sich nicht mal einfach so. Es ist ein aufwändiges Training, in welchem alles Gewollte immer und immer wieder kompostiert wird. Taiji ist ein Spiegel. Durch die sich wiederholende Form nehmen wir Veränderungen wahr. Taiji ist eine Kampfkunst. Die Ausrichtung auf einen Gegner ist offensichtlich. Ebenso im Aikido. Aikido richtet sich noch gezielter auf die Harmonie aus, wogegen man im Taiji auch mal eine Nase bricht, jedenfalls in der Vorstellung.

Die Erleuchtungswege des Buddhismus zielen auf Befreiung

aus allen Zwängen hin. Der Hinduismus ist eine Befreiungsreligion, richtet sich also auf ein Jenseits aus. Das macht das Christentum in der institutionalisierten Form auch. Unsere spirituelle Tradition (nicht die kirchliche Institution) ist da so unverblümt offensichtlich, dass das Offensichtliche meist übersehen wird: Es geht nicht so sehr um Achtsamkeit, sondern um die innere Ausrichtung. Diese Ausrichtung ist nicht das Hoffen auf eine Erlösung im Jenseits, sondern die Kraft, die das Diesseits gestaltet und uns zu Menschen macht.

Die Aufmerksamkeit und Achtsamkeit ist dafür allenfalls ein erster (und fortwährender) wichtiger Schritt. Doch dieser Schritt ist nicht alles. Die Reduktion der Spiritualität auf Achtsamkeit lässt den Aspekt der Ausrichtung versanden. Und was davon nicht versandet, wird erstarrt.

Es ist immer wieder unglaublich, wie starr zentrale Begriffe verstanden und behandelt werden. Ein Beispiel aus dem Yoga: Vidya wird mit Wissen, Weisheit, Erkenntnis übersetzt, avydia mit Nichtwissen, Unwissenheit. Avydia ist der grundlegendste der fünf Kleshas, diese sind die Ursachen des Leidens. Doch vidya bedeutet «voll und ganz durchdringen», avydia als Gegenteil davon ist ein halbherziges Handeln, ein Zögern. Die Hauptursache des Leidens ist nicht Unwissenheit. Das ist eine völlig starre Definition. Die Hauptursache des Leidens ist eine fehlende Ausrichtung und das halbherzige Handeln, das daraus entsteht, und daraus entsteht auch die Unwissenheit. Wenn man aus vollem Herzen entschieden handelt und eine Sache durchzieht, wie soll da Leiden entstehen?

Damit ich mich ausrichten kann, muss ich in Beziehung sein. Es muss, um ein anderes starres Wort zu gebrauchen, eine Bezogenheit da sein. Die gute Nachricht ist nun, dass wir alle Beziehungswesen sind. Niemand existiert für sich allein. Niemand ist getrennt von allem. Niemand ist eine isolierte Insel. Wir sind durch ein Sich-aufeinander-Beziehen entstanden. Das alles ist offensichtlich.

Es ist dieses Bezogen-Sein, dieses Mitmensch-Sein, welches unsere westliche spirituelle Wurzel so klar betont. Ein ausgerichtetes Sein kann das Leben feiern. Es ist diese Ausrichtung, die Yoga zu einem Weg macht, Taiji und Aikido zu effektiven Friedenskünsten, Qigong zu einer Heilkunst.

Und es ist diese Ausrichtung und Einbettung, welche dem postmodernen Menschen fehlt. Die Beliebigkeit und Subjektivität von Allem macht es ungemein schwer, sich auszurichten. Die scheinbare Vernetzung im digitalen Bereich bettet uns noch lange nicht ein in eine Zugehörigkeit. Darum findet auch ein radikaler Islam in den Kinderzimmern des Westens Anklang. Er verspricht Ausrichtung und Zugehörigkeit, die zwei Dinge, denen Jugendlichen – und nicht nur ihnen – oftmals am meisten mangelt. Zehrt dieser Mangel an uns, kann Achtsamkeit nicht das alleinige Wundermittel sein, als das sie fälschlicherweise dargestellt wird.

—

Eine lange Choreographie wie eine Taiji-Form hat einen unschätzbaren Wert. Vor allem in einer Form, bei der es Wiederholungen gibt, müssen wir immer wissen, wo in der Form wir uns befinden, während wir auch ganz auf den Moment fokussieren.

Die Neurowissenschaft hat gezeigt, dass wir zwei Formen des Selbst-Bewusstseins haben. Die eine Form verarbeitet das Selbst innerhalb der Zeit, die andere Form ist sich des jetzigen Moments bewusst. Diese zwei Aufgaben werden in verschiedenen, nicht direkt verbundenen Hirn-Arealen ausgeführt.

Mit einer Taiji-Form oder einer anderen langen Choreographie trainieren wir also zwei grundlegende Aspekte unseres Seins und unserer inneren Anatomie.

Ein Ausdehnen, zwei Richtungen. Das erinnert mich an eine Entdeckung, die ich relativ früh gemacht hatte, und die ganz wichtig für mich war. Ich hatte das Medizinrad indianischer Stämme intensiv studiert. Mit studieren meine ich nicht nur mental. Ich habe es verkörpert, ich bin es gegangen, bin darin gewandelt, habe darin gelebt, mich durch es erforscht und es durch mich. Die Struktur des Medizinrades ist bei allen Stämmen der amerikanischen Ureinwohner identisch. Die Inhalte und Interpretationen variieren, das ist nicht verwunderlich. Vor allem aber gab es, so ließ ich mir sagen, Stämme, die den Weg des Medizinrades im Osten begannen, andere begannen ihn im Süden. Als ich entdeckte, welchen Unterschied das machte, gingen mir ganze Welten auf. Oder das Puzzle ergab plötzlich ein neues Gesamtbild. Je nach dem, wo wir die Reise beginnen, beschreibt sie die Reise des kleinen Menschen hinein in den Kosmos, also die Entwicklung der Persönlichkeit hinein in das Transzendente. Oder sie beschreibt die Reise des Geistes oder der Seele hinein in das Menschsein, in das Individuum und die Gemeinschaft, also in das Immanente, in die Manifestation. Doch man bewegt sich im Medizinrad immer im Uhrzeigersinn. Die zwei Reisen ergeben sich also nicht dadurch, dass man in verschiedene Richtungen geht, sondern indem man einen anderen Bezugspunkt nimmt. Je nach Startpunkt hat man eine andere Perspektive auf die gegenwärtige Situation und die Reise als Gesamtes, doch die Reise an sich ist immer *eine* Reise, die beide Richtungen in sich aufnimmt. Es ist genau dieses Ausdehnen, das in zwei Richtungen gleichzeitig verläuft.

Das Potenzial des Fremden. Entweder wird das Fremde als Fremdes erkannt und anerkannt. Das Potenzial darin ist, dass keine Assimilation und oberflächliche Inkulturierung angestrebt wird, sondern eine Bereicherung durch nicht vereinbare Pole, zwischen denen evolutionäre Spannung entsteht.

Ein anderes Potenzial in der Begegnung mit dem Fremden zeigt sich, wenn wir beginnen, das Fremde in unserer eigenen Sprache zu entdecken. Und damit vielleicht auch die Grenzen unserer Sprache und unseres Begreifens. Einerseits können wir dadurch unsere Begrifflichkeit und somit unser Begreifen ausdehnen, wo dies möglich ist. In integraler Bewegung sind dies Verben wie «verwesentlichen» oder «subtilisieren». Andererseits können wir uns das Nicht-Begreifen eingestehen und uns ergreifen lassen.

Die großen spirituellen Systeme sprechen von einer Entfremdung. Der Mensch hat das Paradies verloren, die Ganzheit ist im Manifestations-Prozess auseinander gefallen, es gibt viele große Geschichten dazu.

Diese Geschichten entstanden, als der Mensch begann, eine ursprüngliche (und damit sicherlich auch naive, undifferenzierte) Erfahrung des Einsseins mit der Natur zu verlieren und die Realität in Zweiheiten aufzuteilen: Himmel und Erde, Körper und Geist, Yin und Yang, Diesseits und Jenseits, Spiritualität und Weltlichkeit, Shiva und Shakti, Beten und Arbeiten und so weiter. Die Entfremdung ist nur auf dem Hintergrund dieser Teilung möglich. Die Entfremdung ist der Ausdruck dieser Teilung. Die Entfremdung ist die Folgerichtigkeit dieser Weltsicht.

Die dualistische Weltsicht ist tief in uns verankert, und somit die Illusion einer Entfremdung. Die alten Mythen, die Geschichten, die Texte, sie greifen zwar nicht mehr, doch die Weltsicht bleibt. Sie gestaltet unser Leben und in der Folge auch unseren Körper.

Ein wesentlicher Teil unserer Beschäftigung hier ist, diese Teilung aufzudecken, indem wir das Ungeteilte erfahren. Wir beginnen ganz grundlegend, mit der Bewegung des Körpers. Wir bewegen einen Körper-Teil und erfahren, dass es weiterführende Bewegungen gibt, dass sich kein Teil isoliert bewegen kann. Wir entfalten Bewegung. Wir befreien sie und damit uns. Das sind grund-legende Erfahrungen. Wir kultivieren Bewegung, indem wir beobachten und empfinden, differenzieren und Integration erfahren. Wir erfahren, dass eine differenziertere Wahrnehmung zu differenzierterer Bewegung führt, und dass differenziertere Bewegung zu differenzierterer Wahrnehmung führt. Wir erfahren, dass Wahrnehmung und Körper nicht getrennt sind. Wir subtilisieren und erfahren, dass dies nicht nur für die sinnliche Wahrnehmung gilt, sondern auch für Bewegungen des Geistes, die wir mit Wahrnehmungs-Organen des Geistes wahrnehmen. Wir erfahren, dass ungetrennte Bewegung zu einem Gewahrsein von Mitte führt, von Ruhe, von Natürlichkeit, von Fließen, dem Flow-Zustand, von Eingebettetsein. Wir erfahren verschiedenste Zustände und erfahren, dass Körper, Energie, Wahrnehmung und tiefere Zustände nicht getrennt sind. So kommen wir unserem trennenden Geist auf die Schliche und überschreiben seine Mechanismen mit neuer Erfahrung von Ganzheit.

Und so ersetzen wir die in uns wirkenden Mythen von Entfremdung ganz allmählich durch etwas, das wir vielleicht nicht benennen können, aber dann und wann in persönlichen Erfahrungsberichten zu benennen oder zu gestalten versuchen. So entstehen neue Mythen, neue Erzählungen, neue Kunstwerke, neue Inspirationen, die Kunde geben vom Ungetrennt-Sein, von der Realität, die sich verwirklicht, jetzt und hier, vollständig und immer ganz.

Diese Mythen und Erzählungen klingen an in anderen, sie wecken die Sehnsucht nach dem, was ist und was man meint, verloren zu haben. Doch es ist da, es ist nicht verloren. Und die Sehnsucht ist bereits die Ganzheit, die antwortet.

—

Vom Da-Sein zum Ja-Sein. So können wir den Schritt von der Achtsamkeit in die Ausrichtung bezeichnen.

—

Integrale Bewegung bedeutet nicht nur umfassende Bewegung, sondern auch die Integration verkörpernd. Bei den meisten spirituellen Disziplinen ist die Integration in das heutige Leben der Schwachpunkt. Es kann sich eine Kluft auftun zwischen spiritueller Praxis und dem Alltag.

Integrale Bewegung integriert auf drei Weisen: Sie schafft, wenn sie richtig verstanden ist (was eine Leistung ist, da man sich dafür von Vor-Stellungen lösen muss), sie schafft also gar keine Kluft, da sie alltägliches Bewusstsein in Körper und Bewegung ist. Und sie integriert, indem sie auch in einem vom Alltag getrennten Übungs-Gefäß direkt den ganzen Menschen anspricht.

Integrieren ist zudem in integraler Bewegung gleich zweimal vertreten. Integrale Bewegung, das sind zwei Verben-Verdichtungen: Einerseits Köbi – zentrieren, öffnen, ausdehnen, verbinden, integrieren. Köbi ist die natürliche Dynamik. Andererseits das Sixpack des Meisters, die Kultivationsverben: bezeugen und empfinden, subtilisieren und verwesentlichen, differenzieren und integrieren. Integrieren ist in beiden Gruppen enthalten, ist doppelt gewichtet, ist der Dreh- und Angelpunkt.

—

Die Erarbeitung der Integraldynamik beantwortet, ganz einfach gesprochen, nicht die Frage «Woher komme ich, wohin gehe ich?», sondern «Wie gehe ich?». Die Fragen nach einem Warum oder Wozu werden nicht beantwortet, außer in einer Form der Antwort, welche die Fragen anerkennt (zentriert) und ihnen offen begegnet: «Das sind wichtige Fragen. Finde Antworten, ohne dich an ihnen festzuhalten. Differenziere und integriere die Antworten unentwegt. Subtilisiere sie, bis du sie in dir, in deinem Wesen, im Nicht-Getrennt-sein findest.» (Zudem erforschen wir das Woher «Woher bewege ich mich/Was bewegt mich» mit RIVERS und finden einen Zustand.) Doch damit ist natürlich noch nichts beantwortet. Integraldynamik beschreibt eine Dynamik, keine Resultate. RIVERS liefert uns keine Letztbegründungen. Trotzdem sind die Fragen berechtigt.

Wo entsteht die Initialkraft, die Köbi und Kulti in Gang setzt? Wenn Köbi Kraft entfaltet, wo ist diese Kraft ursprünglich? In Köbi, in Kulti, in deren Beziehung oder woanders? Wo ist diese Kraft zu verorten? Ist diese Kraft eine dem Menschen innewohnende, oder ist sie außerhalb? Und was hieße innewohnend? Ist sie ontologisch zu verorten, oder metaphysisch? Oder ist der Mensch selbst auch nur eine Verdichtung der sich überlagernden Prozesse der Algorithmen? In diesem Fall ist das Begegnen, welches stattfindet, kein Stattfinden, sondern der Urzustand. Was nicht-zwei ist, kann sich auch nicht begegnen in dem Sinne, wie es die Köbi-Sequenz darlegt. Die Sequenz selber begänne dann beim Begegnen (was durchaus legitim ist, da ein Kreis) und wäre ein Differenzieren durch den Akt des Integrierens, Zentrierens (Verdichtens), Öffnens und Ausdehnens in eine individuelle Gestalt, welche nur vorübergehendes und scheinbares Individuum ist, bevor es im Begegnen wieder in den formfreien Urzustand zurückkehrt, der wieder jede Form annehmen kann. Es stellt sich dann zusätzlich die Frage, ob das vorübergehende und scheinbare Individuum, welches in den Urzustand zurückkehrt, dies bereichert tut und damit den Urzustand bereichert, was den Urzustand selber als ein Evolutionäres darstellen würde, oder ob selbst diese individuelle Bereicherung schon im Urzustand vorhanden war/ist und das Universum zwar eine sich fortdauernd wandelnde und sich selbst erfahrende Ausgestaltung ist, aber eine Ausgestaltung eines sich nicht wandelnden Totalen, das sich bereits total erfahren hat, in dem alle möglichen (und eventuell unmöglichen) Erfahrungen schon (immer) passiert sind.

Je nach Entscheid – und den Differenzierungen, die sich aus den Begründungen zum Entscheid ergeben – entstehen andere Philosophien, Religionen, Schulen, Stile, Methoden. Alle diese Gestalten sind geprägt durch Einengungen, Weglassungen. Widmen wir uns unreflektiert einer Gestalt, wissen wir vielleicht gar nicht, was wir weglassen. Wählen wir eine Methode, ist eine wichtige Frage: «Was lässt diese Methode weg?»

Traditionelle Praktiken spezialisieren, moderne Praktiken spezialisieren ebenso. Innerhalb dieser Segmente wie Yoga, Taiji, Qigong, Aikido, Budo, Pilates, Capoeira, Sport, gibt es noch spezialisiertere Zweige, Methoden und Schulen. Diese Spezialisierungen formen den Körper und die Bewegungen auf eine ganz bestimmte Weise. (Hatha) Yoga, als Gesamtbegriff – und daher immer verallgemeinernd – befasst sich hauptsächlich mit Strukturen (Asanas) und allenfalls Übergängen zwischen Strukturen. Qigong, Taiji und Aikido befassen sich dagegen mehr mit fließenden Bewegungen und der Dynamik von Strukturen. Aikido ist dabei schneller als Qigong und Taiji und findet zu zweit statt. Es erforscht, wie zwei getrennte Strukturen zu einer dynamischen Struktur werden können. Taiji ist zwar auch eine Kampfkunst, wird aber vor allem alleine geübt. Qigong wird unterteilt in inneres und äußeres Qigong, oder stilles und bewegtes, wobei alle Bewegungen immer Ausgestaltung von inneren, subtilen Bewegungen sind. Selbst wenn man im Qigong nur steht wie ein Baum, ist man in innerer Bewegung. Dem Aikido fehlen diese inneren Qualitäten im Sinn einer ausdifferenzierten Methodik. Die strukturelle Arbeit, die wir mit diesen Methoden leisten, und das Bewusstsein für Struktur, das wir uns damit erarbeiten, wäre eine ideale Basis für alle Sportarten, vom Snowboarden bis hin zum Krafttraining im Fitness-Studio. Methoden bereichern sich gegenseitig, ob traditionell oder modern. Es gibt Forschungen, die zeigen, dass Menschen, die mehrere Methoden praktizieren, produktiver, innovativer und kreativer sind. Man könnte also zwei Methoden praktizieren. Der große Nachteil daran ist, dass man zwei Methoden praktizieren muss, wo doch schon eine Methode genug Zeit in Anspruch nimmt.

Da kommt RIVERS uns entgegen.

Spezialisierte Methoden sind nur in sich selbst gültig. Sie

schaffen daher eine Trennung zum Leben. Zum Teil (etwa in gewissen Zweigen des Yoga, basierend auf der metaphysischen Trennung von Körper und Geist) sind diese Trennungen intentional vorhanden. In anderen Methoden sind einfach keine integrativen Bemühungen erkennbar, weil die Idee einer Integration ins Leben damals nicht aktuell war oder noch heute nicht ist. Wenn im Himalaya mindestens ein Sohn pro Familie idealerweise ins Kloster eintritt, dann nicht darum, dass er nach seinem Studium das soziale Leben aktiv verändern soll. Er wird immer Mönch und im Kloster bleiben. Er tritt auch nicht zwingend darum ein, weil er eine spirituelle Begabung zeigt, sondern weil es eine Entlastung für die Familie ist, wenn ein Kind im Kloster versorgt und gut ausgebildet wird.

In der modernen Welt müssen solche Trennungen wegfallen. Es braucht spirituell und ethisch gut ausgebildete Leute, ebenso wie die technisch und wissenschaftlich Ausgebildeten, und alle müssen miteinander kommunizieren können. Die Prinzipien, welche der RIVERS Methodik zu Grunde liegen, sind nicht vom Leben getrennt und führen in keiner Weise weg vom Leben, sondern ins Leben hinein.

Je mehr wir von der Realität abspalten, desto mehr Abstraktionsfutter haben wir zur Verfügung. Je weniger wir in der Fülle der Realität leben, desto größer ist das Land der Abstraktion, das wir bereisen können, um unsere Konzeptionsburgen zu errichten.

Und so ist der Philosoph vom engagierten, liebenden Weltgestalter, der nur in einem ersten Schritt Innenschau betreibt, welche zu Innenbau wird, welche als Schau und Bau ins engagierte Außen strömt, zum Mann in seiner Studierstube geworden, der sich einen Kosmos erdenkt, statt in ihm (anders als denkend) zu handeln. Seine Gefolgschaft hüllt sich dann in Worthülsen des Meisters und meint, damit irgend etwas verstanden zu haben.

Die frühen Menschen, die wir heute als Philosophen bezeichnen, waren noch viel mehr: Gesetzesgeber, Heiler, Berater, Poeten. Philosophie, schamanische Praxis und weltliche Verantwortung waren noch nicht getrennt, oder positiv formuliert, noch nicht differenziert Denn um Weltgestalter zu sein, musste man auch Weltenwanderer sein. Und das ist derjenige, den wir heute mit der Berufsbezeichnung «Schamane» betiteln. Ein Schamane bereist verschiedene Welten, das heißt Ebenen der Realität, und verknüpft diese dadurch enger. Er macht genau das, was die «Philosophen» wie Parmenides, und Sokrates auch gemacht haben, was die Mystiker wie Teresa von Avila und Johannes vom Kreuz gemacht haben, und das, was tibetische Lamas heute noch tun.

Natürlich sind die methodischen Einzelheiten und die Interpretationsmodi etwas verschieden, doch die Prinzipien des Weltenwanderns und Weltgestaltens sind dieselben.

Wir können Methoden in zwei Kategorien aufteilen: *essenziell* und *existenziell*. Die essenziellen Methoden sagen dir, was du tun musst, um zu einem vorgegebenen Ziel zu kommen. Sie *verschreiben* etwas. Die existenziellen Wege *beschreiben* etwas. «*Wenn* du dies und das tust, praktizierst du Yoga» ist der essenzielle Weg. «*Da* du dies und das tust oder erlebst, bist du auf dem Weg des Yoga» ist der existenzielle Weg. Eine kleine Verschiebung der Perspektive, die Welten bedeutet.

Die traditionellen Methoden, wie wir sie kennen, sind fast ausschließlich *essenzielle* Methoden. Sie verschreiben spezifische Bewegungen oder sonstige Aktionen für ein vorgegebenes Resultat; zum Beispiel, ein kleines Bällchen auf einem Tisch virtuos über ein Netz und am Gegner vorbei zu bringen. RIVERS ist eine *existenzielle* Methode. RIVERS beschreibt bestimmte Bewegungsqualitäten. Qualitäten wie Stabilität, Agilität, Flexibilität und Elastizität etc. sind in RIVERS menschliche *Potenziale*, wogegen sie in einer Methode wie Taiji die *Voraussetzung* für «richtiges» Taiji sind.

Essenziell ist *exklusiv*. Existenziell ist *inklusiv*. Dies bedeutet: Wenn du Taiji machst, erwartest du keinen Tango. Wenn du dich innerhalb von RIVERS bewegst, ist beides (und alles) möglich. Das heißt jedoch nicht, dass RIVERS die essenziellen Methoden vereinnahmt. RIVERS bedient sich nicht bei essenziellen Methoden und bastelt ein buntes Mosaik daraus, noch ist es Patchwork oder «die Essenz dieser und jener Methoden».

Essenzielle Methoden *spezialisieren*. Existenzielle Methoden hingegen *integrieren*. Essenziell bedeutet *erlernen*, existenziell bedeutet *erleben*. Essenziell bedeutet *lernen*, existenziell bedeutet *leben*. Essenziell bedeutet *können*, existenziell bedeutet fortwährend *kennen lernen*. Bei RIVERS bist du involviert. Schließlich geht es um deine Bewegung. Im Taiji geht es um Taiji, das du lernst. Bei RIVERS geht es darum, dass du erlebst und Erfahrungen machst. Die Erfahrung an sich ist nicht das Ende und nicht Selbstzweck, was RIVERS wiederum von New Age-Methoden unterscheidet. Erleben und erfahren durch Bewegung führen in einem Feedback-Loop zu neuen Bewegungen, was wiederum zu neuen Erfahrungen führt, und so weiter. Diesen Prozess können wir Wachstum, Entwicklung und Evolution nennen. So funktioniert verkörperte Kognition.

Im Unauflösbaren, Nicht-Kategorisierbaren liegt das große Wachstumspotenzial. Hier liegt ein weiterer wichtiger Unterschied zwischen essenziellen und existenziellen Methoden. Essenzielle Methoden *erklären*. Existenzielle Methoden *öffnen Möglichkeiten, geben Raum und ermöglichen so das Staunen*.

Taiji, Yoga und alle essenziellen Methoden kannst du *trai-*

nieren oder *üben*. RIVERS fördert ein durch Bewegungsfreude geweitetes Bewegungsspektrum. Du *bist* es eher, oder spielst, statt es zu trainieren. Es entwickelt sich aus sich selbst heraus.

—

Der Osten hat seine dualen Ausformungen wie Nirvana und Samsara, Yin und Yang, Shiva und Shakti. Diese Dualitäten sind zum Teil eher als polare Dynamik zu verstehen und sind zu unterscheiden von der jüdischen Dualität Gott-Mensch. Der Osten hat gleichzeitig seine vielfältigen nondualen Ausformungen wie advatia (Nicht-Dualität), Brahman (absolutes Sein und Bewusstsein) und Atman (das absolute Selbst), prajna (nonduale Weisheit), jnana (höchstes Wissen), samadhi (Versenkung), nirvikalpa samadhi (völliges nonduales Bewusstsein), satori (direktes Verstehen). Duale und nonduale Modelle/Szenarien bestehen im Osten gleichzeitig, sie fallen nicht in einer Kernschmelze wie dem Christus-Ereignis in sich zusammen. Das duale System des Ostens sucht tendenziell das Gleichgewicht, am deutlichsten dargestellt im Symbol von Yin und Yang. Es sucht keine Evolution, und deshalb hat der Osten nicht die evolutionäre Dynamik entwickelt, die der Westen auf Grund der Trinitäts-Dynamik entwickelt hat.

—

Als im Jahr 845 in China die meisten buddhistischen Klöster zerstört wurden – es heißt, das seien 44‘600 Klöster gewesen! – und mehr als 260‘000 Mönche und Nonnen zurück ins Laienleben geschickt wurden, überlebte Zen als die einzige buddhistische Sekte diesen Schlag. Warum war das so? Die Zen-Buddhisten brauchen keine äußeren Rituale und

Symbole, und hatten daher nichts, was sie verlieren konnten. Sie hatten nicht Äußerlichkeiten aufgebaut und es sich darin bequem gemacht. Zudem hatten sie durch Meister Baizhang (720-814) gelernt, für sich selbst zu sorgen und ihre Felder selbst zu bestellen. «Ein Tag ohne Arbeit ist ein Tag ohne Essen», hatte Baizhang gesagt.

Auch der innere Meister übersteht jede Äußerlichkeit darum, weil er sich an nichts festhält und es sich in nichts bequem macht. Verben entfalten sich überall und immer, und Verben sind nichts. Also auch nichts, das man wegnehmen könnte. Verben sind Freiheit. Und derjenige der sie zu entfalten scheint, tut dies nicht. Die Verben entfalten sich durch ihn, und auch er ist nichts. Es ist nichts – aber nicht «ein Nichts», da es kein Konzept ist, und «Nichts» ist ein Konzept –, das sich durch nichts entfaltet und diese ganze Fülle produziert, und diese volle Dynamik schafft die größte Freiheit.

—

Wie die Traditionen ursprünglich auch sind, ist RIVERS eine Art der Bewegung, ein Wahrnehmungs-Modus und das Verkörpern von Wissen.

RIVERS ist wie die östlichen Bewegungs-Traditionen ein Weg der Erkenntnis-Gewinnung, ein epistemologischer Weg, welcher sich also klar unterscheidet von der im Westen geläufigen rationalen Weise der Erkenntnisgewinnung. Er ist körperbasiert, persönlich und geschieht durch Erfahrung. Er basiert auf der Fähigkeit durch Empfinden zu erkennen, nicht durch Rationalisierung. In der „Ration" ist schon die Teilung drin. RIVERS geht nicht den Weg der Teilung, sondern des Teilens. Ein Teilen, das auf Verbindung und ein verkörpertes Gesamtes hinsteuert. Es ist ein bejahender Weg. Man teilt, teilt mit, und in dieser Partizipation, diesem Dialog, diesem

Zustreben und Öffnen entsteht das „Wissen". Dieses Teilen geschieht offensichtlich in allen Aspekten der Partner-Praxis. Es geschieht aber auch in der Einzelpraxis. Denn wir pflegen Bewegung, statt uns in Wellness-Manier nur von ihr pflegen zu lassen.

Das ist Bewegung als Dialog.

So bewegt uns RIVERS auf das Spektrum hin. Doch das bedeutet nicht, dass wir uns nur vorwärts bewegen, dem Mythos der Innovation verfallen und immer weiter nur ausdifferenzieren. Einerseits fließt jeder Fluss ins Meer. Andererseits hat jeder Fluss eine Quelle. Das Spektrum beinhaltet den ganzen Fluss, von der Quelle, ja der verborgenen Quelle, bevor sie an die Oberfläche tritt, über die ganze Reise in der Welt bis ins Meer, ja bis in die verborgenen Tiefen des Meeres.

RIVERS vereint diese beiden Wege: zur Quelle und in die Welt. Zum Einen und zum Vielen. Das ist bis anhin für viele schwer zu verstehen, und das ist verständlich. Denn schon Plato und Aristoteles hatten diesen Fluss getrennt, und aus dieser Trennung ist unsere Kultur entstanden. Die Trennung war zu jener Wende-Zeit vor 2500 Jahren weltweit installiert worden. Um dem naiven Einssein zu entkommen, installierte man eine Zweiheit. Die Trennung von Materie und Geist. Und darauf hin entwickelte man Systeme, um diese Trennung zu überwinden. Das war ein wichtiger Schritt, um vom prä-rationalen Einssein zum trans-rationalen Einssein zu kommen. Doch jetzt ist es an der Zeit, ein neues Betriebs-System zu installieren. Ein Betriebs-System der Ganzheit, in welche wir uns hinein bewegen und welche wir dadurch bewegen. Doch es braucht noch ein Momentchen.

Vor ungefähr tausend Jahren wurde die platonische Trennung noch vertieft, und diese Trennung von Wissenschaft und Kontemplation, von Scholastischem und Monastischem, von Außen und Innen, wirkt bis heute so tief, dass wir das Innen vom Land des Äußern her kaum mehr sehen, es sei denn, es entwickelt eine Pathologie und drängt sich ins Außen, sei dies individuell körperlich, sei dies im sozialen oder globalen Bereich, sei dies in der Antwort der Natur auf unser Wirken.

Das ist also RIVERS: zur Quelle, zur Welt, *ein* Fluss. So betrachten wir zum Beispiel anatomische Gegebenheiten, und dies ist nicht nur äußere Wissenschaft, das ist Erforschen des Innen. Mit Innen meine ich nicht das Innere des Körpers. Ich meine die Nicht-Getrenntheit alles Bewegten, wenn all dieser Unsinn, ob Struktur die Bewegung formt oder Bewegung die Struktur, ob der Geist den Körper lenkt oder alles ohnehin nur Körperfunktionen sind oder alles nur Geist ist, wegfällt und die Erkenntnis einfließt: das alles. Das alles.

Denn es kommt nicht so sehr darauf an, *was* wir betrachten, sondern *wie* wir es betrachten. Es kommt darauf an, ob unser Betrachten die Erfahrung und Empfindungsfähigkeit und damit den ganzen, möglichst differenzierten Körper einschließt, oder ob es ausschließlich rational geschieht. In diesem Bewusstsein von «das alles» verlieren auch Konzepte wie innen und außen ihre scharfen, abtrennenden Kanten.

—

Um etwas zu assimilieren, braucht es Wurzeln. Ansonsten findet eine Imitation statt, die keinen Boden hat, und damit keine Zukunft. Ein Dialog kann nur stattfinden, wenn zwei etwas einzubringen haben. Ein Austausch findet statt, wenn zwei etwas geben können. Eine Befruchtung findet statt, wenn etwas befruchtet werden und erblühen kann, was bereits vorhanden ist. Es ist an der Zeit für den westlichen und für den vom Westen geprägten Menschen, sich mit seinen kulturellen Wurzeln zu befassen und sich selbst darin zu verwurzeln. Dies geschieht jedoch nicht auf die Art und Weise, welche einst zur Entwurzelung führte, durch Vergeistigung und Abstraktion, sondern durch den radikal integrierenden Akt der Verkörperung. Was aus anderen Kulturen als Inspiration und zum Teil als Anleitung übernommen werden kann, ist die Schulung der Wahrnehmung, der Empfindungs-Fähigkeit. Mit dieser Schulung kehren die Praktizierenden zugleich zurück an die verloren gegangene westliche Wurzel.

—

Verbinden wir uns mit dem Lied des Windes. Mit dem Licht, das zu uns getragen wird, durch das Element Wasser, das wir auch sind. Mit den Wurzeln, mit dem Jetzt und dem Hier. Lass dich tragen. Dann, manchmal, hin und wieder, meist unscheinbar, geschieht hier etwas Unerklärliches, Intimes, das auch noch verborgen bleibt, wenn wir es in Worte zu fassen und zu erklären versuchen. Eine echte Initiation. Vielleicht ist sie nicht spektakulär, jedenfalls von außen betrachtet nicht. Es wird etwas in uns berührt, angestoßen, kommt in Bewegung, bewegt sich in die Stille, in die Fülle, in die Tiefe des Leben. Es senkt sich in unser Herz, unseren ureigenen Tempel, wir nehmen es nach Hause, das Geheimnis, das nicht deshalb ein Geheimnis ist, weil es ein Geheimes ist, sondern ein Gemeinsames. Ein Gemeinsames, das in der Berührung entstand, als wir berührt wurden und berührten, und wir bringen es hinein in ein neues Leben. Ein neues Leben, das vielleicht von außen betrachtet nicht ein anderes ist.

Und doch ist es neu, weil wir anders sind.

Neu berührt, neu verwurzelt, neu vernetzt, neu bewegt.

—

Shavasana, die Ruhestellung am Ende der Yoga-Praxis. Die

Totenstellung, und man sollte sie in westlicher Manier nicht umbennen, weil das «zu makaber» sei.

Shavasana ist keine End-Position, Shavasana ist nicht das Ende. Es ist eine Transfer-Position. Wir transferieren den Grad an Bewusstheit und Kultivation, den wir während der aktiveren Praxis hatten, in die Ruhe. Wir entspannen ebenso beobachtend und differenzierend, wie wir vorher schwierigere Positionen eingenommen haben. So verankern wir die Wahrnehmung im Körper, und nicht bloß in der Aktion. Wir verankern sie im Sein, nicht nur im Tun. So findet ein Transfer von Bewusstsein statt.

Nach Shavasana transferieren wir dieses Bewusstsein in eine andere Welt: die Außenwelt, denn dahin gehen wir mit dem Körper. Und das ist der wesentlichste Punkt überhaupt.

Shavasana ist tiefe Wachsamkeit.

Shavasana ist ein Übergang.

Darum, ob Yoga oder RIVERS oder eine andere Praxis:

Ende immer mit bewusster Entspannung.

Lass diese Worte, alle Worte, mit dem Atem in deinen unteren Bauch sinken. Dahin, wo Bewegung oftmals entsteht oder zumindest die entscheidenden Impulse kriegt. Lass sie ruhen und vergehen. Nicht, dass die Worte Samen sind, die sprießen würden. Dafür sind sie zu wenig wichtig. Aber vielleicht sind sie eine Zutat, die das Sprießen ermöglichen. Das Entfalten der Bewegung aus sich selbst heraus.

Wenn die Wellen rauschen.

Wenn das Licht mit dem Schatten spielt, und das Wasser mit dem Licht.

Letztendlich ist da wieder einfach nur die Bewegung.
So wie am Anfang auch.
Nachdem alle Worte verklungen sind

und der Wind wieder ungestört weht.

Index

Martin Schmid
befindet sich seit 1988 auf dem Weg mit Taiji, Qigong, Yoga, Push Hands, Meditation und Kontemplation und unterrichtet seit 1996. Das Praktizieren und Unterrichten über Jahrzehnte hat ihm viel Erfahrung mit dem Potenzial, aber auch den Grenzen dieser Bewegungsformen eingebracht.

Er entwickelte sein Angebot kontinuierlich weiter, um zu einer dem Westen entsprechenden Form der Bewegungs- und Wahrnehmungs-Schulung zu kommen.

Weitere Infos unter
www.integralmovement.info

Weitere Bücher (auch als eBooks erhältlich)

Martin Schmid
Integraldynamik
Die Methodik der Bewegungs-,
Achtsamkeits- und Lebenspraxis.
ISBN 978-3-9524161-3-6

Martin Schmid
Reise zum Unmöglichen
Eine Chronik der Bewegung
ISBN 978-3-906318-27-1

Martin Schmid
Umi
Die Meditation der Hoffnung
ISBN 978-3-906318-24-0

Martin Schmid
Die Rhythmen integraler Bewegung
ISBN 978-3-906318-36-3

Martin Schmid
Spuren des Bewegtseins
ISBN 978-3-906318-39-4

www.integralmovement.info